合和论病

——阎小萍教授临证经验集萃

阎小萍◎主审
靖卫霞◎主编

中国健康传媒集团
中国医药科技出版社

内 容 提 要

　　本书用"合和观"概括了阎小萍教授诊疗风湿病经验之菁华，内容包括合和观、风湿病病因病机以及风湿病常用药物（包括阎师常用的合药）、方剂以及阎师诊疗风湿病思想、经验和临证医案。本书详略得当、重点突出、内容新颖、特色鲜明，适合中医、中西医结合的临床各级医师、医学生，尤其是风湿科医师临证参考，同时也适合于广大风湿病患者医学知识普及。

图书在版编目（CIP）数据

　　合和论痹：阎小萍教授临证经验集萃 / 靖卫霞主编 . —北京：中国医药科技出版社，2022.12

　　ISBN 978-7-5214-3501-6

　　Ⅰ . ①合…　Ⅱ . ①靖…　Ⅲ . ①风湿性疾病—中医临床—经验—中国—现代　Ⅳ . ① R259.932.1

　　中国版本图书馆 CIP 数据核字（2022）第 209009 号

美术编辑　陈君杞
版式设计　南博文化

出版　**中国健康传媒集团** | 中国医药科技出版社
地址　北京市海淀区文慧园北路甲 22 号
邮编　100082
电话　发行：010-62227427　邮购：010-62236938
网址　www.cmstp.com
规格　880 × 1230mm $\frac{1}{32}$
印张　13 $\frac{1}{2}$
字数　350 千字
版次　2022 年 12 月第 1 版
印次　2022 年 12 月第 1 次印刷
印刷　三河市万龙印装有限公司
经销　全国各地新华书店
书号　ISBN 978-7-5214-3501-6
定价　49.00 元

获取新书信息、投稿、为图书纠错，请扫码联系我们。

编委会

　　风湿免疫学科在国际上已有近百年的历史，但在我国则相对起步较晚，属于比较年轻的一门学科，但风湿病的概念在中国古已有之。在中医学中，风湿病又常称之为"痹证"或"痹病"。"痹"字在文献中出现较早，据考证，原作"畀"，或"踔"。1973年底，长沙马王堆出土的医书中就有"疾畀"之称。在《内经》成书以前，"痹"字的雏形，在医学文献中就已经流行，但现今所用的"痹"字，最早见于《黄帝内经》。"痹"在《素问》81篇就有17篇81处，《灵枢》81篇亦有25篇90处。而"痹病"的概念首见于宋·窦材《扁鹊心书·痹病》，但自宋代之后的医书很少见到"痹病"之谓，而渐渐被痹证所代替。具体而言，中医风湿病（"痹证"或者"痹病"），是人体的营卫失调，感受了风寒湿热之邪，合而为病；或者因日久正虚，内生痰浊、瘀血及毒热，正邪相搏，使之筋骨肌肤、血脉、经络失于濡养，甚至脏腑气血痹阻，而出现肢体关节、肌肉的肿胀、疼痛、酸楚、麻木、重着、僵直、变形及活动受限等症状，甚至累及脏腑的一类疾病。

　　中医对风湿病的认识，早在《内经》中即有记载。在《素问·痹论》中云："风寒湿三气杂至，合而为痹"，说明了古人认识到外因是疾病发生发展的外部条件，内因是疾病发生衍变的根本因素。从西医的角度看，风湿免疫病的发生与遗传、体质、感染、内外环境等诸种因素相关，是一类作用机制复杂的疾病。中医和西医是两种不同的医学体系，但其针对的患者是"同一"的，疾病是"同一"的，然毕竟是两种不同的理论体系，所以在对疾病的病因、病理，疾病分类、诊

1

断、治疗、预后转归等方面的认识，还是不尽相同的。但是，随着现代科学技术的不断发展及两种医学理论的不断沟通、磨合，我们坚信两种医学会找到更多的结合点，互相取长补短，共同发展与提高。

中医药学的发展过程，始终是中医药学术不断积累、整理、总结、提炼和升华的过程。我曾经抄方学习十五年，到现在也一直在研读我的老师刘渡舟老的著作和文章，不断探求老先生的经验和思想。相对于西医学，中医的传承十分重要，而传承中医学术的过程，师承是必不可少的方式。师承制是中国医学最独特、最直接、最有效的传承方法。中医学之所以能经久不衰就是靠历代中医学家接力棒似的不断传承而发扬光大，不断提高。年轻医生提高疗效最为简洁和有效的方法是传承，所以说传承是基础，是根本，也是发展的前提。

北京中医药大学第三附属医院风湿免疫科是全国名中医阎小萍教授3+3传承工作站分站，科主任靖卫霞是阎小萍教授学术经验继承人。近年来，为了继承和发扬阎小萍教授的学术精神，靖卫霞及其同事对阎小萍教授的学术思想及临床经验进行了总结，并形成了此部著作。本书围绕着阎小萍教授的学术思想展开，在继承阎小萍教授的学术经验基础上，又有所创新，提出了风湿病的"合和观"。这里的"合"，一指致病因素，二指杂合以治。"合"指致病因素有三重含义。其一，《素问·痹论》有"风寒湿三气杂至，合而为痹也"；其二，即《素问·痹论》说："以冬遇此者为骨痹，以春遇此者为筋痹"，"所谓痹者，各以其时重感于风寒湿之气也"。其三，《素问·痹论》有："五脏皆有合，病久不去者，内舍于其合也。故骨痹不已，复感于邪，内舍于肾。筋痹不已，复感于邪，内舍于肝"。综上可见，痹病致病因素可谓杂合而致。

"合"又指杂合以治，体现在阎小萍教授临证中主要表现为合药、合方和"五连环"及"综合强化序贯"疗法。风湿病的发病原因是杂合而致，治疗上杂合以治方可获得良效。另外一个"和"，主要突出的是八法中的"和"法,"和"的含义在《辞源》中注释为"和,顺也、谐也、平也、不刚不柔也"。含有和解、调和、协和之义。中医学,自古以来都认为"人与天地相参",宇宙是大天地,人是小天地,人与宇宙一样,也存在着符合阴阳五行运行变化规律的、自发自主的合和调控机制。人体功能"和"则健康,"不和"则病,如清代著名医家张志聪说:"阴阳合和,变相生化,是为平人。""和法"为调和之法,亦称"和解法",正如张景岳所谓"和方之制,和其不和者也",其作用不同于汗、吐、下法的专事攻邪,而是通过和解、调和,使表里寒热虚实的复杂证候,脏腑气血阴阳的偏盛、偏衰,归于平复,从而达到祛除病邪、恢复健康的目的。清代名医程钟龄说:"伤寒在表者可汗,在里者可下,其在半表半里者,唯有和之一法焉,仲景用小柴胡汤加减是已。"这是指"和解"而言。医家戴北山说"寒热并用谓之和,补泻合剂谓之和,表里双解谓之和,平其亢厉谓之和",这是指"调和"而言。此外,在《伤寒论》中对某些经过汗、吐、下后,或吐泻之后而余邪未解的病证,不用发汗、泻下峻剂,但用药以缓和病势、清除余邪,亦称为和。和法在临床上应用非常广泛,可根据病邪性质和病位,以及气血、脏腑功能失调的不同情况,而采用不同的和解方法。

最后,衷心地希望本书的读者,能够通过本书学习到阎小萍教授的学术思想与临床经验,提高自己治疗风湿痹病的临床能力,更好地为广大风湿病患者服务,另一方面也希望更多更好的名老中医经验能够代代相传,生生不息。

是为序。

北京中医药大学

王永炎

2022 年 10 月 28 日

"痹病"一名，首见于《内经》，该书系统论述了痹病的成因及行痹、痛痹、着痹三种类型，并提出痹证迁延不愈，复感于邪，内舍其合，而引起脏腑痹。汉代张仲景在《伤寒杂病论》中论述了太阳风湿病，以及湿痹、历节、血痹、肾痹的辨证论治，《华陀中藏经·论痹》提出热痹名称。其后医家多有论述，其中，明代《景岳全书》强调机体正气的盛衰在痹证发病中占有重要位置。近代最为著名的研究痹病的大家当属焦树德先生，他将痹病分为风痹、寒痹、湿痹、热痹、尪痹五种类型，并结合临证总结出一批临床有效的治则方药。

阎小萍教授是焦树德先生学术经验继承人，全国名中医，首都国医名师，全国第四、第五、第六、第七批名老中医药专家学术经验继承工作指导老师。在风湿病领域学术经验丰富，在全国建立诸多传承分站，她高举风湿病的大旗，这是一面传承的旗帜，也是一面推广中医药辨治风湿病的旗帜，阎教授行医五十余载，时至今日，仍然奋斗在一线，并积极组织参加各项学术活动，进行传道授业解惑，是后辈的楷模和榜样，是一位名副其实的"劳模"。

靖卫霞主任是阎小萍教授学术经验继承人，于2018年在我院成立了"阎小萍名医传承工作站北京中医药大学第三附属医院分站"，她带领科室成员通过侍诊、文献查询、学术论坛等形式，历时三年共同整理和挖掘阎小萍教授诊疗风湿病的学术思想和临证经验，并汇集整理成册。

　　《合和论痹-阎小萍教授临证经验集萃》系统总结了阎小萍教授诊疗风湿病经验，内容包括阎教授常用的合药、方剂以及阎教授诊疗风湿病学术思想、临证经验和医案，另外还有中西医对风湿病的认识、中医外治法的运用等等。该书在总结传承名老中医阎小萍教授学术经验基础上，又大胆提出了自己的创新学术观点——风湿病之"合和观"，该观点也获得阎小萍教授肯定和认可。

　　纵观中医药学术的发展，历代名医的学术思想和临证经验是中医药学术的重要组成部分，而学术经验之精华则集中反映于医案，整理研究名老中医的典型医案是做好传承的重要任务。该书对阎小萍教授临证医案有较大篇幅展示，希望通过这些经典案例让读者对阎教授学术思想有更为深刻的领会和掌握，而阎教授的学术思想也充分体现了"合"、"和"的辨证观，这也正是该书所要传达的观点。

　　最后，衷心希望该书的出版能使更多痹病研究者、临床医师及爱好者从中获益。

2022年10月

前言
PREFACE

　　阎小萍教授是我的恩师，有幸成为老师的第六批全国老中医药专家学术经验继承弟子深感荣幸。跟师三年，受益终生。本书为笔者在老师指导下携科室全体医师对老师多年临证经验进行挖掘和汇总，也算是跟师后上交老师的一份答卷。

　　全书分总论和分论两部分。总论分两篇，第一篇"合和观"，提出了"合和"的概念并用"合和"概括了老师治疗风湿病的经验；第二篇对中西医病因病机进行了概阔和总结，并介绍了老师对常见风湿病致病原因的分析和思考。分论部分共三篇：药物篇、方剂篇、实践篇。对风湿病常用药物，包括西药和中药中常用的合药，以及老师临床常用方剂以及经验方进行归纳，最后对老师临证中的部分经典案例进行整理和分析。全书以"合和"概括老师临证经验为核心，层层递进、逐步展开，在总结继承老师经验基础上提出风湿病"合和观"思想。

　　本书的完稿得益于科室成员勠力同心、共同努力的结果，也特别感谢我的恩师阎小萍教授不厌其烦数次亲自批阅修改得以使该书日臻完善。

　　由于编者水平有限，书中内容难免有错误及不足之处，恳请同道及广大读者给予批评指正并提出宝贵意见，以便进一步修订提高。

靖卫霞

2022年10月

目录

总　论

分　论

总　论

第一篇

合和观

一、何为"合和"?

"合和"二字来源于《周易·乾·彖辞》,其曰:"乾道变化,各正性命,保合太和,乃利贞。"该句是说天道的变化长久保持"太和"状态,而万物各得其性命以自全,这就是"利贞"。孔颖达曰:"利,和也。贞,正也",即万物顺利和谐发展。《吕氏春秋·有始》曰:"天地合和,生之大经也。""和"文化在中国源远流长,"和"也是中医药的核心和灵魂,中医学的核心价值如果用一个字概括,那就是"和"字。我们讨论"合和论痹",其"合和"又有不同含义,详述如下。

"合"者,一指致病因素,二指杂合以治。"合"指致病因素有三重含义。其一,《素问·痹论》有"风寒湿三气杂至,合而为痹也",即指出风寒湿三种邪气相合侵犯肌表,致筋脉关节闭阻不通导致痹病。其二,风寒湿三气与四季各脏所主之不同的时气相合而为不同的痹。《素问·痹论》说:"以冬遇此者为骨痹,以春遇此者为筋痹","所谓痹者,各以其时重感于风寒湿之气也"。故风寒湿三气杂至之邪因合于不同的时气,也可为不同的痹病。其三,"合"字还有内舍于五脏之合的意思。《素问·痹论》曰:"五脏皆有合,病久不去者,内舍于其合也。故骨痹不已,复感于邪,内舍于肾。筋痹不已,复感于邪,内舍于肝"。综上可见,痹病致病因素可谓杂合而致。"合"的二重含义指杂合以治,体现在阎师临证中主要表现为合药、合方和"五连环"

及"综合强化序贯"疗法。风湿病的发病原因是杂合而致，治疗上杂合以治方可获得良效，阎师在临证处方用药中擅用合药（包括对药）合方也就充分体现了"合"的治疗理念。

"和"同样有两层含义，一指治法治则，二指治疗目的。作为治法治则，"和"有"调和"、"调理"、"协和"、"燮理"之义，具体有狭义、广义之分。其狭义的"和"的概念指调和营卫、调和阴阳等，广义的"和"是指所有使机体达到平和、平衡的治疗方法，即"谨察阴阳所在而调之，以平为期"，包括有攻补兼施、扶正祛邪，调和阴阳，调理寒热，调和营卫，燮和肝胆，调理脾胃，调和气血，燮理气机等治疗法则；二指治疗目的，即风湿病治疗所要达到的最终目的，"因而和之，是谓圣度"。作为治疗目的之"和"，有"小和"、"中和"以及"大和"之别。"小和"指通过药物调理使某一脏腑失和达到脏腑调和，"中和"指全身气血阴阳平和，"大和"指人体与自然的和谐统一，人适应自然的能力，即"天人合一"。总之，阎师在辨治风湿病时谨守"合"、"和"之理念。

二、阎师临证之合药、合方

（一）阎师常用之合药

1.重视补肾强督，补肾壮骨蠲痹药相合立方根本

阎师认为风湿病发病与肾脏关系密切，因此在临证中非常重视补肾的治疗。老师常用的补肾药物有狗脊、熟地、淫羊藿、骨碎补、补骨脂、杜仲、续断、桑寄生、鹿角、鹿衔草等，这些药常相须为用，时而成对出现，时而三药、四药相合，灵动多变。骨碎补"止腰痛行痹"（《本草述》），坚肾壮骨，行血补伤，止痛消肿；补骨脂辛能散结，温能祛寒，润能起枯，温通益损之功颇佳，且其补命门，纳肾气，益肾温阳。两药相合，既补肝肾之精

3

血，又可温化肾阳，加强壮督强骨之效，是老师常用之对药。

《赤水玄珠》中杜仲、续断合用名曰"杜仲丸"，书中用于治疗妊娠腰背痛，老师也常用此药对治疗风湿病腰背疼痛。《本草汇言》曰："凡下焦之虚，非杜仲不补；下焦之湿，非杜仲不利；足胫之酸，非杜仲不去；腰膝之痛，非杜仲不除"，而续断为"疏利气血筋骨第一药"，且"补而不滞，行而不泄"。二者均归肝肾经，相伍为用，补肝肾强筋骨、通血脉调冲任之功效益彰。桑寄生苦甘微温、气平和，既能补肝肾、强筋骨，又可祛风湿、调血脉，《日华子本草》云其"助筋骨，益血脉"。常与续断相须为用，增强其补肾壮腰、强筋健骨之功。兼可驱邪通脉，无论病之急性期或缓解期均可常用，尤以腰、脊背、髋、膝等大关节更为适合。狗脊补益肝肾，除风湿，利关节，强腰膝。《本草经疏》言："是补而能走之药也。"与杜仲合用增强补肝肾，强筋骨，祛腰脊酸痛之效。

老师临证时除上述药两两相合使用外，在治疗某些风湿病如强直性脊柱炎时根据肾阴阳虚损之不同，采取温补肾阳合药或滋补肾阴合药或肾阴阳双补药合用增强疗效，病情严重时杜仲、续断、桑寄生、狗脊等同时应用，也即三药、四药甚至五药、六药合用从而加强补肾壮骨、祛风湿、利关节、止痹痛之功效。

2.强调活血通络、祛邪利节，化瘀通络药合用贯穿始终

风湿病病程较长，反复发作，缠绵难愈，日久必入血入络，形成瘀血。《杂病源流犀烛·诸痹源流》有："痹者，闭也。三气杂至，壅蔽经络，血气不行，不能随时祛散，故久而为痹。"《医林改错》云："凡肩痛、臂痛、腰疼、腿疼，或周身疼痛，总名曰痹证，……因不思风寒湿热入皮肤，何处作痛；入于气管，痛必流走；入于血管，痛不移处；已凝之血，更不能活。如水遇风寒，凝结成冰，冰成风寒已散，明此义，治痹证何难。"阎师认为风湿病血瘀证形成的主要原因，一为阳气不足，推动无力，血

行不畅；二为邪郁血脉，血行瘀滞，脉络不通；三为病变日久，入血入络。因此老师指出活血通络法应贯穿风湿病治疗之始终，故临证时在补肾壮督基础上常配伍活血化瘀通络止痛之药。老师常用药有片姜黄、枳壳、鸡血藤、泽兰、土鳖虫、炮山甲（现已停用）等。

片姜黄入肝脾经，既可入血分活血祛瘀通痹，又可入气分行气散滞止痛。枳壳为利气要药，气行则痞胀消，气通则痛自止。二药相合为"推气散"之主药，老师常用之治疗痹证之胸肋、胁肋胀痛者效极佳。葛根发表解肌，舒筋活络，清热生津，兼以升阳，并能升发脾胃清阳之气而止渴，止泻痢。《本草经疏》曰："葛根……发散而升，风药之性也，故主诸痹"。片姜黄"治风痹臂痛"（《本草纲目》），与葛根合可行气活血通络以解风湿病之颈项脊背之僵硬疼痛、屈伸不利。伸筋草有祛风除湿、舒筋活络之功效，《本草拾遗》曰："主人久患风痹，脚膝疼冷，皮肤不仁，气力衰弱"。其与葛根相合，一升一降，调畅气机，调整和恢复脾胃升降功能，又可祛风除湿，宣痹止痛，治疗项背挛痛，为老师在临证时常用之风湿病得意药对。片姜黄、枳壳、伸筋草、葛根等也常随证三药或四药相合为用以达祛风湿、止痹痛，尤其是颈项肩背僵痛者效佳。

《本草汇言》云："凡藤蔓之属，皆可通经入络。"藤类药善走经络，有舒筋通络之功，药力可达四肢病所。老师在临证时常在补肾强督等方基础上配合藤类药物，如海风藤、络石藤、忍冬藤、石楠藤等加强舒筋通络之效。络石藤祛风通络、凉血消肿，《要药分剂》曰："络石之功，专于疏筋活络，凡病人筋脉拘挛，不易伸屈者，服之无不获效，不可忽之也"。鸡血藤补血行血、疏筋活络，《本草纲目拾遗》曰其"壮筋骨，已酸痛……手足麻木瘫痪等证"。两藤相合寒热同施，疏通经络之功大增，并能养血益肝柔筋。治疗顽痹，无论病势急缓，凡关节筋骨肌肉挛缩屈伸不利者，皆可用之。热邪不甚者，减络石藤用量；若有肌肉萎缩者可加大鸡血藤用量。对于顽痹者，老师也加用虫类药增强化瘀通络止痛之功，如土鳖虫、炮山甲（现已停用）。土鳖虫功专活血逐瘀，续筋接骨。《本草经疏》云："咸寒能入血软坚……血和而营以通畅，寒热自除经脉调匀。"炮山甲（现已停用）性善走窜专能行散，活血化瘀通络之力较强。两药相合化瘀通络、除痹止痛之力倍增。凡见关节痛甚、肿胀、畸变、屈伸不利、功能受限者，用之皆可获显效。老师临证时也常藤类、虫类药相合为用以收奇效。

3.不忘顾护脾胃，健脾和胃药之相合培补后天

风湿病发生虽然以肾虚为本，但肾虚日久必殃及于脾，脾胃失健，湿浊内生，若感受风寒湿邪，内外之湿相合困脾，更致黏滞之湿邪久羁不除，病程缠绵难愈，再加之长期服药也有伤脾碍胃之嫌。因此，老师认为风湿病的治疗一定要注意顾护脾胃，在临证中常用白术、苍术、茯苓、砂仁、陈皮等健脾渗湿和胃。黄元御说："白术守而不走，苍术走而不守，故白术善补，苍术善行。"两药相合，补脾健脾，燥湿化痰，走守兼备，补而不滞，可使脾气渐旺，痰湿渐消。阎师喜用此二药相合治疗湿阻内阻之风湿病。茯苓补益心脾、渗利水湿，与白术相合，健脾渗湿。与苍术合，燥湿健脾，可用于风寒湿痹及下焦湿热痿痹等证。砂仁行气化湿健脾，温中止泻，更入肾经，《医林纂要》曰："润肾，补肝，补命门，和脾胃，开郁结"。与麸炒白术相合，一散一补，一胃一脾，泻湿之有余而益脾之不足，燥湿与健脾互为促进，使中土不滞，中州固守，又兼可益肾。阎师还喜用徐长卿配千年健，二药一温一凉，无明显寒热偏向，宣通走窜，擅于驱除客于经络之风湿，能活血止痛，又可健脾温胃。用于治疗关节疼痛久病入络，又过服苦寒而导致胃痛者。老师临证时上述诸药也常相合相须为用，从而加强顾护脾胃之功。

（二）阎师常用合方

早在焦树德教授就善用合方，创立有"三合汤"、"四合汤"治疗胃脘痛。阎师在治疗风湿病时也擅用合方合药以达"重剂起沉疴"之功。临证时常用方剂有桂枝芍药知母汤、六味地黄丸、桂枝汤、逍遥散、四妙丸、独活寄生汤、五味消毒饮、参苓白术散、消瘰丸、四神丸、增液汤等，根据病之在脏在腑、气血阴阳之不同，常常采用两两合方，或三方、四方相合为用，从而达到调理气血阴阳脏腑之功效。在老师变化莫测、举重若轻、泰然自若的使用中很多疑难风湿病症迎刃而解。老师除了擅用经方外，在长期临证中根据风湿病之特点形成了诸多经验效方，比如针对强直性脊柱炎疾病之特点创立了"补肾壮督"系列方，应用于临床，疗效颇佳。

三、阎师独创之"五连环"和"综合强化序贯"疗法

阎师在长期治疗风湿病临床实践中，率先提出"五连环"和"综合强化序贯"疗法，充分体现了"杂合以治"的思想。"五连环"包括健康教育、体育医疗、中医为主、内外兼治、中西合璧五个方面，即"合"的治疗理念。"健康教育"属于风湿病"五连环"治疗中的基础治疗，患者需要正确认识所患疾病，掌握正确的防护基础知识，积极配合医生的治疗，才能取得较好的疗效。体育医疗是指采取体育运动形式的治疗方法。合理适宜的体育医疗操可以保护关节功能。阎师通过多年诊治经验的总结，独创了一系列风湿病体育医疗操，配合风湿性疾病的综合治疗，为保护和改善广大风湿病患者关节功能打下了坚实的基础。中医药在风湿病治疗中发挥着重要作用，阎师在痹病治疗中突出"中医为主"的思想，同时指出要"中西合璧"，服用中药同时在西医理论指导下结合西药治疗，再配合中医外治法发挥综合治疗

的优势。

"综合强化序贯"疗法之"综合"强调外用治疗方法之"合","强化"指外用治疗程度之"合","序贯"指采用诸种外治方法、择病之所需，"合"而治之。临证时采用"五连环"和"综合强化序贯"疗法之理念，为每一位患者制定适合自己的切实可行的治疗方案，使患者能够较快控制病情，待疾病缓解再慢慢撤减西药，坚持中医综合治疗法贯穿疾病治疗始终，在风湿病的临床治疗中取得了较好疗效。

四、痹病始于"合"，终于"和"

痹病的发生源于"合"，即外感邪气杂合致痹，邪气深侵与脏腑相合致痹、邪气与四时不同之气"合"邪致痹，治疗方法采用"杂合以治"，即老师独创之"五连环"、"综合强化序贯治疗"。治法上以"和"为主，"因而和之，是谓圣度"，治疗的最终目的也是求"和"。《周易》即崇尚自然界的和合，"保合太和"所描述的是一个充满无限生机的、和谐的、统一的世界。我们治疗痹病所追求的也是这样的状态，即充满生机活力的人体及人适应自然、与自然和谐统一的、"天人合一"的状态，这也是阎师治疗疾病时孜孜以求并力争使患者达到的"和"的最终目的。

第二篇

病因病机篇

第一章　中医风湿病的发病机理

中医学关于"风湿病"的论述，自古有之。在长沙出土的《五十二病方》中就有关于"风湿"的记载，在《神农本草经》中记载"风湿"多达26处；在《黄帝内经》以及汉代张仲景《伤寒杂病论》均论及"风湿"的概念。至清代喻嘉言的《医门法律》中则更以"风湿"作为专论，详尽论述风湿为患，并阐释其引起肌肉、关节病证的机理及治疗处方。由此可见，"风湿"之名，其实在中医学里已经存在几千年的历史。

中医风湿病之概念是根据1986年3月卫生部在北京召开的中医证候规范学术会议上，老中医专家与中西医结合专家所提出的《疾病定义草案》来确定的。专家认为："疾病是在病因的作用和正虚邪凑的条件下，体内所出现的具有一定发展规律的邪正交争与阴阳失调的全部演变过程，具体的表现为若干特定的症状及各阶段相应的证候。"中医风湿病（原称为"痹证"或者"痹病"）是人体的营卫失调，感受了风寒湿热之邪，合而为病；或者日久正虚，内生痰浊、瘀血及毒热，正邪相搏，使筋骨肌肤、血脉、经络甚至脏腑气血痹阻、失于濡养，而出现以肢体关节、肌肉的肿胀、疼痛、酸楚、麻木、重着、僵直、变形及活动受限等症状为其特征，甚至累及脏腑一类疾病的总称。

一、风湿病的病因病机

风湿病作为一大类病证的总称，其发病主要由风、寒、湿、热之邪乘虚侵袭人体，引起气血运行不畅，经络阻滞；或病久痰浊瘀血，阻于经隧，深入关节筋脉而致病。一般多以正气虚衰为内因；风寒湿热之邪为外因。《内经》认为，风湿病是多种外邪共同作用的结果，在病因上《素问·痹论》强调"风寒湿三气杂至合而为痹"。然而没有正气不足亦不会发生痹证，所以《灵枢·阴阳二十五人》云："足少阳之上，……血少气多则少须；血气皆少则无须，感于寒湿，则善痹骨痛爪枯也。"，"足阳明之下，……血气皆少，则无毛，有则稀枯悴，善痿厥足痹。""足太阴之下，……气少血多则瘦，跟空；血气皆少则喜转筋，踵下痛。"指出血气不足，不耐邪袭是痹证发生的内在因素。因此《素问·痹论》在论述肢体痹时言"荣卫之气，亦令人痹乎？……逆其气则病，从其气则愈，不与风寒湿气合，故不为痹。"

（一）正气虚弱是发病的内在因素

免疫是现代医学的基本概念。所谓免疫，指机体的免疫系统识别"自己"与"非己"成分，并排斥异构物质的生理功能。其主要功能有以下三方面：①防御作用，即抗感染免疫，主要指对病原微生物的免疫作用，作用过强时表现为变态反应；②维持机体内在平衡，如去除老死或受损伤的细胞，作用过强时表现为自身免疫病；③免疫监督，即去除经常在体内发生的异常细胞变种，当作用减弱，如老年人，就容易出现恶性肿瘤。

正气的功能包括免疫这一重要的功能活动。如上所述，正气与免疫分别是两种医学体系中的基本概念，两者之间有着内在的联系。从免疫的主要功能来看，大致相当于正气的抗病能力。中医学认为，正气亏虚是疾病发生的内在根据，因此，非常重视人体正气在疾病发生过程中的重要作用。正气充盛，抗病力强，致病邪气难以侵袭，疾病也就无从发生。

《素问·刺法论》说："正气存内，邪不可干"。反之，当人体正气不足，或正气相对虚弱时，卫外功能低下，往往抗邪无力，则邪气可能乘虚而入，导致机体阴阳失调，脏腑经络功能紊乱，以致引发疾病。故《素问·评热病论》说："邪之所凑，其气必虚"。正气抗御外邪入侵的这一功能，与免疫功能的防御作用，即抵御病原微生物感染的作用相当。正气的抗病能力还表现为维持脏腑功能的协调、气血的流行畅达。

在风湿病发病原因中，一般来讲正气不足是发病的内在因素，起决定性作用。人体正气不足，外来风寒湿热之邪才可乘虚侵袭关节经络肌肉，使经脉闭阻不通，进而导致痹病的发生。对此，古代医学家早有认识，如《灵枢·百病始生》曰："风雨寒热不得虚，邪不能独伤人，卒然逢疾风暴雨而不病者，盖无虚，故邪不能独伤人。"，"大经空虚，发为肌痹，传为脉痿。"（《素问·痿论》），汉·张仲景在《金匮要略·中风历节病脉证并治》中谈"历节病"病机时指出："少阴脉浮而弱，弱则血不足，浮则为风，风血相搏，即疼痛如掣。"，《诸病源候论·风湿痹候》说："由血气虚，则受风湿"，宋·严用和《济生方·痹》中曰："皆因体虚，腠理空疏，受风寒湿气而成痹也。"这些都说明正气虚弱是风湿病发病的内在因素。

1. 正气亏虚的病因

正虚，即正气不足，就是人体精、气、血、津液等物质不足及脏腑组织等功能低下、失调的概括，我们认为引起正虚的原因包含以下三个方面。

（1）禀赋不足

禀赋不足一般是指人体先天某种物质基础不足或是功能低

下，是发生痹病不可忽视的因素。《灵枢·阴阳二十五人篇》中早已指出："足阳明之上，血气盛则髯美长……血气皆少则无髯，两吻多画。足阳明之下，血气盛则下毛美长至胸……血气皆少，则无毛，有则稀枯悴，善痿厥足痹。足少阳之上，气血盛则通髯美长……血气皆少则无须，感于寒湿则善痹、骨痛，爪枯也。足少阳之下，血气盛则胫毛美长，外踝肥……血气皆少则无毛，外踝瘦无肉。足太阳之上，血气盛则美眉，眉有毫毛；血多气少则恶眉，面多少理；血少气多则面多肉；血气和则美色。足太阴之下，血气盛则跟肉满，踵坚……血气皆少则喜转筋，踵下痛。"。《灵枢·五变篇》中曰："粗理而肉不坚者，善病痹"。清·喻昌《医门法律·中风门·风门杂法》更曰："古方治小儿鹤膝风，用六味地黄丸加鹿茸、牛膝共八味，不治风，其意最善。盖小儿非必为风寒湿所痹，多因先天所禀，肾气衰薄，随寒凝聚于腰膝而不解，从外可知其内也"。如强直性脊柱炎有明显的遗传倾向，从一定程度上说明禀赋不足是各种风湿病发生的主要原因之一。禀赋不足，其临床表现相当广泛，但主要为营卫、气血不足、脏腑经络、组织器官功能低下多见，其中就以脏腑而言，以肾虚较为突出，阎师也十分强调，"没有肾虚，就没有风湿病"，这也充分体现了"肾为先天之本"的重要作用。

（2）劳逸过度

人体是一个有机的整体，其生命活动维系既要靠活动来维持，活动可以促进阳气的升发和运行，同时人体又要依赖休息来调养生息，二者缺一不可。适度的活动能促进气血运行，增强机体活力；适度的休息，又可以使精、气、神得以保养，恢复正气。二者配合，则人体生命活动张弛有度、生机勃勃。当过度劳累或安逸，也可损伤正气，而成为风湿病发病原因之一。

1）房劳过度

房劳过度是指性生活不节制，房事过度而言。《中藏经·五痹》曰："骨痹者，乃嗜欲不节，伤于肾也，肾气内消……精气日衰，则邪气妄人……下流腰膝则为不遂，傍攻四肢则为不仁。"清·陈士铎《辨证录·痹证门》又曰："人有下元虚寒，复感寒湿，腰肾重痛，两足无力，人以为此肾痹也。而肾痹之成，非尽由于风寒湿也。夫肾虽寒脏，而其中原自有火，有火则水不寒，而风寒湿无从而入。无奈人过于作强，将先天之水，日日奔泄，水去而火亦随流而去，使生气之原，竟成为藏冰之窟，火不能敌寒，而寒邪侵之矣。寒气直入于肾宫，以邪招邪，而风湿又相因而至，则痹症生矣。"因此房劳过度引起的风湿病，临床上多以腰膝痹痛为主，所以房劳也为风湿病的诸多发病原因之一。房劳，男女皆可得之，其以损伤肾气为主。另外，年老之人易患风湿病，也与少壮房劳有关。如明·孙文胤《丹台玉案》曾曰："衰老之人，无房劳而腰骨痛者，亦因少壮之时，自恃雄健，斫伤真元，遗其病于暮年也。"

2）劳神过度

劳神过度指思虑过度，心脾两伤而言，实际上属中医"七情"致痹的一个方面。《素闻·五脏生成篇》曰："心痹，得之外疾，思虑而心虚，故邪从之。"，汉·华佗《中脏经·五痹》曰："气痹者，愁忧思喜怒过多……久而不消则伤肺，肺伤则生气渐衰，则邪气愈胜……注于下，则腰脚重而不行"。另外，思虑过度，气机郁结，脾失健运，痰浊内生；暴怒伤肝，肝郁气滞，气滞血瘀，痰瘀互结，也可致痹。

3）劳力过度

劳力过度是指劳动用力过度。《素问·宣明五气篇》指出："久立伤骨、久行伤筋。"《素问·举痛论》曾曰："劳则气耗……劳则喘息汗出，外内皆越，故气耗矣"。在讨论与痹的发病关系时，宋·王怀隐《太平圣惠方》指出："夫劳倦之人，表里多虚，血气衰弱，腠理疏泄，风邪易侵……随其所感，而众痹生焉。"

13

汉·张仲景《金匮要略·血痹虚劳脉证治》曰："血痹病从何得之？师曰：夫尊荣人，骨弱肌肤盛，重因疲劳汗出，卧不时动摇，加被微风，遂得之。"临床上，痹病常有劳力过度或慢性损伤；而劳累过度也常引起多种风湿病的发病与复发。劳力过度，主要是伤及气血，就脏腑而论，以肝、脾、肺为主。

4）安逸过度

安逸过度也称"过逸"，是指过度安逸而言。其也可成为痹病的发病原因之一。因为"动则阳气生"，若长时期安逸，易使气血运行不畅，脾胃运化功能减弱，从而出现呼吸微弱，懒言少气，气短，语出无力，食少纳呆，倦怠乏力等症状。此即《素问·宣明五气篇》所言"久卧伤气，久坐伤肉"。现代刘渡舟等在《金匮要略直解·血痹虚劳脉证并治》中指出："凡尊荣之人，则养尊处优，好逸恶劳，多食肥甘，而肌肉丰盛，不事劳动则筋骨脆弱，以致肝肾虚弱……阳气虚，血行不畅，重因疲劳则汗出，体气愈疲……此时加被微风，遂得而干之，则风寒外束，风与血相搏，则阳气痹阻，血行不畅。"过逸，除引起正虚外，还易引起痰浊瘀血内生，阻滞脉络，而引发痹病。

（3）病后、产后体虚

病后、产后体虚指痹病之前患其他大病、久病，或妇女产后、气血亏虚、脏腑功能失调、正气不足不能抵御邪气入侵，因此病后、产后体虚是风湿病发病的重要原因。

1）产后体质虚弱

《灵枢·五音五味》指出："妇人之生，有余于气，不足于血，以其数脱血也。"这里"数脱血"，除经、孕、乳外，主要以产后脱血更为突出，然而气血之间相互依存，相互滋生，血脱而气也随之而脱，以致气血皆虚，易感邪患痹。古医籍书，多称之"产后身痛"、"产后痹"。清·傅山《傅青主女科》指出："产后百节开张，血脉流散，气弱则经络间血多阻滞，累日不散，则筋牵脉引，骨节不利，故腰背不能转侧，手足不能动履……。"《张氏医通》曾曰："妇人鹤膝风证。因胎产经行失调。或郁怒亏损肝脾。而为外感所伤……"临床上多见产后防护不慎，引发风湿病者颇多。

2）病后体虚

人体患有重大疾病之后，多有以下两个方面的特点：一是阴阳失和，机体处于一种阴阳失衡的状态，感受外邪后，很容易加重阴阳失衡的情况，造成多脏腑功能紊乱，致使疾病的发生和复发；二是正气亏虚，是为正虚邪恋，总之这些因素均使机体防御、抗病、调节能力下降，而易感邪致痹病。如《济生方·诸痹门·五痹论治》曾曰："皆因体虚腠理空疏，受风寒湿气而成痹也。痹之为病，寒多则痛；风多则行；湿多则着。在骨则重而不举；在脉则血凝而不流；在筋则屈而不伸；在肉则不仁；在脾则逢寒急，逢热则纵，此皆随所受邪气而生证也。"

2. 正气亏虚的病机

（1）营卫不和

《素问·痹论》曰："荣者水谷之精气也，和调于五脏，洒陈于六腑，乃能入于脉也。故循脉上下，贯五脏，络六腑也。卫者，水谷之悍气也，其气慓疾滑利，不能入于脉也。故循皮肤之中，分肉之间，熏于肓膜，散于胸腹。逆其气则病，从其气则愈，不与风寒湿气合，故不为痹。"此处"逆其气"，是指破坏其正常的运行规律和功能，也即营卫不和，必腠理疏松，卫气失去其正常的护卫功能，抗御外邪的能力，外邪侵入而发痹病。汉·张仲景《伤寒论》曰："寸口脉微而涩，微者卫气不行，涩者荣气不逮，荣卫不能相将，三焦无所仰，身体痹不仁。"明·秦景明《症因脉治·痹证论》曰："寒痹之因，营气不足，卫外之阳不固，皮毛空疏，腠理不充，或冲寒冒雨，露卧当风，则寒邪袭之，而寒痹作矣。"随·巢元方《诸病原候论·风不仁候》曰："风不仁者，由荣气虚，卫气实，风寒入于肌肉，使血气行不宣流。其状，搔之皮肤如隔衣是也。"清·林佩琴《类证治裁·痹证》曰："诸痹……良由营卫先虚，腠理不密，风寒湿乘虚内袭，正气为邪气所阻，不能宣行，因而留滞，气血凝涩，久而成痹。"这些都说明了营卫不和，是风湿病发病的重要原因，阎师亦认为"营卫"为"人体之藩篱，邪入邪出之路径"，在风湿病的辨治中，调和营卫是非常重要的一环。

（2）气血虚弱

汉·张仲景《金匮要略·中风历节病脉证并治》曰："少阴脉浮而弱，弱则血不足，浮则为风，风血相搏，即疼痛如掣。"明·张景岳《景岳全书·风痹》亦曰："风痹之证，大抵因虚者多，因寒者多。惟血气不充，故风寒得以入之，惟阴邪留滞，故经脉为之不利，此痛之大端也。"明·方隅《医林绳墨·痹》："大率痹由气血虚弱，荣卫不能和通，致令三气乘于腠理之间……"清·吴谦等《医宗金鉴·痹病总括·痹入脏腑证》提出"痹虚"，曰："痹虚谓气虚之人病诸痹也。"另外古今对妇人产后身疼的描述，无不强调气血亏虚。气血虚弱，必然导致"气主煦之"，"血主濡之"的功能不足，机体失于气血濡养，则抗邪、防御、适应能力必然低下，邪乘虚侵入，而发痹病。而就痹病的发病而言，气血亏虚所发痹病，也是通过卫气体现出来的，换言之，卫气是气的一部分，气虚卫也必虚。总之，气血虚弱，反映于肌表卫外功能，是故营卫不足，故易感外邪，发为痹病。

（3）脏腑虚衰

脏腑虚弱主要责之肝、脾、肾三脏功能虚衰，因肝主藏血，主筋；肾藏精，主骨；脾为气血生化之源，主肌肉四肢。若肝、脾、肾亏虚，则肌肉筋骨失荣，则风寒湿热之邪乘虚而入，闭阻经络气血，则可见"骨损、筋挛、肉削"之风湿病。如随·巢元方《诸病源候论·风湿腰痛侯》曰："劳伤肾气，经络既虚，或因卧湿当风，而风湿乘虚搏于肾经，与血气相击而腰痛，故云风湿腰痛。"汉·华佗《中藏经·论肉痹》曰："脾者，肉之本，脾气已失，则肉不荣，肉不荣则肌肤不滑泽，肌肉不滑泽则腠理疏，则风寒暑湿之邪易侵入，故久不治则为肉痹也。"明·秦景明《幼科全针》曰："双膝酸痛筋不支，步行平地若高低，湿痹良由肝受病，当归拈痛不虚题。"其又解释曰："痹者，内因肝血不充，外被寒湿所中，盖肝主筋，通一身之血脉也……久则卧床瘫疾。"必须注意，临床上仅有某一脏虚弱也可致痹病，但较多的是脏腑之间的相互影响，共虚为痹，如汉·张仲景《金匮要略·中风历节病脉证并治》曰："寸口脉沉而弱，沉即主骨，弱即主筋，沉即为肾，弱即为肝。"

（4）阴阳失衡

阴阳失衡指阴阳偏盛偏虚，失于平衡协调，其是气血、脏腑、营卫等功能失调的概括。《圣济总录》曰："饮天和，食地德，皆阴阳也。然阳为气，阴为血；气为卫，血为营。气卫血营，通贯一身，周而复会，如环无端。岂郁闭而不流哉！夫惟动静居处，失其常，邪气乘间，曾不知觉。此风寒湿三气，所以杂至合而为痹。"阴阳失衡，多由于大病久病之后或禀赋不足等因素引起，其作为痹病的发病机理，多有如下情况：阴盛，指体内阴寒内盛，其多与外界寒湿之邪相召，而发为痹病。如，《素问·四时刺逆从论篇》曰："太阴有余肉痹寒中……阳明有余病脉痹、身时热……太阳有余病骨痹身重……少阳有余病筋痹胁满"这里"太阴有余"是指湿邪内盛，脾气受阻，"太阳有余"是指寒气内盛，格阳于外。阳盛，即阳亢热盛，有"气有余便是火"、"无火不招风"之说，其易感热邪，或感寒也易化热，引起热痹。如清·尤怡《金匮翼·痹症统论》指出："热痹者，闭热于内也……脏腑经络先有蓄热，而复遇风寒湿气客之，热为寒郁，气不得通，久之寒亦化热……"阴虚，指阴液缺乏，得病易从伤津而成热痹。阳虚：指机体阳气虚衰，其必见卫阳虚弱而易感外邪。清·陈士铎《辨证录·痹证门》曰："人有下元虚弱，复感寒湿，腰肾重痛，两足无力……火不能敌寒而寒邪侵之矣。"

总之，正气虚弱是风湿病发病的重要内因，另外在之后的病理变化中也起着至关重要的作用。所以汉·张仲景将"虚劳"和"血痹"共同讨论，唐·孙思邈《千金方》将痹病列入"六极"、"虚劳"之门。

（二）邪侵是致痹的重要条件

外邪侵入人体，是风湿病发生的重要外因。《素问·痹论》开篇即曰："痹之安生？岐伯对曰：风寒湿三气杂至，合而为痹也"。又曰："所谓痹者，各以其时，重感于风寒湿之气也"。又曰"不与风寒湿气合，故不为痹"。

1.外邪入侵的病因

外邪入侵又常与居处环境欠佳，季节气候异常，起居调摄不慎等有关。

（1）季节气候异常

季节气候异常系指季节气候发生异常变化，如"六气"发生不及或太过，或非其时而有其气（春天常温反寒，冬天当寒反热），或气候变化过于急骤（暴寒暴暖），如果超过一定的限度，超越了人体的适应和调节能力，此时"六气"即成"六淫"病邪而致痹。

（2）居处环境欠佳

工作、居住环境欠佳是风湿病发病的重要外因，居住环境欠佳主要指居住在高寒、潮湿地区，或长期在高温、水中、潮湿、寒冷等环境中生活、工作，这是形成外邪侵袭，致使风湿痹证发病的重要病因之一。

（3）居处调摄不慎

起居调摄不慎，意即日常生活不注意防护。《素问·五脏生成篇》曰："卧出而风吹之，血凝于肤者为痹"。金元·张子和《儒门事亲·指风痹痿厥近世差玄说》中指出："劳劳力之人，辛苦失度，触冒风雨，寝处津湿，痹从外入"。

2.外邪的致病病机

（1）风邪—行痹

中医学风的含义有内外之分，既指六淫中的外风，也指发自体内的内风，两者均具有善动、数变、动摇不定等类似自然界风的特点。外风是指人体卫表不固时受风邪侵袭的证候。《素问·风论》说："风者，百病之长也，至其变化，乃为他病，无常方"，"风者，善行而数变"。内风系指风由内生，因其具有起病急骤、变化迅疾等风之特征，类似风邪为病而又非外风所致，故称内风。《素问·至真要大论》中"诸风掉眩，皆属于肝"，则言风从内生主要责之于肝的功能失调，故"内风"又谓"肝风"。其致病多呈肝阳偏亢、虚风内动等一系列气血逆乱的证候。"行痹"一证始见于《黄帝内经》，在《素问·痹论》中说："风寒湿三气杂至合而为痹也，其风气胜者为行痹。"在外邪中，风为阳邪，中人最速，其性善走，窜入经络，故其痛行无定处。因其病因以风邪为主，故又称风痹。但同时还指出"不与风寒湿气合，故不为痹"。说明古人早就明白"行痹"并非仅由风邪所致，而是由风寒湿三邪共同为病，只不过以风邪为重。感受风邪是行痹的主要外因之一，而正虚则是痹证产生的内因。《诸病源候论·风痹候》中说"由人体虚，腠理开，故受风邪也。"而瘀血痹阻则是病机的关键，痹者闭也，即血气凝滞不行。由此可见，行痹的形成和病机存在着"虚、邪、瘀"，其虚为气血虚，卫外不固，腠理开；其邪为风邪，乘虚侵袭；其瘀为气血凝滞，痹阻不通而致病。从《内经》来看，行痹主要由外风所致，但内风也可致痹。其证候特点是肢体关节、肌肉酸痛，上下左右关节游走不定，但以上肢为多见，以寒痛为多，亦可轻微热痛，或见恶风寒，舌苔薄白或薄腻，脉多浮或浮紧。

（2）寒邪—痛痹

"寒气胜者为痛痹"，痛痹是由于寒邪侵袭机体所引起病证，筋肉、关节发挥正常功能有赖气血的濡养，其前提是气血运行通畅，而气血的通畅又全赖一身阳和之气的温煦推动。寒为阴邪，易伤阳气，其性凝滞，如阴寒之邪入侵，阳气受损，温煦推动无力则经脉气血为寒邪所凝闭阻滞。正如《素问·调经论》中说："血气者，喜温而恶寒……"，《素问·举痛论》："寒气入经而稽迟，泣而不行。"气血被寒邪阻滞不通，不通则痛，故痛痹以疼痛较剧，痛有定处为主症，遇寒时血亦凝滞，得热时血气暂为流畅，故疼痛遇寒加重，得温略减。寒则气收，寒客经络，则经脉拘急收引，致关节屈伸不利，其基本的病理变化为寒凝经脉，致气血运行不畅而出现一系列临床表现，正如清代高士宗曰："通之之法各有不同，调气以和血，调血以和气，通也……虚者助之使通，寒者温之使通，无非通之之法。"痛痹的发生，与机体反应状态有密切关系，素体阳气不足是引起痛痹的内在因素，肾阳为人身阳气之根，如肾阳不足，命门火衰，则卫外之阳气不固，易感寒邪，阳气不振，则驱寒无力，易致寒凝。痛痹的证候特点为：肢体关节疼痛较剧，甚至关节不可屈伸，遇冷痛甚，得热则减，痛处多固定，亦可游走，皮色不红，触之不热，苔薄白，脉弦紧。治则：温经散寒，祛风除湿。

（3）湿邪—着痹

痹证的发生，无论是寒邪或热邪，必与湿邪相合为病。湿为阴邪，其性黏滞重着，既可单独为病，亦容易合并风、寒、热等邪致病。在诸多致病外邪中，尤以湿邪与痹证关系密切。如在《伤寒总病论·湿证》中说："病者一身尽疼，发热，日晡则剧者，此名风湿。此病因伤于汗出当风，或久伤于冷所致也……"。汗出当风，风挟汗湿内袭，痹阻营卫肌腠关节，故一身肌肉骨节尽疼。在《金匮要略·中风历节病脉证并治第五》中也有三条论述，如第4条"寸口脉沉而弱，沉即主骨，弱即主筋，沉即为肾，弱即为肝，汗出入水中，如水伤心，历节黄汗出，故曰历节"。指出肝肾不足，又汗出表疏，水为至阴。寒湿之邪顺势入侵流注诸节而成历节痹证。仲景在强调外湿致痹同时，也重视内湿在痹证发病中的作用。如在《金匮要略·中风历节病脉证并治第五》曰："趺阳脉浮而滑，滑则谷气实，浮则汗自出"，内因饮食积滞，湿热内蕴，外因汗出肌腠不密，风邪乘袭。内外相合，则风湿热邪阻于关节，形成历节病。《素问·痹论》指出"风寒湿三气杂至，合而为痹，其风气胜者为行痹，寒气胜者为痛痹，湿气胜者为着痹"，"所谓痹者，各以其时重感于风寒湿者也"，"无湿不成痹"；"不与风寒湿气合，故不为痹"。《类证治裁·痹证》云："诸痹……良由营卫先虚，腠理不密，风寒湿乘虚内袭，正气为邪所阻，不能宣汗，因而留滞，气血凝涩，久而成痹"，可见风寒湿邪是痹证发生的外在因素。吴鞠通将痹证病因分为风寒湿邪及风湿热邪两类，其《温病条辨·中焦篇》曰："大抵不越寒热两条，虚实异治"。湿病之成，不外内外两种途径。外湿多因久坐湿地，涉水冒雨，湿衣贴肤，或汗出当风，风夹汗湿内袭，或久居湿冷之地，或水中作业，水毒为患，外来致病因素超出机体正常范围，机体御邪之力不足，发为湿病，日久可化热生痰。内湿多因嗜食肥甘厚腻，沉湎醇酒，或不节饮食，好食生冷之品，导致脾胃受损。脾主运化水液，脾虚水湿不化，聚水成湿，湿聚为痰，流注经络关节，所谓"盛人脉涩小，短气，自汗出，历节疼，不可屈伸，此皆饮酒汗出当风所致"。着痹的证候特点为：肢体关节疼痛重着、酸楚，或有肿胀，痛有定处，肌肤麻木，手足困重，活动不便，苔白腻，脉濡缓。

（4）热邪—热痹（痹热）

古代医者论痹主要是以寒湿为主，这可能与临证中痹病的关节冷痛，喜暖畏寒为主要表现有关。而后人论治风湿痹病，受《内经》"风寒湿三气杂至，合而为痹"的影响，确实也是主寒者多，主热者少。历代对风、寒、湿三邪致痹所论颇多，但对于热邪致痹的理论探讨和临床研究相对较少。其实纵观《内经》，不难看出对痹证中热证的存在还是认可的。各代之老医家也对痹病中热性证候分别进行阐述。遵各医家之见，可将热邪致痹分为：直接感受热性之邪；由他邪化热侵犯；还可因脏腑功能失调，阳盛体质或阴血亏耗体质，气血运行失调，阴阳失衡，使经络闭阻不畅所致。热痹是因感受热邪或湿热之邪，或风寒湿邪入里化热，以肌肉关节的红肿热痛，伴有身热、汗出、口渴、舌苔黄腻、脉象滑数为特点，常兼见红斑、结节、口渴、便干等。要想认清热痹的内涵和渊源，就必须要认清热痹的病因病机，辨清热痹与痹热之异同。

热痹的病因病机，其内在因素为脏腑功能失调，或阳盛体质或阴血亏耗体质阴阳失衡、气血运行失调，经脉闭阻不畅等；外在因素为直接感受热性之邪（热邪、湿热之邪）；此外，还包括从化因素，由它邪（风、寒、湿邪）从化为热而致。而"痹热"一词是《内经》提出的，在《素问·痹论篇》中说："痹或痛，或不痛，或不仁、或寒、或热、或燥、或湿，其故何也……其热者阳气多，阴气少，病气胜，阳遭阴，故为痹热。"提示痹病中的热证是存在的，其原因是"阳气多，阴气少，病气胜，阳遭阴"，风寒湿三气从阳化热、或受邪之前已有伏热或病久伤阴，阴虚生内热。通篇未见有关感受过盛热邪而为痹的论述。另外《内经》中也有一处直接提及"热痹"，在《素问·四十刺逆论》中有"厥阴有余病阴痹；不足病生热痹"的记载，意即：厥阴阴气盛满则阳不足，故阴发于外而为寒痹；厥阴之阴血不足，则内之阳热生，故为热痹。后者或为阴血亏耗体质，或为疾病耗伤阴血而致亏损，均使虚热内生，呈阳热有余之象。而外受之风寒湿邪从阳化热，发为热痹。本篇通篇亦未见外感热邪而为痹的论述，不难看出《内经》中论述"热痹"和"痹热"各一次，各虽异，意相同，均为"邪从化"之意，非"热邪由外内侵之意"。二者均为痹病发展过程中的一种转归，而不是单独的一种痹病。随着中医学的发展，历代医家通过不断地临床观察，又不断地总结，对痹病的认识有很大的发展。在临床上确有很多因感受热性之邪而成痹痛的情况，且常与风、湿二邪形成了较为多见的风热痹痛和湿热痹痛。由此为"热痹"病名的确立奠定了坚实的基础，最终在明清时代"热邪致痹"的理论及"热痹"之内涵外沿达到了"炉火纯青"的境界。

综上所述，《内经》所论"痹热"与"热痹"同近代我们常说的"热痹"相似之处在于均为痹病中热性证候的论述，均正确、精辟和实用。但不同之处在于从不同的角度阐述了痹病中热证的病因病机，前者是"因痹致热"，后者是"因热致痹"。两者的病因病机却是截然不同。知此理，明此意，治此准，方可"弃之茫然"而"取之佳效"矣。

风、寒、湿、热病邪留注肌肉、筋骨、关节，造成经络壅塞，气血运行不畅，肢体筋脉拘急、失养为风湿病的基本病机。但风寒湿热病邪为患，各有侧重，风邪甚者，病邪流窜，病变游走不定；寒邪甚者，肃杀阳气，疼痛剧烈；湿邪甚者，粘着凝固，病变沉着不移；热邪甚者，煎灼阴液，热痛而红肿。

（5）燥邪–燥痹

燥为"六气"之一，如《素问·天元纪大论》曰："天有五行御五位，以生寒暑燥湿风。"汉·许慎《说文解字》曰："燥，干也。从火，喿声。"根据四时主气，燥为秋季之主气，燥气太过，伤人致病，即为燥邪。燥邪为六淫之一，则能致病。《疡医大全·痛风门主论》曰："四时之令，皆能为邪；五脏之气，各能受病。"燥邪可导致多种疾病，其中由燥邪为主所导致的痹病

（风湿病）则为燥痹。根据燥邪干涩、易伤津液的特点，其致痹表现应以孔窍干燥和关节疼痛为主。因此可以确定燥痹的概念：燥痹是以燥邪为主而导致的以肢体关节枯削疼痛、孔窍干燥为主要临床特征的风湿病。燥痹是按五淫（风、寒、湿、热、燥）病因分类的风湿病，是五淫痹之一。古代医籍中无燥痹病名，但根据以上所确定的燥痹概念，历代医家对很多与燥邪有关的痹病描述都可以归属"燥痹"范畴。对于燥痹的最早论述当属《内经》，如在《素问·痹论》中曰："痹或痛，或不痛，或不仁，或寒，或热，或燥……。"即说明当时医家已认识到燥能致痹或燥是痹的表现之一；虽未展开论述，但其意已在其中。后世医家对燥邪致痹也有论述，但多归属"燥病"论治。如金·刘完素《素问玄机原病式》和清·喻昌《医门法律》等对燥病论之较详。近代张梦侬《临证会要》也有对燥病的论述，如"痛痹化燥"和"热痹化燥"等。"燥痹"之名是现代路志正所提出的，路老在前人的基础上潜心研究，结合自己丰富的临床经验，于1989年提出并命名。燥痹的证候特点为：心、肝、脾、肺、肾各脏及其互为表里的六腑、九窍特有的阴津亏乏之表现为其临床特征。

（三）从化机制

1.动变制化思想的概念

中医运用阴阳五行、五运六气学说，认为天地间一切物质都在不停地运动、变化，机体的生命现象在内外环境的相互作用下也在不停地运动变化着。这些运动又只有在互相制约、互相协调中才能保持正常的变化，维持动态的平衡。正如《黄帝内经》中"亢则害承乃制""阴平阳秘""精神乃至"，焦老将这种不断运动变化并需有生克制化的思想称之为"动变制化"思想。

2.从化学说的概念

中医学不但十分重视疾病的动态变化，而且非常重视疾病性质的变化，在长期密切观察疾病性质变化时，认识到不但病邪不同可以引起不同的疾病，即使病邪相同也可以引起不同的疾病，即病邪虽同，从化各异，从阳化热，从阴化寒，这就是从长期临床实践中总结出来的从化学说的规律。

3.从尪痹的辨证论治看从化学说

从尪痹的辨证分型来看，肾虚寒盛证是尪痹的主证型，根据"动变制化思想"病证可随病程长短不同、地域不同、患者体质不同以及用药史的不同而发生动态变化。不难看出，肾虚标热轻证、肾虚标热重证二证是随着病情变化，及病邪的转化由肾虚寒盛证转化而来。湿热伤肾证则是因为地域不同所致，病情差异转化而来的证型。故临床上要抓住尪痹的肾虚寒盛这一主要病机，再根据证候的变化而随证加减方能获得良好疗效。若见邪欲化热之势时，则须减少燥热之品，加入苦坚清热之品。遇已化热者，则宜暂投以补肾清热法，待标热得清后，再渐渐转为补肾祛寒之法，以治其本。所以，根据动变制化思想，及时抓住主证和次证的动态转化，提高辨证论治水平。尪痹虽然以寒湿之邪深侵入肾为主要病机，结合"从化理论"来分析，虽然感受相同的寒邪，但因机体的体质和反应性不同。有时，从阴化寒，而见寒盛证；有时，从阳化热，而见化热证。所以，在治疗过程中要辨别主证，不同主证分别加以施治，另一方面还要明白由寒邪从化而来的热邪绝不同于单纯的温热之邪，仅仅运用寒凉清热之剂治疗则有冰遏病机之虞，需佐以温热药物方可不偏离主病机，也就是说治病必求于本。

二、阎师对常见风湿病致病原因的认识

（一）类风湿关节炎－尪痹

尪痹归属于中医风湿病的范畴，焦树德教授在学习、继承前人论述的基础上，谨遵仲景先师"诸肢节疼痛，其人尪羸"之意，参考近代文献结合多年临床体会反复推敲创立了"尪痹"病名，把关节变形、骨质受损、筋挛肉卷、屈伸不能、活动受限、几成废人的痹病，冠之以"尪痹"，在1981年12月武汉召开的"中华全国中医学会内科学会成立暨首届学术交流会"上，正式提出"尪痹"病名。

尪痹属于痹病范畴，所以"风寒湿三气杂至，合而为痹"也是其总的病因病机，更重要的是尪痹还具有寒湿深侵入肾的特点。阎师的老师焦树德教授将尪痹常见的病因病机概括为以下4种：素体肾虚，寒湿深侵入肾；或先天禀赋不足，或后天失养，遗精滑精，房室过度，劳累过极，产后失血，月经过多等，致使肾虚，正不御邪；肾藏精、生髓、主骨，肝肾同源，共养筋骨，肾虚则髓不能满，真气虚衰，风寒湿三气杂致，如寒湿偏盛，则乘虚深侵入肾；肾为寒水之经，寒湿之邪与肾同气相感，深袭入骨，痹阻经络，血气不行，关节闭涩，肾为肝母，筋骨失养，渐致筋挛骨松，关节变形不得屈伸，甚至卷肉缩筋，肘肘不得伸，几成废人；冬季寒盛，感受三邪，肾气应之，寒袭入肾。《素问·痹论》说："所谓痹者，各以其时，重感于风寒湿之气也。""时"指五脏气旺之时（季节），肾旺于冬，寒为冬季主气，冬季寒盛，感受三邪，肾先应之，故寒气可伤肾入骨，致骨重不举，酸削疼痛，久而关节肢体变形，成为尪羸难愈之疾；复感三邪，内舍肾肝。痹病若迁延不愈，又反复感受三气之邪，则邪气可内舍其所合，而渐渐深入，使病情复杂而沉重；因热贪凉，寒从热化。湿热之域或阳性体质之人，因热贪凉，风寒湿深侵入肾，从阳化热，湿热蕴蒸，耗伤阴精，肝肾受损，筋骨失养，渐成尪痹。

值得注意的是，焦老在阐明尪痹病因病机时，特别提出对"合而为痹"的"合"字的理解。"合"是指三气合在一起而致的病。除此之外，还应理解为：痹病不仅是风寒湿三气杂致合一侵入而为痹，而且还要与皮、肉、筋、骨、血脉、脏腑的形气相"合"才能为痹；风寒湿三气杂至，不但可与皮、肉、筋、骨、血脉、脏腑之形气相"合"而为痹，并且还因与四季各脏所主之不同的时气相合而为不同的痹。尪痹虽然以寒湿之邪深侵入肾为主要病机，但再结合"从化理论"来分析，有"从阴化寒"而见寒盛证，有"从阳化热"而见化热证。

（二）强直性脊柱炎－大偻

中医学没有强直性脊柱炎的病名，阎师在长期诊治大量强直性脊柱炎患者时发现，尽管辨其证属"肾虚督寒证候"者颇占大多数，然表现为无畏寒喜暖、反见发热、口渴、咽痛、口臭、心烦、便秘溲黄等热象及胸胁、四肢关节肿痛者也不乏其人。若仅以"尪痹－肾虚督寒证"作为强直性脊柱炎的中医病名未免含义狭窄而不确切，不利于中医对强直性脊柱炎的证候分类和准确辨证论治，有碍于本病研究的发展，于是提出强直性脊柱炎相关性的中医病名—"大偻"。

强直性脊柱炎（大偻）的病因病机主要是肾督阳气不足或因风寒湿三邪（尤其是寒湿偏重者）深侵肾督。督脉行脊背通于肾，总督人身诸阳，督脉受邪则阳气失于布化。肾藏精主骨生髓，肾受邪则骨失淖泽，且不能养肝荣筋，血海不足，冲任失调，脊背腰胯之阳失布化，阴失营荣，加之寒凝脉涩，必致筋脉挛急，脊柱僵曲可生大偻之疾；或因久居湿热之域及素嗜辛辣伤脾蕴湿，化热交结，湿热之邪乘虚入侵痹阻肾督，阳之布化必司，阴之营荣失职，湿热蕴结，伤骨则痹痛僵曲而不遂，损筋则"软短"、"弛长"而小用，亦可生大偻之疾；或因肾督虚，邪气实，寒邪久郁，或长服温肾助阳药后阳气骤旺，邪气从阳化热，热盛阴伤，阳之布化受抑，阴之营荣乏源，筋脉挛废，骨痹病僵，还可生大偻之疾。若兼邪痹胸胁、筋骨、四肢关节，而见胸胁痛不展，肢体关节肿痛僵重，屈伸不利等。总之，强直性脊柱炎（大偻）的病因病机论其内因与肾督亏虚相关，外与寒湿、湿热等邪相连。值得强调的是临床所见强直性脊柱炎（大偻）的病因病机、病情变化颇为复杂，究其原因不乏诸条经脉（膀胱、肝、胆、脾、胃、冲、任、带、阳跷、阴跷、阳维、阴维等经脉）循行与肾督相贯通，而各经脉亦通过众多的交会穴而息息相联系，因而病变不仅表现在肾督，还会波及肝、脾、肺、肾、心、胃、肠、膀胱等脏腑和殃及目、前后二阴等窍而产生病变。

（三）干燥综合征－燥痹

《素问·阴阳应象大论篇》曰："燥胜则干"，由此可见，燥痹的病机可概括为燥气偏胜而导致干燥少津的病理过程。燥可分为外燥和内燥。外燥因自然界水分减少，气候干燥，变为邪气，侵犯人体，是自然界中的太过之气，天之六淫之一。同理，在天人合一整体观的理论下，内燥亦为体内的津液不足导致脏腑、四肢百骸失去濡润，脏腑功能失衡，病发燥痹。《素问·五常政大论》云："太阴在泉，燥毒不生"，太阴寒水，则燥邪不至于横行，同理，若滋补体内津液，使体内津液充足，则不致燥毒内生。

燥痹发病的中心环节乃津液匮乏。津液在五脏系统中的表现为"五液"《素问·宣明五气篇》云："五脏化液，心为汗，肺为涕，肝为泪，脾为涎，肾为唾……"。张志聪《黄帝内经素问集注》中说："水谷入胃，其味有五，津液各走其道，五脏受水谷之津，淖注于外窍，而化为五液。"可见，津液入于五脏则化为五液，又曰："五液者，肾为水脏，受五脏之精而藏之，肾之液，复入心而为血，入肝为泪，入肺为涕，入脾为涎，自入为唾，是以五液皆咸。"由此可见在五脏化五液的生理过程中，肾在其中发挥着总领作用。《素问·水热穴论篇》云："地气上者，属于肾而生水液也，故曰至阴"。肾为水脏，主津液。所以五脏化液中，肾最为关键。在临床实践中，我们可以通过临床症状，判定五液的匮乏情况，进而分析判断本脏的病变。

肾为先天之本，肾之阴阳主一身之阴阳，各脏腑之阴依赖于肾阴的滋养。肾为水之下源，蒸腾气化水液，为水液在体内的输布提供源动力。若肾阴亏虚，会导致肝阴虚，肺阴虚，胃阴虚，水火不济等。分而言之，肝肾同源，若肾阴亏虚，水不涵木，肝失濡养，则肝阴亏虚，病发前文所述肝系症状，同时肝阴亏虚亦可导致肾阴亏虚，两者互相影响。肾主骨，肝主筋，肝肾亏虚，筋骨失养，所以还可见筋脉挛急，关节活动不利，潮热盗汗，五心烦热等。脾胃为后天之本，依赖于先天之肾的滋养。肾阴亏虚不足以滋养后天，导致脾胃津液缺乏，脏腑功能受到影响，并发前文所述脾系症状。此外，胃阴亏虚无以受纳腐熟水谷，脾脏无以运化输散津液，也会造成身体其他部位的干燥。肺为娇脏，喜润恶燥，金水相生，子病及母，若肾阴亏虚亦会导致肺阴的亏虚，故出现前文所述肺系病症。肺为水之上源，宣发肃降水液，将水液输布到全身各部，肺阴亏虚同样也会造成身体其他部位的干燥。肾主水，心主火，心肾相交，水火既济。若肾阴亏虚，则导致心阴亏虚，病发前文所述心系病证。总而言之，水液在人体内的输布调节受到了各脏腑的相互协调作用，正如《素问·经脉别论篇》所说："饮入于胃，游溢精气，上输于脾，脾气散精，上归于肺，通调水道，下输膀胱。水精四布，五经并行"。因此燥痹的病因以阴虚为主，病位主在肾、肝，兼及肺、脾、胃、心等多脏腑。

在燥痹形成的病理过程中，除了"五脏化五液"的生理状态受到损伤，瘀血的产生也贯穿始终。"津血同源"指的是津液与血液同来源于水谷精微，津液输布于肌肉腠理等处，当渗入脉道之内则化为血液，当血液溢出脉道，则化为津液。同理，五液作为津液在五脏系统中的具体表现，当体内津液匮乏，五液虚损，则血液没有化生的补充，造成津枯血燥的病理表现。脉道内的血液减少，流通不畅，出现瘀血。瘀血阻塞经筋脉络，影响津液在体内的正常输布，五液无法发挥正常的生理作用，从而加重患者各部位干燥的症状。《血证论》所说"燥邪延绵日久，病必入血分"正是此意。所以滋养五液，可以一定程度上防止血燥津枯的形成。而且，血液的生成是依赖于先天之肾阴，及后天脾胃化生的水谷精微，同时靠心脏化赤为血，滋补肾阴和脾胃阴液可以加强血液化生的来源。滋补心阴可以加强心脏化赤为血的动力，从而加强血液生成，防止瘀血的形成。由此可见，燥邪入侵，津液亏虚，血液化生不足，流通不畅，形成瘀血，瘀血阻滞，影响津液在体内正常的输布，加重燥痹的临床症状，如此形成恶性循环。故在临床上应兼顾活血化瘀治法的运用，并且贯穿始终。

（四）骨关节炎－骨痹

中医并无"骨关节炎"病名记载。众多医家据其临床表现，均认为应隶属于中医"痹病"之"骨痹"范畴。在国家中医药管理局"十一五"重点专科（专病）建设项目诊疗方案的研究中明确指出，"骨关节炎"的相关中医病名为"骨痹"。骨痹属于中医"五体痹"之一。凡由六淫之邪侵扰人体筋骨关节，闭阻经络气血，出现肢体沉重，关节剧痛，甚至发生肢体拘挛屈曲，或强直畸形者，称之为骨痹。

本病与肾痹关系甚为密切。汉代张仲景之《金匮要略》、唐代孙思邈之《千金方》中，均有相关"骨痹"之描述。随着中医对风湿病研究的不断深入，骨痹的论治亦被逐渐重视。由李济仁主编的《痹证通论》，及路志正、焦树德主编的《痹病论治学》都将骨痹作为一个独立的疾病加以详细地论述，这是痹病学的又一大发展。骨痹不都属于始发病证，故其病因病机较为复杂。《医宗必读·痹》："骨痹即寒痹、痛痹也。"这种提法有一定的道理。因为寒痹、痛痹的疼痛症状都很剧烈，容易演变为肢蜷筋缩，肢节废用的骨痹。值得提出的是，骨痹的外因不只限于感受寒邪、六淫之邪皆可致病。

中医学认为，人体是一个有机的整体，骨为支架支持人体，保护内脏；筋则约束骨骼，构成关节，产生运动，筋骨靠气血和肝肾的精气得以充养。《素问·宣明五气论》云："……肝主筋，脾主肉，肾主骨……"；"肝藏血"；"肾生髓"。《素问·生气通天论》云："阳气者，精则养神，柔则养筋。"《素问·五脏生成论》说："足受血而能步，掌受血而能握，指受血而能摄。"说明筋骨受气血的濡养，方产生步、握、摄的肢体功能。由此可见，肌肉筋骨的强弱盛衰、罹病、损伤，均与脏腑有密切关系。这也是骨痹发生的内在原因。

总之，骨痹的病因病机为：肾气亏虚、肝血不足，脾运失健之内因；外邪乘虚入侵，或过劳伤肾损骨，或一时性超强度的外力损伤之外因；致湿聚痰生，肾虚气滞，血瘀络阻，筋骨失养，肌肉失荣，骨节损伤变形，发为骨痹。但是，正虚邪侵诱发骨痹之诱因，如饮酒当风、水湿浸渍、露宿乘凉、淋雨远行、嗜食辛辣厚味等，更不容忽视。

（五）银屑病关节炎-痹证

在中医学中，据本病的关节炎表现属于"尪痹"、"大偻"、"历节病"等范畴，据其皮肤损害表现则属于"蛇虱"。本病发病多由素体阴阳失调，又加之复感于邪，内外二因作用所致。正如《杂病源流犀烛·诸痹源流》曰"痹者，闭也，三气杂至，壅蔽经络，血气不行，不能随时祛散，故久而为痹"。《素问·至真要大论》中曰："夫百病之生也，皆生于风寒暑湿燥火，以之化之变也"。银屑病的发生亦不外内、外二因为主。外因主要为风、寒、湿三气杂至，闭阻经络肢节，内因主要为素体阳虚，卫所不固，导致外邪乘虚而入，发为痹证。而银屑病皮疹的特点为丘疹、斑块，圆形或不规则形，上覆盖有银白色鳞屑，刮除鳞屑后见发亮薄膜，再刮薄膜则见点状出血，阎师据其特点总结银屑病与肺经关系最为密切，因肺主一身之表，外合皮毛，宣发卫气，抵御外邪，护卫肌表，而且肺通过口、鼻、咽喉与外界直接相通，即"天通于肺"（《素问·阴阳应象大论》），故而风、寒、湿、燥、热等外邪侵袭人体，常首先犯肺，使肺卫失宣、肺窍不利、气机不畅而发病。关于局部皮肤损害发生常以风邪与瘀血为主导，因风为六淫之首，故其他诸邪如寒、热、湿、燥等邪易依附于风邪而侵犯人体。故而阎师诊治皮疹首抓风邪，其白屑乃为风燥，白屑下红色皮肤为血热，其常言"皮肤无燥不起屑，而底盘嫩红，刮之血丝缕缕，为血中瘀热，热又生内风，加重风燥而起屑"。

（六）痛风－白虎历节

痛风一词，首见于元代名医朱丹溪《丹溪心法》，书中记载"痛风者四肢百节走痛，他方书谓之白虎历节风证是也"。并在《格致余论·痛风》中指出："彼痛风者，大率因血受热已自沸腾，其后或涉冷水，或立湿地，或扇取凉，或卧当风。寒凉外抟，热血得寒，污浊凝涩，所以作痛。夜则痛甚，行于阴也。"但西医学之痛风不等同于元代朱丹溪创立的"痛风"概念，西医学之痛风只有以关节炎为主要表现时，才能归属于中医"痛风"范畴。

目前中医学术界对痛风发病的认识尚未一致，有从传统"痹证"病因认识的，认为是风湿郁热或风湿热而致；有从"症似风而实非风"认识的，认为主要是"浊毒瘀滞"使然，包括痰、浊、毒、瘀的不同侧重；还有从脏腑火热内蕴立论、湿热立论、食伤兼感外邪立论、内外诱因交感立论等。总之，这些痛风"似风非风"、"浊瘀为痹"、"浊毒痹"、"湿热痹"、"痰热痹"等论断，实是对痛风发病认识的深入，也是对痹证发病认识的补充。

阎师认为"虚、浊、热、瘀"是痛风发生发展的病机关键，本病以脾肾亏虚为本，湿浊、瘀热痹阻经脉、骨节为标，本虚标实。

脾胃为后天之本，气化之根，气血生化之源。为气机升降之枢纽，升清降浊，交通上下，维持"清阳出上窍，浊阴走下窍"的气化功能。气化是机体最基本的生命活动，先天真气、后天摄入之水谷精微，在气化过程中产生气、血、津、液。如脾失健运，气化失司，则会导致水湿停留，产生水、湿、痰、浊诸邪。代谢后产生的浊液，通过三焦水道下输于肾，经肾气的蒸化、开阖，清者再由脾气的转输作用上腾于肺，重新参与水液代谢。浊者则化为尿液，下输膀胱排出体外。可见，只有肾阴肾阳协调平衡，肾气的蒸化开阖和推动作用发挥正常，升清降浊功能才能得以有效调控。否则浊阴不降，留滞体内，反成隐患。

津液的代谢，是通过胃的摄入、脾的运化和转输、肺的宣散和肃降、肾的蒸腾气化，以三焦为通道，输送到全身；经过代谢后的津液，则化为汗液、尿液和气排出体外。因此，脾的运化水液功能健旺，就能防止水液在体内发生不正常停滞，从而防止湿、痰、饮等病理产物的生成。反之，脾的运化水液功能减退，必然导致水液在体内的停滞，而产生湿、痰、饮等病理产物——湿浊。

《素问·逆调论篇》："肾者水脏，主津液"，是指肾中精气的气化功能，对于体内津液的输布和排泄，维持体内津液代谢的平衡，起着极为重要的调节作用。肾中精气的蒸腾气化，实际上主宰着整个津液代谢，肺、脾等内脏对津液的气化，均依赖于肾中精气的蒸腾气化，特别是尿液的生成和排泄，更是与肾中精气的蒸腾气化直接相关。如果肾中精气的蒸腾气化失常、升清降浊失序，而导致水液在体内的停滞，则产生湿浊。

《素问·痹论篇》："此亦其食饮居处，为其病本也"，认为痹证的发生与饮食和生活环境有密切关系。饮食不节，过食肥甘，嗜食厚味（西医学认为富含嘌呤的食物，如海鲜、动物内脏等），食滞难化，损伤脾胃，运化失司，湿浊内生。或素有脾虚者，又恣食肥甘厚味，困阻脾运，水谷不化精微反致湿浊内生。复因肾脏亏虚，或饮食劳欲伤肾，肾之蒸化开阖功能障碍，不能胜任升清降浊之职，湿浊滞留，郁而化热，湿热搏结。湿热流窜于筋骨，注于关节，气血痹阻不通，乏骨节红肿热痛。正如《景岳全书·卷三十一》所说："多伤人肤腠；有湿从内生者，以水不化气，阴不从阳而然也。悉由乎脾肾之亏败。其为证也，在肌表则为发热，为恶寒，为自汗。在经络则为痹，为重，为筋骨疼痛，为腰痛不能转侧，为四肢痿弱酸痛。在肌肉则为麻木，为肿，为黄疸，为按肉如泥不起。"

此外，在痛风发病过程中，夜半居多，说明病在血，当有瘀血阻络。痛风反复发作，经久不愈，符合中医"久病必瘀""久病入络"之观点。湿浊凝滞于经络关节，影响血行，久之血脉瘀滞，瘀血阻络。湿浊久郁可入里化热，阻碍气机升降，血行郁滞，久而致瘀；浊瘀流注经络、肌肉、关节，痹阻脏腑经脉，可出现关节僵硬畸形，舌质紫暗，脉涩等，此乃浊瘀交结而致。瘀血既是机体在病邪作用下的病理产物，又可作为病因作用于人体。可出现于疾病的任何时期，尤以中晚期多见，可以贯穿痛风发展的始终，导致病情迁延。

（七）复发性风湿病–周痹

中医学中并无"回纹型风湿症"之记载，观其临床表现，实属因受风寒湿热之邪侵袭，而致经络痹阻、气血凝滞引起的以痛为主症之"痹证"范畴，但据其发作特点又颇似《黄帝内经》所云之"周痹"。《灵枢·周痹》云："周痹者，在于血脉之中，随脉以上，随脉以下，不能左右，各当其所。"又云："此内不在脏，而外未发于皮，独居分肉之间，真气不能周，故命曰周痹。"意即：风寒湿热诸邪气侵入人体、客于血脉之中，随着血脉或上或下，邪气流窜到哪里，哪里就发生不通则疼痛的病症。此病在内未深入到脏腑，在外未散发到皮肤，而只是滞留于分肉之间，使得真气不能周流全身，所以称之为"周痹"。究其周痹发病之因，《灵枢·周痹》还云："风寒湿气客于外分肉之间，迫切而为沫，沫得寒则聚，聚则排分肉而分裂也。分裂则痛，痛则神归之。神归之则热，热则痛解，痛解则厥，厥则他痹发。"沫指稀痰、黏痰。《金匮玉函要略述义·脏腑经络先后病脉证第一》"盖古所谓沫者。即今之痰涎。不必是白沫。"徐灵胎云："《经》中无痰字，沫即痰也"，意即风寒湿邪侵入血脉、溶于分肉间，挤迫分肉使津液凝聚为血痰，愈挤压分肉，阻碍血脉中气血之运行，则疼痛越明显。《灵枢·小针篇》云："神者，正气也。"《素问·八正神明论》云："血气者，人之神也。"邪气聚集于此而正气欲速驱邪，邪正相争故发热，热退痛缓。邪又向它处逆行发展，于是邪气所到之处，又发为痹痛，其发病之情况复始如前。

（八）白塞病 – 狐惑

中医学虽无白塞病的病名，但根据其临床症状，多数医家将其归于"狐惑"病，相关描述早在汉代就有记载。张仲景在《金匮要略·百合狐惑阴阳毒病脉证治》中云："狐惑之为病，状如伤寒，默默欲眠，目不得闭，卧起不安，蚀于喉为惑，蚀于阴为狐，不欲饮食，恶闻食臭，其面目乍赤、乍黑、乍白。"并提出了"甘草泻心汤"、"赤豆当归散"、"苦参汤洗之"、"雄黄熏之"等方剂及治法。

后世医家对于本病的病因病机又进行了进一步的论述，如元·巢元方在《诸病源候论·伤寒狐惑候》中云："狐惑之为病，状如伤寒，或因伤寒而变成斯疾"，"虫食所致"，"由湿热毒气所为也。"《金匮玉函经二注·百合狐惑阴阳毒病证治第三》言："狐惑病，谓虫蚀上下也……盖因湿热久停，蒸腐气血而成瘀浊，于是风化所腐为虫矣，设风不由湿热，而从寒凉者，肃杀之气，纵然腐物，虫亦不化也，由是知此病也。"可见，狐惑病多是因伤寒之后，余热未尽，湿热邪毒内蕴所致。

阎师认为，本病或因外感湿邪，或因饮食不节，过食生冷肥甘，脾胃受损，运化失职，湿邪内生。湿邪久郁，则化热生火，湿热火毒随气血周流全身，着于血脉诸窍，熏蒸脏腑，而致脏腑功能失调，邪毒内蕴，则或循经络上攻于咽喉口目、下注于二阴，或流注于肌肉骨节，或侵淫于皮肤，而见目赤昏聩、口舌生疮、二阴溃烂、肌肉红斑、关节肿痛等症。如久病失治，湿热毒邪交结，则必然侵及血分，深入经络脏腑，而致气血逆乱，脉络瘀阻，出现咯吐鲜血、腹痛便血，甚则肢体偏废、神昏谵语等。

本病累及的脏腑有心、肝、脾、肺、肾和胃、胆等，变证较多，但总的来说，一般早期多为实证，或脾胃积热，升降失司，伤阴灼血；或肝脾火盛，湿热内蕴，上蒸下注；或心脾伏火，湿热化毒，搏于气血，阻塞经络，浸渍肌肤。晚期多为本虚标实，或肝肾阴亏，经络失养，虚火内扰，血瘀痰凝；或脾肾不足，湿毒虚火，交炽上炎；或脾肾阳虚，寒邪凝滞，气滞血瘀，而终成虚实错杂之证。综上所述，虽然本病的病因病机比较复杂，但我们认为湿热毒瘀交阻、脏腑经络失调贯穿于本病的始终，因此治疗当以清热解毒、燥湿活血为法，并在此基础上根据病人的具体情况辨证选方用药。

（九）系统性红斑狼疮 – 阴阳毒

《古今名医汇粹·虚劳门》曰："虚邪之至，害必归阴；五脏之伤，穷必归肾"，系统性红斑狼疮患者多数具有先天禀赋不足的特点，因此阎师认为本病的发生与先天禀赋不足和肾精亏虚密切相关。肾为先天之本，一身阴阳之根，先天禀赋不足，或后天失于调摄，肾精亏耗，而阴虚日久、虚热内生、相火妄动、津液暗耗，肌肤失养，内脏受损，阴损及阳，脏腑阴阳失调，疾病由此而生。结合现代医学，系统性红斑狼疮的病因与遗传的相关性，实为中医之禀赋不足，患者肾精亏虚之体质也许是某些易感基因的基础，因此禀赋不足、肾精亏虚是系统性红斑狼疮发病的基础。

《诸病源候论·伤寒阴阳毒候》谓："阴阳毒病无常也，或初得病，便有毒……或十余日后不瘥，变成毒者。其候身重背强，咽喉痛，糜粥不下，毒气攻心，心腹烦痛，短气，四肢厥逆，呕吐，体如被打，发斑，此皆其候。重过三日则难治"。《瘟疫论》云："邪热久羁，无由以泄，血为热搏，留于经络败为紫血"。阎师认为当外感六淫之邪或七情过极之时，外邪入里化热或七情过极、内生火热，故本病患者于急性期多表现为热毒炽盛之象。

患者真阴亏虚、房劳过度、产后失血等导致精血亏耗、血液不充、行而缓迟、滞而不行为瘀；或热毒之邪煎灼津液，津亏不能使血行或血受煎炼而成血瘀；或由于热毒迫血妄行，血液离经而为瘀。瘀血日久而蕴毒，邪毒亦能致瘀，邪毒附着瘀血则胶结成为瘀毒。热毒瘀血闭阻于皮肤血络，则出现红斑、皮疹、溃疡等；闭阻于肌肉筋骨，则见肌肉、关节酸痛或肿胀；闭阻于五脏，轻则气短乏力、纳少便溏、身发寒热，重则心悸胸痹、气短干咳、腰痛、水肿、腹满胁痛、夜寐多惊等。久病毒瘀内结脏腑，致脏腑损伤，正气更虚，故多表现正虚邪恋或邪退正虚的虚象。

总之，本病的病机为本虚标实，以肾虚为本，热毒、瘀血为标；虚实互为因果，使病情缠绵难愈。

第二章　西医对风湿病的认识

　　风湿性疾病（rheumatic disease）是泛指影响骨、关节及周围软组织，如肌腱、滑囊、筋膜等一组疾病，病因多样，如感染性、免疫性、代谢性、内分泌性、退化性、地理环境性、遗传性等。风湿性疾病的发生发展有着十分悠久的历史。考古学家发现远古时代人类就有关节炎存在，在原始社会，人类已开始采用烘火、热石块等手段治疗肢体疼痛。自古至今，风湿性疾病对人类的生产活动和社会活动构成了危害，而人类在其漫长的生存发展历程中，在征服自然的同时，也与危害人类健康的疾病，包括风湿性疾病进行着不懈的斗争。因此，风湿病的历史就是古今医学工作者对这类疾病不断深化认识的过程。公元前4世纪古希腊《希波克拉底文集》中描述了涉及关节病变的18个典型表现，大约在公元1世纪出现了"rheuma"一词，其含义类同于希波克拉底的"atarhos"（炎症），两者均指"物质的流动"。它被设想为古代医学家提出的人体四种基本体液（血液、黏液、黄胆汁、黑胆汁）之一，并认为产生于脑，根据黏液流动和停留的位置不同可导致不同的疾病。若冷湿黏液下注于内脏、四肢、关节，则会引起疼痛等病变，当时的风湿病仅是一种病理概念。直至16~17世纪时，才有学者将风湿病概念应用到临床疾病或证候群和某些综合征当中。

　　在公元19世纪以前，西医学对风湿病和关节炎的认识还不清晰。直到1676年才对这两种疾病做出了比较详细的描述。19世纪以后，风湿病学才有了比较迅速的发展。医生从临床症状、体征、实验室检查等多方面长期仔细地观察，对体液病理学说及"所有关节炎都是痛风的变种的学说"提出了怀疑。1858年英国医生使类风湿关节炎（Rheumatoid Arthritis，RA）成为一种独立的疾病。

进入20世纪，越来越多的风湿类疾病为医学界所认识，如1933年瑞典眼科医生不仅详细介绍了干燥性角膜结膜炎，而且还注意到唾液腺、口腔及呼吸道黏液腺分泌减少和关节炎、贫血等全身表现，此后即将此病称为Sjogren综合征（Sjogrens' syndrome）。1937年土耳其医生报道了以前房积脓性巩膜睫状体炎、复发性口腔黏膜溃疡和外生殖器溃疡为特征的一组综合征，并称之为白塞综合征（Behcet's syndrome）。目前，风湿病学所涉及的病种已达10大类100余种疾病。

由于风湿病病种繁多，其中不少疾病的病因、发病机理至今尚未能完全阐明，故一直很难简明扼要地为其下定义。目前一般认为风湿病是指以骨、关节、肌肉、韧带、滑囊、筋膜疼痛为主要症状并有关节外不同表现的一大类疾病的总称。风湿病确切的病因至今尚未肯定，随着医学研究的不断发展，研究者发现某些因素与风湿病的发生存在很大的相关性，疾病的发生可能由一个主要因素引发，也可能是多个因素相互作用的结果，因此风湿病的病因仍需要进一步的探索和论证。

一、遗传因素

随着人类基因组研究的进展，基因与疾病的关系日益引起人们的兴趣和关注。大量流行病学资料表明风湿病是一种具有遗传背景的疾病，并且多种基因与其发病相关。虽然目前的研究仍不能明确特定的基因与风湿病多样的临床表型的相关性，但是随着研究的进一步深入，某些基因与风湿类疾病的相关性已逐渐被发现，并正在进一步研究之中。

（一）主要组织相容性复合体（Major Histocompatibility Complex，MHC）

主要组织相容性复合体（MHC）是一组编码动物主要组织相

容性抗原的基因群的统称。人类的MHC通常称为HLA（Human Leukocyte Antigen人类白细胞抗原），其基因位于第6对染色体的短臂上，所有HLA的基因分成三类：I类、II类和III类基因。20世纪70年代MHCII类抗原与RA相关性首次被报道，人们意识到RA甚至风湿类疾病可能与遗传因素有关，从而揭开了人们对风湿病遗传因素探讨的序幕。已经发现很多疾病与某种抗原相关。HLA与疾病的相关性可分为统计学上较为肯定的相关性、可能相关性及潜在相关性几组。具肯定相关性的有：AS（抗原为B27）、赖特综合征（B27）、急性前葡萄膜炎（B27）、重症肌无力（B8，DR3）、疱疹性皮炎（B8）、慢性活动性肝炎（BW6，DR8）、青少年糖尿病（B8，DR3）、多发性硬化（B7，DR2）。具可能相关性的有：系统性红斑狼疮（DR3）、贝赫切特病（B5）。

（二）非MHC区域基因

以往人们的研究多集中于MHC区域，而对非MHC区域研究较少。近10年来研究者们通过对多发家系的全基因扫描发现除MHC区域外其他染色体上也存在着疾病连锁位点，并且与多种风湿类疾病相关联。

二、感染因素

长期以来，感染与风湿病之间的关系一直是人们感兴趣并加以研究的领域。许多风湿性疾病均与感染有关，如RA与EB病毒（Epstein-Barr virus，EBV）、幽门螺杆菌；AS与克雷伯杆菌；莱姆病与螺旋体；反应性关节炎与福氏志贺痢疾杆菌、沙门菌属、耶尔森菌等肠道细菌；赖特综合征与支原体、衣原体等。近年来的研究已经注重机体对感染因素的免疫反应，并推断由此而造成的免疫损伤可能更接近风湿性疾病的确切发病机制。

（一）细菌感染

对风湿病的细菌感染因素研究最早从 A 族链球菌与风湿热和风心病关系开始。A 族链球菌感染与风湿热密切相关得到了临床、流行病学及免疫学方面一些间接证据的支持。急性风湿热发作前均存在先期的链球菌感染史，前瞻性长期随访研究发现风湿热复发仅出现于链球菌再次感染后，并且链球菌咽部感染是风湿热发病的必要条件。赖特综合征和反应性关节炎是另一类具有明显细菌感染病史的风湿病。前者主要经由肠道和泌尿系感染而引起，后者则多由福氏志贺痢疾杆菌、沙门菌属、耶尔森菌和幽门螺杆菌感染所引起。结核杆菌与风湿病发病的相关性研究在 20 世纪 60 年代已经开始了，1964 年出现用完全弗氏佐剂（含有热灭活的结核杆菌）免疫 Lewis 鼠诱发的佐剂型关节炎，表现出多关节炎、关节畸形及在组织病理学上的改变，与 RA 极为相似。1995 年国外医生在奇异变形杆菌的尿素酶中发现 IRRET 序列与构成手、足小关节中透明软骨成分的 XI 型胶原所含的 LRREI 序列相似。2000 年又发现在该菌溶血素中含有 ESRRAL 序列，与 RA 的易感序列 EQRRAA 相似。近年来，国外众多学者在细菌感染与风湿性疾病关系的研究中已将目光集中在幽门螺杆菌上。2005 年诺贝尔生理学或医学奖授予澳大利亚科学家，以表彰他们发现了幽门螺杆菌（Helicobacter pylori，Hp）在人类罹患胃炎、胃溃疡和十二指肠溃疡中的重要作用。1991 年德国学者高度怀疑 Hp 感染会加重 RA 的病情。2006 年经研究发现，除胃、十二指肠疾患，Hp 感染也会涉及某些自身免疫性疾病，但机制尚不明确。

（二）病毒感染

病毒诱发风湿病的看法近年来得到了动物模型和临床研究资料的支持。研究表明，病毒感染常常出现在某些风湿性疾病发病之前。一些动物实验证实了病毒可诱导风湿病的发生。

1.EB病毒（EBV）

近年来，研究者通过检测RA患者血清和滑液中的病毒抗体发现EB病毒感染在RA的发生发展过程中可能起到很大的作用。RA患者血清和滑液中的EB病毒抗体、EB病毒壳抗原–IgG抗体的平均滴度和阳性率均高于正常人，且后一种抗体与血清和滑液中的IgG浓度呈正相关，说明EB病毒感染后的RA患者可能产生大量的抗EB病毒壳抗原lgG抗体，并且研究显示IgA、IgM类抗EBV壳抗原抗体阳性率也显著高于正常。但应注意，EB病毒导致的传染性单核细胞增多症常伴发多关节疼痛，要注意鉴别。

EB病毒与系统性红斑狼疮（Systemic Lupus Erythematosus，SLE）的相关性随着研究的进展，研究者证实了EB病毒感染与SLE之间确实存在密切联系。外周血B淋巴细胞的bcl–2是目前研究较多的抗凋亡基因，bcl–2表达的增强能防止和抑制多种因素或因子触发的细胞凋亡，延长细胞寿命。1994年报道EB病毒潜伏膜蛋白（latent membrane proteinl，LMP1）能够诱导受染B淋巴细胞的bcl–2表达上调，因此EB病毒有可能通过bcl–2途径抑制淋巴细胞凋亡而在SLE的发生发展中起一定作用。

2.丙型肝炎病毒（Hepatitis C Virus，HCV）

1992年，Haddad等推测HCV感染可能与SS有关。动物实验发现携带HCV外壳基因的转基因鼠84%出现类似SS的外分泌腺病，包括涎腺、泪腺。曾经有人推测HCV在原发性SS发病中起一定作用，即HCV感染可能参与原发性SS某亚型的发病过程，尤其是有冷球蛋白血症或肝脏受累的患者。但HCV感染者的口眼干燥症具有区别于原发性SS的临床、免疫学特点，主要是持续口干，常见肝脏受累，多伴有冷球蛋白血症，缺乏原发性SS的特异性抗SSA/SSB抗体及常见的全身表现，尤其是肺、肾受累少。2001年提出某些慢性HCV感染者出现的所谓SS可以认为是HCV

感染的肝外表现之一。这些患者具有类似SS的口眼干燥症，符合过去的SS分类标准而被误诊为原发性SS，因此建议把HCV感染作为诊断原发性SS的排除标准。这一观点得到专家学者的普遍认可，因此2002年修订的SS国际分类（诊断）标准将慢性HCV感染列为诊断SS的排除标准之一。尽管如此，HCV感染与SS在临床表现、动物试验、组织学及免疫学上的相同点是不能被忽视的，两者之间的关系有待于进一步的探索和论证。

此外，HCV与白塞病的关系在早先的研究中亦有所报道。

3.柯萨奇病毒

在某些肌炎患者中，研究者发现其发病与柯萨奇病毒有关。在儿童DM/PM患者中已发现其发病与其先前感染的柯萨奇病毒有明显关系，并已发现抗柯萨奇病毒抗体滴度增高。但其发病机制尚不明确。

4.逆转录病毒

近年来人们注意到逆转录病毒尤其是I型人类T淋巴细胞白血病病毒与RA的发病密切相关。研究发现该病毒的感染者可出现关节炎的表现，并且在RA患者中可检测到逆转录病毒的慢病毒型和人类T淋巴细胞白血病病毒抗体。有学者认为逆转录病毒作为超抗原激活自身反应性T细胞到特定组织中，T细胞由于自身抗原的不断刺激而增生，通过吸引中性粒细胞、巨噬细胞或直接杀伤细胞而导致组织器官特异性破坏。也有人认为逆转录病毒通过整合到调控细胞凋亡的Fas基因及影响另一调控凋亡的基因Bcl-2的表达，使T细胞凋亡大量减少，这种自身反应性T细胞的存在可引起自身免疫病RA的发生。

（三）支原体、衣原体和螺旋体

人们最早从RA患者的关节液中分离到发酵支原体Mf。1986年应用PCR法检测关节炎病人的关节液标本中的Mf和穿通支原体，结果38例RA患者中有8例（21%）检出 Mf DNA，并且发现脊柱关节病有外周关节炎和牛皮癣关节炎患者和未分化关节炎病人中也有MfDNA阳性者，Mpe未检出阳性病例。但缺乏直接的证据证明风湿病与支原体感染有直接的关系。Reiter综合征确诊的患者有至少半数在血清中出现高滴度肺炎衣原体抗体，提示曾有过衣原体感染，但是否为其发病原因仍需要进一步研究。螺旋体感染与风湿病关系的报道较少见，近年来有人提出布氏螺旋体感染可能与硬皮病及系统性硬化症相关。

三、免疫因素

免疫在风湿病发病机制中的作用日益引起人们的重视。这些免疫异常反应包括遗传而导致的先天免疫功能缺陷；细菌、病毒、支原体、衣原体、螺旋体等微生物感染后，微生物在机体内作为长期持续存在的抗原引起连续的免疫反应；自身抗原的产生使机体产生抗体，形成抗原–抗体复合物，或产生抗独特型抗体等。除体液免疫反应外，细胞免疫也参与关节炎的发病过程。细胞因子在风湿病发病过程中的作用、风湿病人细胞免疫功能障碍以及免疫调节紊乱等，都充分体现了免疫反应在风湿病发病过程中的重要作用。

（一）T细胞失平衡

RA的主要病理改变为滑膜炎，其特点为新生血管形成，衬里层增厚，单核细胞炎性浸润。而这些病理改变均与多种因素导致的T细胞失平衡相关。包括T细胞局部浸润、增殖异常和T细胞表面分子表达的异常。T细胞局部浸润主要以关节为主，影响因素主要包括三个部分：首先是淋巴细胞相关黏附分子（归巢受体）和微血管内皮上称为地址素的分子间的作用；其次是趋化因子与不同淋巴细胞亚群表面的相应受体间的作用；再次为微环境性归巢。另外，细胞因子在特异性淋巴细胞亚群的选择性化学招募中发挥的作用逐渐受到研究者的重视。滑膜中T细胞表达CCR5和CXCR3，但不表达CCR3，这是Th1细胞的特点，显示了细胞因子在选择性招募特异性淋巴细胞亚群到滑膜中的作用。

关节中的T细胞有启动免疫性炎症的作用，但细胞的增殖能力却很弱。在关节滑膜的慢性炎症环境的作用下该处T细胞的功能受到了很大的影响。有人发现TNF-α长期作用会下调T细胞的增殖能力，而TNF-α抗体的存在则会使T细胞增殖增强，在经过抗TNF-α抗体治疗后，RA患者T细胞对回忆抗原的体内与体外应答均明显改善。

CD28和CTLA4是最早发现的表达于T细胞表面的共刺激分子。CD80和CD86则是最早发现的表达于抗原递呈细胞（Antigen Presenting Cells，APC）表面的最重要的共刺激分子。与外周血中的T细胞相比，RA关节滑膜液中T细胞的CD80和CTLA4表达量高，标志着T细胞的活化，它们在抗原特异性T细胞激活中起到核心作用，并且成为免疫治疗的切入点。

除RA外，皮肤中的T淋巴细胞经刺激后可以分泌能活化皮肤纤维母细胞的细胞因子，因此在系统性硬化症的发病过程中也起到一定的作用。

（二）B细胞功能亢进

B细胞主要参与机体的体液免疫应答，针对特异性抗原进行活化、增殖和分化。体液免疫应答过程中心细胞作为效应细胞，可因多种因素激活，激活后的B细胞可转化为浆细胞合成多种抗体，最主要的就是抗免疫球蛋白抗体，即类风湿因子（RF）。RF的水平与RA疾病的严重性和活动程度相关，RF是RA死亡率增高的危险因子之一；RF是血清、滑膜液、滑膜及软骨组织中免疫复合物的主要成分；RF空斑形成细胞在滑膜和骨髓中的存在与疾病的活动性相关。另一方面，B细胞作为一种重要的抗原递呈细胞，可以有效地把免疫复合物中包含的抗原递呈给相应的辅助性T细胞，从而增强局部免疫应答，增加滑膜中RF的产生。

（三）自身抗体

自身抗体的产生多与T细胞功能异常、B细胞功能亢进及HLA易感性等多种因素相关，与风湿性疾病相关的自身抗体主要有类风湿因子、ra33抗体、抗核周因子抗体、抗角蛋白抗体、抗环瓜氨酸肽抗体、抗sa抗体、抗胶原蛋白抗体、抗心磷脂抗体、抗磷脂酰丝氨酸抗体以及抗β2糖蛋白抗体等。并且一些风湿性疾病也有自身的特异性抗体如：与肌炎/皮肌炎相关的抗JO-1抗体，与硬皮病和系统性硬化症相关的抗I型胶原、N型胶原抗体，与白塞病相关的抗口腔黏膜抗体和抗血管内皮细胞抗体等。

目前关于自身抗体在风湿病发病机制中的作用有很多假说，许多研究人员多支持"抗体穿假设，即：自身抗体可以穿入活体细胞，通过直接干扰相关抗原的亚细胞功能发挥它们的致病作用。但尚不确定自身抗体如果在体内达到了能进入活体细胞的水平，是否就可以抑制其靶分子的功能。另有研究者认为穿入细胞的自身抗体通过自身反应性淋巴细胞的凋亡诱发机体对自我的耐受，并通过异常调节和（或）对细胞的破坏而引发自身免疫性疾病。这些假设虽然开启了人们对风湿病发病机制的探索，但还缺乏临床及实验的证实，有待于进一步的探讨和深入的研究。

（四）细胞因子及其受体的表达异常

随着分子生物学及免疫学的发展，风湿病学得到了长足的进步。有关风湿病发病机制的研究中免疫细胞及各种免疫因子是重点之一，但细胞与细胞之间需要相互传递信号才能协调发挥作用，其中细胞因子就充当了信号分子的角色并且通过细胞因子受体发挥作用。

细胞因子是机体的多种细胞合成分泌的小分子多肽类因子，它是调节细胞的增殖、分化和迁移等行为的细胞外可溶性介质。它们通过与细胞表面相应受体作用，保持内环境稳定，调控白细胞分化，激发炎症反应并促进组织修复。细胞因子受体分子在结构上由胞外区、跨膜区和胞内区三部分构成，其中胞外区含有若干功能区或不同基因序列组成的重复单位。

细胞因子在体内通过两种受体发挥作用：一种受体位于细胞表面，能以高亲和力与信号分子特异性结合，将信号传递给细胞内另一种或多种信号分子；另一种受体位于细胞质或细胞核内，处于非活化状态，只有在双重信号分子激活作用下才能与核内的特异基因结合并调节转录。受体在调节细胞功能中发挥极为重要的作用，结构上的细微改变就可能影响机体免疫应答，而个体基因变异恰恰可以导致结构上的变化。这种变异往往用单核苷酸多态性（single nucleotide polymorphisms，SNP）来表示。它是指基因组 DNA 序列中单个核苷酸的改变，在人群中发生的频率不低于 1%。这些变异构成相对稳定的遗传标记，而且数量多，分布广泛，目前被认为是一种能稳定遗传的早期突变，它们之间存在着连锁不平衡，与疾病有着稳定的相关性。

四、性激素

研究表明风湿病的发病率在青春期和生育期妇女中明显增加，并且男性性腺功能低下的患者风湿病的发生率也会提高，提示性激素在风湿病发病过程中的重要作用。风湿病中 RA 和系统性红斑狼疮在男女发病比例失衡中表现得最为明显。因此本节从这两种疾病与性激素的相关性入手阐释性激素与风湿病的关系。

性激素包括雌激素、孕激素、雄激素和催乳素，对风湿病的发病、病程发展和病情程度有明显的影响。一般来说，雌激素在体液免疫方面表现出增强免疫反应的作用，而雄激素对体液免疫和细胞免疫则都起到抑制作用。当女性月经初潮后的生育期来临时，雌激素水平明显增加，雄激素水平虽然也随卵泡的发育增加，但相对于雌激素水平来说增加不多，于是雄激素/雌激素比值明显下降，这可能是生育期女性易于罹患RA和其他风湿病的原因。性激素与系统性红斑狼疮的发病关系密切，但其在体内的作用错综复杂，因此并不能单纯的应用性别来解释系统性红斑狼疮的发病率。实验表明雌激素能增加抗dsDNA抗体，使IgM型转化为IgG型，降低巨噬细胞的吞噬功能，影响免疫复合物的清除，并可诱导Ro/SSA和La/SSB在角质形成细胞膜上的表达。进一步研究显示，雌二醇的代谢产物 16α –羟雌酮在SLE患者中显著增高，（DHEA）及其硫化物（DHEAS）与SLE的发病关系日益受到重视。

五、其他因素

（一）药物因素

在系统性红斑狼疮的患者中，药物引起狼疮发病者占3%~12%。其中主要致病药物分为两类：一类为诱发SLE症状药物，如青霉素、磺胺药、保泰松、金制剂等，这些药物进入体内，首先引起变态反应，然后激发狼疮素质或潜在SLE者发生特发性SLE，或使SLE患者病情加剧，停药不能阻止病情发展；第二类为引起狼疮样综合征的药物，如普鲁卡因酰胺、氯丙嗪、苯妥英钠、异烟肼等，这些药物在应用较长时间和较大剂量后，患者可出现SLE的临床症状和血清学改变，但机制尚不清楚。

（二）紫外线照射

紫外线照射可以诱发系统性红斑狼疮患者皮损的发生甚至

加重，少数病例可以诱发或加重系统性病变。有学者认为紫外线照射后，正常皮肤不具有免疫原性的双链DNA发生二聚化，即DNA解聚的胸腺嘧啶二聚体转变成较强的免疫原性分子，而实验证实SLE患者修复二聚化DNA缺陷的能力下降。另有学者认为，紫外线照射先使皮肤细胞受损伤，抗核因子得以进入细胞内，再与胞核发生作用，产生皮肤损害。

分　论

第一篇
药物篇

第一章　常用药物（西药）

一、非甾体抗炎药（NSAIDs）

非甾体抗炎药（non-steroid anti-inflammatory drugs，NSAIDs）是指一大类不含肾上腺糖皮质类固醇激素而具有抗炎、解热、镇痛作用的药物，是最常用的抗风湿药物，可以说是抗风湿类药物中的一线药物，作用快，能缓解症状但不能阻止病情进展。本类药物的作用机制是NSAIDs与环氧化酶（COX）结合，掩盖了酶的活性中心，对COX活性进行抑制，阻止花生四烯酸合成前列腺素（PGE1，PGE2）、以及血栓素A2（TXA2），从而实现对各种炎症的有效控制。使用NSAIDs应根据患者病情，个体化选择药物。可以与慢作用药物联用，但是一般不推荐联合使用两种及以上NSAIDs。

COX可分为环氧合酶-1（COX-1）和环氧合酶-2（COX-2），COX-1可在大多数组织中表达，执行细胞的"看门"功能。COX-2主要表达于炎症部位的细胞，被炎症性细胞因子（淋巴细胞指数、肿瘤坏死因子）激活后，迅速产生各种前列腺素，引起炎症表现。COX-1主要促进生理性前列腺素的合成，而COX-2

主要在炎症或其他病理状态下表达增多。NSAIDs药物可通过对COX-2的抑制来阻断炎症部位的前列腺素释放，而对特定组织，特别是在血小板和胃十二指肠黏膜中COX-1的抑制，可导致NSAIDs常见副作用例如出血、瘀斑和胃肠道溃疡等。目前已研发出具有选择性抑制COX-2的药物，较COX-1抑制剂有相对少的副作用，但是随着药物研究的深入，发现COX-2抑制剂存在一定的心血管病风险，在临床中需要谨慎根据患者的病情选择用药。

（一）非甾体抗炎药的分类

根据化学结构不同可分为：吲哚类、丙酸衍生物、丙酰酸衍生物、吡喃羧酸类、非酸类、昔康类、磺酰苯胺类、昔布类。

根据作用机制不同可分为：传统类，即非选择性COX抑制剂：包括吲哚类、丙酸衍生物、丙酰酸衍生物、吡喃羧酸类；COX-2抑制剂：非酸类、昔康类、磺酰苯胺类。昔康类属于选择性COX-2抑制剂，昔布类属于特异性COX-2抑制剂。

（二）非甾体抗炎药的使用原则

1.剂量个体化，应明确即使按体重给药，仍可因个体差异而使血药浓度各不相同；应结合临床，对不同患者选择不同剂量；老年人宜用半衰期短的药物。

2.中、小剂量NSAIDs有退热止痛作用，大剂量才有抗炎、抗风湿作用。

3.通常选用一种NSAIDs，在足量使用2~3周后无效，则更换另一种，待有效后再逐渐减量，不推荐同时使用两种NSAIDs，因为疗效不增加而副作用增加。

4.若有2~3种胃肠道危险因素存在时，应加用保护胃黏膜药物。具有一种肾脏危险因素时，应选用合适的NSAIDs（如舒林酸）；有两种以上肾脏危险因素时，避免使用NSAIDs。

5.使用NSAIDs时，应注意与其他药物的相互作用，如β受体拮抗药可降低NSAIDs药效；与洋地黄合用时，应注意防止洋地黄中毒。

6.必须明确NSAIDs虽常作为治疗RA的一线药物，能减轻临床症状和某些体征，但由于其只有抗炎作用，不能根治炎症，对RA的免疫病理机制无决定性影响，因此不能防止组织损伤、关节的破坏和畸形。

（三）非甾体抗炎药的不良反应

（1）消化道症状：非甾体类抗炎药会灭活患者胃肠系统中的环氧化酶，对血小板血栓素A2、前列腺素的生成产生抑制作用，从而干扰胃肠系统血小板的正常功能，破坏胃黏膜的止血功能，引发胃出血、胃溃疡、十二指肠溃疡等，严重的还会引发胃肠穿孔。选择性COX-2抑制剂对胃肠道的副作用明显减少，而疗效与传统的NSAIDs相当。因此，对于有消化道风险患者，建议选用COX-2选择性抑制剂，必要时加质子泵抑制剂或米索前列醇。对近期有消化道溃疡及出血的患者，禁用NSAIDs。

（2）肾损害：急性肾功能不全、间质性肾炎、肾乳头坏死及水钠潴留、高钾血症等已有报道，布洛芬、萘普生可致肾病综合征，酮洛芬可致膜性肾病，吲哚美辛可致肾衰竭和水肿。COX-2选择性抑制剂对肾脏的损害程度各不相同，美国风湿病学会（American College of Rheumatology，ACR）2002年指南建议，对肾功能不全患者尽量避免使用NSAIDs。

（3）肝损害：大多数NSAIDs均可导致肝损害，它会干扰肝细胞P450氧化酶代谢过程，引起活性代谢产物N-乙酰对苯醌亚胺过量生成，进而导致肝脏转氨酶的升高，严重的还会出现肝脏毒性反应，引发肝细胞死亡，如长期大剂量使用对乙酰氨基酚可致严重肝损害，尤以肝坏死多见；大剂量使用保泰松可致肝损害，产生黄疸、肝炎；特异质患者使用水杨酸类可致肝损害。

（4）升高心血管事件风险：选择性/特异性COX-2抑制剂发生血栓事件（尤其是心肌梗死和脑卒中）的危险性较高，且心血管危险性可能会随剂量升高和用药时间延长而增加，因此应尽可能缩短用药时间和使用每日最低有效剂量。ACR指南建议，对充血性心力衰竭、心肌梗死患者避免使用NSAIDs。对有心血管风险的患者需要使用NSAIDs，可使用传统弗雷明汉危险因素（Framingham Risk Factor）评分，并根据血压、血糖、血脂、吸烟状况及家族史等，计算患者年度心血管危险评分，危险程度较高者避免昔布类或COX-2抑制剂。

（5）骨发育：动物实验发现NSAIDs抑制骨折愈合和异位骨形成，建议在骨折愈合期，避免使用NSAIDs。

（6）哮喘与过敏：阿司匹林和非特异性NSAIDs可能导致哮喘患者病情恶化，尤其是对血管运动性鼻炎、鼻息肉和哮喘三联征患者，虽然COX-2特异性抑制剂相对安全，但仍有其他过敏反应发生的可能。

（7）其他不良反应：多数NSAIDs可抑制血小板聚集，使出血时间延长。阿司匹林、氨基比林、对氨基水杨酸可致粒细胞减少，保泰松、吲哚美辛及双氯芬酸有发生再生障碍性贫血的危险；美洛昔康、非那西丁等可引起荨麻疹、瘙痒、剥脱性皮炎等皮肤损害；多数NSAIDs可引起头痛、头晕、耳鸣、视神经炎等中枢神经系统症状和疾病；布洛芬、舒林酸偶可致无菌性脑膜炎。应当提醒女性患者，长时间服用NSAIDs药物可能损害生育能力。

（四）常用药物

1.吲哚类

吲哚美辛（Indomethacin） 本药为非选择性COX抑制剂，通过抑制COX而减少前列腺素的合成，起到抗炎止痛的作用。本药还可通过作用于下丘脑体温调节中枢，引起外周血管扩张及出汗，从而起到退热作用。其作用如下：①可缓解关节疼痛和肿胀；②减轻软组织损伤和炎症；③解热；④镇痛：可用于治疗偏头痛、痛经、手术后痛、创伤后痛等。禁忌证包括：①已知对本品过敏患者；②对阿司匹林及其他NSAIDs药物过敏患者；③禁用于冠状动脉搭桥围手术期疼痛的治疗；④活动性消化道溃疡或出血患者；⑤孕期及哺乳期妇女禁用；⑥癫病，帕金森病及精神病患者；⑦肝、肾功能不全者；⑧血管神经性水肿或支气管哮喘者。不良反应主要有：①恶心、呕吐、腹痛、消化道出血；②头痛、头晕；③各型皮疹，最严重时可导致Steven-Johnson综合征；④肝、肾功能损害；⑤造血系统受抑制而出现再生障碍性贫血，白细胞减少或血小板减少等；⑥过敏反应、哮喘、血管性水肿及休克等。值得注意的是，在使用吲哚美辛退热，需及时补充液体。

舒林酸（Sulindac）　本品是活性极小的前体药，口服吸收后在体内代谢成为硫化物后才具有明显抗炎、镇痛作用，硫化物为选择性的环氧合酶抑制剂，可减少前列腺素的合成，其作用较舒林酸本身强500倍，但对肾脏中生理性前列腺素的合成影响不大。由于其以非活性形式通过胃肠道，因此对胃肠道刺激性小，对肾血流量和肾功能影响亦较小。还能抑制5-羟色胺的释放，以及抑制胶原诱发的血小板聚集作用，延长出血时间。常用于治疗RA，退行性关节病。禁忌证包括：①对本品或其他非甾体抗炎药有过敏者；②活动性消化性溃疡者或曾有溃疡出血或穿孔史者。不良反应包括：①胃肠道反应，包括上腹痛、腹胀、消化不良、恶心、腹泻、便秘、纳差等；②中枢神经系统症状如头晕、头痛、嗜睡、失眠；③骨髓抑制、急性肾功能衰竭、心力衰竭、无菌性脑膜炎、肝损害等；④其他：偶见皮疹、瘙痒、急躁、忧郁等。注意事项：①有消化性溃疡史，目前无活动性溃疡的患者需在严密观察下使用本品；②用药期间应定期监测便潜血、血常规、肝肾功能。

阿西美辛（Acemetacin） 健康成人口服阿西美辛缓释胶囊后，血液中以吲哚美辛和阿西美辛形式存在。适应证包括：①RA、OA、AS；②肩周炎、滑囊炎、肌腱鞘炎；③腰背痛、扭伤、劳损及其他软组织损伤；④急性痛风；⑤痛经、牙痛和术后疼痛。孕妇、儿童禁用。不良反应主要有：①消化系统不良反应，如恶心、呕吐、腹痛、腹泻、食欲不振、便潜血、消化道溃疡等；②神经系统不良反应，如头痛、头晕、嗜睡、疲劳、耳鸣。注意事项：①患哮喘、呼吸道黏膜水肿或慢性呼吸道疾病者，对本品有发生过敏反应的危险；②有溃疡病史、肝或肾功能损害、心力衰竭、癫痫、帕金森病或精神异常者应慎用；③与其他中枢神系统药物合用或饮酒时使用本品应特别慎重；④有出血倾向的病人服用本品因其血小板聚集可能受到影响，会加重出血倾向。

2. 丙酸衍生物

布洛芬（Ibuprofen） 布洛芬可以抑制COX，使PGs的生成变少，不仅如此，它还能够抑制白细胞的活性及溶酶体释放，令部分周围神经对疼痛刺激的反应度下降，起到止痛作用。注意，如果长期服用本品，容易造成胃肠道黏膜缺血、防御力下降，引起肾血管收缩，加重肾损伤等并发症。

洛索洛芬（Loxoprofen） 洛索洛芬钠为前体药物，经消化道吸收后在体内转化为活性代谢物，其活性代谢物通过抑制前列腺素的合成而发挥镇痛、抗炎及解热作用，尤其镇痛作用很强。用于RA、OA、腰痛、肩周炎、颈肩腕综合征，以及手术后、外伤后及拔牙后的镇痛消炎，急性上呼吸道炎症的解热镇痛治疗。禁忌证包括：消化性溃疡、炎症性肠病、支气管哮喘、高血压、心力衰竭。本品老年人服用安全性较高，但仍应从小剂量开始用药。

萘普生（Naproxen） 萘普生是NSAIDs药物中被认为不会导致心血管疾病风险增加或降低的一种。本品可用于缓解轻至中度疼痛，如关节痛、神经痛、肌肉痛、偏头痛、头痛、痛经、牙痛。不良反应主要有：①可见恶心、呕吐、消化不良、便秘、胃不适、头晕、头痛、嗜睡、耳鸣、呼吸急促、呼吸困难、哮喘、皮肤瘙痒、下肢水肿；②可见视力模糊或视力障碍、听力减退、腹泻、口腔刺激或痛感、心慌、多汗；③偶见胃肠出血、肾损害、过敏性皮疹、精神抑郁、肌无力、血常规异常、肝功能损害。注意事项包括：①该药品为对症治疗药，不宜长期或大量使用；②60岁以上、支气管哮喘、肝肾功能不全、凝血机制或血小板功能障碍（如血友病）者慎用；③有消化性溃疡史、胃肠道出血、心功能不全、高血压病史的患者慎用；④不能同时服用其他含有解热镇痛药的药品（如某些复方抗感冒药）；⑤服用该药品期间不得饮酒或含有酒精的饮料。

双氯芬酸钠（Diclofenac Sodium） 双氯芬酸钠是NSAIDs中作用较强的一种，其镇痛、抗炎及解热作用比吲哚美辛强2~2.5倍，比阿司匹林强26~50倍；其镇痛、抗炎作用是通过除抑制COX、减少PG生成外尚有一定抑制脂氧酯而减少白三烯、缓激肽等产物的作用。可用于各种急性疼痛的短期治疗。对阿司匹林和其他非甾体类抗炎药发生过敏的患者禁用。双氯芬酸钠不良反应涉及到泌尿系统、消化系统、循环系统以及皮肤附件系统等多个系统或者器官。近年来有研究者发现，其所导致的不良反应，泌尿系统损害最高，其次为消化系统损害，并表示这主要是由于双氯芬酸可对前列腺素生物合成进行抑制，从而促使肾血管迅速收缩，进而致使肾血流量迅速下降，故使得肾功能受损。注意：该药引起肝酶升高的可能性高于其他NSAIDs药物。

3. 吡喃羧酸类

依托度酸（Etodolac） 该药物可以通过阻断环氧合酶的活

性，从而抑制了PG的合成，可用于OA、RA疼痛控制。禁用于对阿司匹林和其他非甾体类抗炎药过敏的患者。本品耐受性较好，不良反应少，轻度不良反应应暂时无须停药。常见消化道不良反应（如恶心、呕吐、腹痛、腹泻、便秘等）、头痛、头晕、倦睡、失眠、抑郁、皮肤过敏反应、水肿、耳鸣、疲劳、尿频等。注意事项：孕妇、哺乳期妇女慎用；肝肾功能损伤者要调整用药剂量；长期大剂量服用时有消化道副作用；用药期间要注意血小板的变化。

4.非酸类

萘丁美酮（Nahumetone）　萘丁美酮是非酸性、非离子性前体药物，在吸收过程中对胃黏膜无明显的局部直接影响；同时对胃黏膜生理性COX的抑制作用较小，故引起的胃肠黏膜糜烂和出血的发生率较低。适用于RA、OA的治疗。禁用于活动性消化性溃疡或出血，严重肝功能异常，对本品及其他非甾体抗炎药过敏者。不良反应包括：①胃肠道：恶心、呕吐、消化不良、腹泻、腹痛和便秘等；②神经系统：表现有头痛、头晕、耳鸣、多汗、失眠、嗜睡、紧张和多梦；③皮肤：皮疹和瘙痒；④其他，如黄疸、肝功能异常、焦虑、抑郁、感觉异常、震颤、眩晕、大疱性皮疹、荨麻疹、呼吸困难、哮喘、过敏性肺炎、蛋白尿、血尿及血管神经性水肿等。注意事项：①肾功能不全者应减少剂量或禁用；②有心力衰竭、水肿或有高血压者应慎用本品；③用餐中服用本品的吸收率可增加，应在餐后或晚间服药；④本品每日服用量超过2g时腹泻发生率增加；⑤本品常用剂量为每日1g，对于症状严重、或持续存在、或急性加重的患者可酌情加量，并可将总量分为2次服用；⑥孕妇在妊娠的后3个月，及在哺乳期不主张使用本品；⑦老年人用本品应该维持最低的有效剂量。

5.昔康类

美洛昔康（Meloxicam）　该药为烯醇酸类药物，对COX-2

有高选择性抑制作用；经口服能很好地吸收、进食时服用药物对吸收没有影响；能很好地穿透进入滑液，浓度接近在血浆中的50%；代谢非常彻底。本品适用于OA、RA、AS以及幼年特发性关节炎的症状控制。禁忌证包括：①已知对本品过敏患者；②对阿司匹林及其他NSAIDs药物过敏患者；③禁用于冠状动脉搭桥术围手术期疼痛的治疗；④孕妇及哺乳期妇女禁用。不良反应主要有：①恶心、呕吐、上腹痛，甚至出现消化道出血等；②头痛、头晕；③皮疹，特别是背部皮肤瘙痒等过敏症状，轻者在服用抗过敏药物后会逐渐痊愈，但严重情况下却非常容易引起过敏性休克，患者多表现为呼吸困难、神志不清等，必须及时为其提供抗休克治疗和抗过敏治疗；④肝、肾功能损害；⑤造血系统受抑制而出现再生障碍性贫血，白细胞减少或血小板减少等；⑥水肿，常见下肢水肿。注意：肝功能不全患者及老年患者使用时注意药物减量。

吡罗昔康（Piroxicam） 本品半衰期长（约为50h），用药剂量小。适用于缓解各种关节炎及软组织病变的疼痛和肿胀的对症治疗。对本品过敏、消化性溃疡、慢性胃病患者禁用。不良反应包括：①恶心、胃痛、纳减及消化不良等胃肠不良反应最为常见；②中性粒细胞减少、嗜酸性粒细胞增多、血尿素氮增高、头晕、眩晕、耳鸣、头痛、全身无力、水肿，皮疹或瘙痒等；③肝功能异常、血小板减少、多汗、皮肤瘀斑、脱皮、多形性红斑、中毒性上皮坏死、大疱性多形红斑，皮肤对光过敏、视力模糊、眼部红肿、高血压、血尿、低血糖，精神抑郁，失眠及精神紧张等。注意：长期服药应监测血象及肝、肾功能。

氯诺昔康（Lornoxicam） 氯诺昔康是替诺昔康的氯化物。其作用与吡罗昔康相似，具有镇痛、抗炎和解热作用。可选择性地抑制COX-2，其强度比吡罗昔康稍弱。激活阿片神经肽系统，发挥中枢性镇痛作用。适用于急性轻度至中度疼痛和由某些类型的风湿性疾病引起的关节疼痛和炎症。禁忌证：①已知对非甾体类抗炎药（如乙酰水杨酸）过敏者；②由水杨酸诱发的支气管哮喘；③急性胃肠出血或急性胃或肠溃疡；④严重心功能不全者；⑤严重肝功能不全者；⑥血小板计数明显减低；⑦妊娠和哺乳期病人；⑧年龄小于18岁者。不良反应包括：头晕，头痛，胃肠功能障碍等。注意事项如下：①避免与其他非甾体抗炎药，包括选择性COX-2抑制剂合并用药；②所有的NASIDs，包括COX-2选择性或非选择性药物，可能有相似的风险，有心血管疾病或心血管疾病危险因素的患者，其风险更大；③服用噻嗪类或髓袢利尿剂的患者服用NSAIDs时，可能会影响这些药物的疗效；④有高血压和/或心力衰竭（如液体潴留和水肿）病史的患者应慎用；⑤患者第一次出现皮肤皮疹或过敏反应的其他征象时，应停用本品；⑥本品与西咪替丁合用时注意下调剂量；⑦本品与格列苯脲、法华令、锂盐、呋塞米或噻嗪类利尿药及地高辛合用时，应调整药物用量；⑧肾功能不全者亦应调整用量。

6. 磺酰苯胺类

尼美舒利（Nimesulide）　本品是一种高选择性COX-2抑制剂，独具多重抗炎、镇痛、解热作用机制和胃肠黏膜双重保护作用，具有起效快、作用强、胃肠耐受性好等特点。可用于慢性关节炎（如OA等）的疼痛、手术和急性创伤后的疼痛、原发性痛经的症状控制。本品禁用于12岁以下儿童。不良反应包括：①短期服用后引起肝损害，其中绝大多数属于可逆性病变；②可能出现胃肠道出血、溃疡和穿孔；③可导致肾功能损害，一旦发生肾功能损害，应终止本品的治疗；④本品可影响血小板功能，因此对于伴有出血倾向的患者应谨慎使用；⑤本品可能损害女性的生育能力，因此不推荐用于准备受孕的女性；⑥本品可能引起严重心脑血管不良事件，如心肌梗死和中风等；⑦本品可引起致命的、严重的皮肤不良反应，例如剥脱性皮炎、Stevens Johnson综合征（SJS）和中毒性表皮坏死溶解症（TEN）。尼美舒利的肝毒性导致2002年从芬兰、西班牙撤市，建议在必须使用该药物时监测肝功能，避免儿童用药。

7. 昔布类

塞来昔布（Celecoxib） 塞来昔布可特异性抑制COX-2，与基础表达的COX-1亲和力极弱，因此不干扰组织中与COX-1相关的正常生理过程。常用于缓解成人OA、RA、AS以及幼年特发性关节炎的症状控制；急性疼痛的控制；原发性痛经；家族性腺瘤息肉病（FAP）的辅助治疗。塞来昔布主要不良反应包括眩晕；腹痛、腹泻、消化不良、便秘；皮疹；水肿。其禁忌证则包括以下几种情况：①对该药、磺胺、阿司匹林及其他NSAIDs药物过敏者禁用；②孕妇及哺乳期妇女禁用；③禁用于冠状动脉搭桥术围手术期疼痛的治疗；④严重心力衰竭、活动性消化性溃疡患者禁用。注意事项：塞来昔布能够显著降低NSAIDs药物所导致的胃肠道副反应以及抑制血小板活性作用。

依托考昔（Etoricoxib） 依托考昔是选择性COX-2抑制剂，作用特点与塞来昔布类似。主要用于OA、RA及急性痛风性关节炎的疼痛和炎症控制。其不良反应和禁忌证与塞来昔布类似。注意事项：在妊娠的前6个月，只有当可能获得的益处大于对胎儿的潜在危险时，才能应用本品。

艾瑞昔布（Imrecoxib） 本品为选择性COX-2抑制剂，作用特点与塞来昔布类似。本品用于缓解OA的疼痛症状，仅适用于男性以及非育龄期且无生育要求的妇女。不良反应与塞来昔布类似。禁忌证包括：①有生育要求患者；②已知对本品或其他昔布类药物及磺胺过敏的患者；③服用阿司匹林或其他非甾体类抗炎药后诱发哮喘、荨麻疹或过敏反应的患者；④禁用于冠状动脉搭桥手术围手术期疼痛的治疗；⑤有活动性消化道溃疡/出血，或者既往曾复发溃疡/出血的患者；⑥重度心力衰竭患者。注意事项：本品较依托考昔和塞来昔布而言，副作用相对小，但仍有心血管和消化道风险，在临床使用时仍值得注意。昔布类药物对胃肠道并发症风险小、而心血管风险增高。对于有心血管高风险患者或近期有心血管事件患者，不建议服用昔布类NSAIDs。同时昔布类药物与小剂量阿司匹林联用的研究提示，抵消了昔布类药物的胃肠道优势，增加消化道出血风险。

二、改善病情抗风湿药物

慢作用抗风湿药（Slow Action Anti-rheumatic Drugs，SAARDs）是一组作用机制迥异的药物，通过抑制免疫反应不同阶段中的不同环节发挥抗风湿作用，包括缓解病情抗风湿药（Disease Modifying Antirheumatic Drugs，DMARDs）及细胞毒药物，该类型药物可有效控制疾病发展、改善临床症状以及阻止关节结构继续遭到破坏，但与非甾体抗炎药相比，其治疗作用相对缓慢，通常需要服用1~6个月才能够发挥作用。DMARDs能够改善并维持关节功能，减轻滑膜炎症，防止或明显减缓关节结构破坏的进展，主要用于RA和血清阴性脊柱关节病的治疗，常用的有甲氨蝶呤（MTX）、柳氮磺吡啶（SSZ）、氯喹（CQ）、羟氯喹（HCQ）、来氟米特（LEF）、青霉胺、金制剂等，其中金制剂和青霉胺由于副作用较多，临床应用已日趋减少。细胞毒药物通过不同途径产生免疫抑制作用，主要用于系统性红斑狼疮、血管炎等弥漫性结缔组织病的治疗。常用的有环磷酰胺（CTX）、硫唑嘌呤（AZA）、吗替麦考酚酯（MMF）、环孢素（CsA），该类药物副作用较多且较严重，如骨髓抑制、性腺损害、胎儿致畸和肝、肾毒性，但对于弥漫性结缔组织病的预后有很大帮助。

（一）SAARDs的选用原则

1. 2021年ACR中RA的治疗指南中说明未接受DMARDs

的中至高疾病活动度RA患者：指南强烈推荐甲氨蝶呤单药治疗；未接受DMARDs的低疾病活动度患者：指南推荐使用HCQ>SSZ>MTX>LEF。对初始治疗的患者，指南推荐甲氨蝶呤的使用方法：口服＞皮下注射、起始/滴定剂量≥15mg/周。

2.对于细菌感染、结核、带状疱疹、真菌感染及严重的上呼吸道感染者，不应使用MTX、LEF和生物制剂；对于肝脏转氨酶升高2倍以上、急性乙肝或丙肝患者，不应使用MTX、LEF、SSZ和生物制剂；对于未经治疗的慢性乙肝或丙肝患者，则不应使用MTX、LEF和生物制剂。而对于治疗后慢性乙肝或丙肝患者，应根据Child-Pugh分级决定是否可用SSZ、MTX或HCQ，达Child-Pugh B级或C级的患者不主张使用生物制剂。

3.绝大部分的SAARDs孕妇和哺乳期妇女禁用。免疫缺陷、未控制的感染、活动性胃肠道疾病、肾功能不全、骨髓发育不良的患者慎用。长期使用SSARDs的患者应定期复查血常规和肝、肾功能。

（二）调整剂量或中断治疗的原则

1.如果服药期间出现转氨酶升高，调整剂量或中断治疗的原则如下：①如果ALT升高在正常值的2倍（<80U/L）以内，继续观察；②如果ALT升高在正常值的2~3倍（80~120U/L），减半量服用，继续观察；若ALT继续升高或仍然维持80~120U/L，应中断治疗。③如果ALT升高超过正常值的3倍（>120U/L），应停药观察。停药后若ALT恢复正常可继续用药，同时加强护肝治疗及随访。

2.如果服药期间出现白细胞（WBC）计数下降，调整剂量或中断治疗的原则如下：①若WBC3.0×10^9/L，继续服药观察；②若WBC在（2.0~3.0）×10^9/L，减半量服药观察；继续用药期间，多数患者可以恢复正常；若复查WBC仍低于3.0×10^9/L，中断服药；

③若 WBC<2.0 × 10^9/L，中断服药。建议中性粒细胞计数不低于 1.5 × 10^9/L。

（三）常用药物

甲氨蝶呤（Methotrexate，MTX） 本药为二氢叶酸还原酶抑制剂，通过抑制二氢叶酸还原酶抑制嘌呤、嘧啶核苷酸的合成，使活化的淋巴细胞合成和生长受阻。MTX 具有抑制白细胞趋化作用，故有直接抗炎作用。在非肿瘤相关疾病中，该药可用于银屑病、RA、急性多关节型幼年特发性关节炎、特发性炎性肌病的治疗。禁忌证如下：①对该药过敏者禁用；②孕妇及哺乳期妇女禁用；③肝功能明显不全、血细胞减少患者禁用；④肺间质纤维化、重要脏器及系统严重病变重症感染等。不良反应包括：①胃肠道症状例如恶心、呕吐、食欲下降；②肝肾功能损害、药物性肝硬化；③大剂量应用时，可导致高尿酸血症肾病；④长期用药可引起咳嗽、气短、肺炎或肺纤维化；⑤骨髓抑制：主要为白细胞和血小板减少；⑥脱发、皮肤瘙痒、口腔黏膜溃疡或皮疹等。注意事项：①补充叶酸可减少口腔溃疡和肝功能损害，建议每周5~10mg，在甲氨蝶呤服用后24h再用；②甲氨蝶呤过量/中毒时，立即停用，并肌注亚叶酸6~12mg，q6h，共4次；③不宜合用使其血药浓度升高的药物，如苯妥英钠、苯巴比妥、糖皮质激素、磺胺类、四环素、氯霉素、对氨基苯甲酸、水杨酸类和丙磺舒；④出现明显腹泻和溃疡性口腔炎时需停药，以免严重出血性肠炎和致命性肠穿孔；⑤若口服超过6个月，为避免生物利用度下降，可以改为肌注；⑥本药在治疗关节炎或炎性肌病时，多采用每周1次给药，每日应用可导致明显的骨髓抑制和毒性作用；⑦绝大部分患者在出现不良反应后，可继续给予用药治疗，但需要对给药途径和用药剂量进行相应的调整。

来氟米特（Leflunomide，LEF） 本药为异噁唑类衍生物，是新型抗代谢免疫抑制剂，主要通过抑制二氢乳酸脱氢酶（低浓度下）和酪氨酸激酶（高浓度下）的活性，二氢乳酸脱氢酶被抑制可抑制核苷生成，从而抑制嘧啶通路，进而干扰DNA的合成，还能抑制白细胞在血管内皮的黏附，阻止白细胞渗出及局部炎症，并发挥其抗炎作用。适用于狼疮肾炎、RA、PsA、SS、白塞病、皮肌炎等的治疗。禁忌证：①对本品及其代谢产物过敏者及严重肝脏损害患者禁用；②孕妇、哺乳期妇女禁用。不良反应：①恶心、呕吐、腹泻、肝功能损害等消化道不良反应；②高血压；③皮疹；④对胎儿有致畸作用；⑤其他，如瘙痒、脱发、骨髓抑制、体重下降、间质性肺炎等。注意：①服药初始阶段应定期检查ALT和白细胞；检查间隔视患者情况而定；严重肝脏损害和明确的乙肝或丙肝血清学指标阳性的患者慎用；②准备生育的男性应考虑中断服药，同时服用考来烯胺（消胆胺）；③在服药期间不应使用免疫活疫苗。孕妇及哺乳期禁用；④由于来氟米特的代谢产物（A771726）在体内通过肝肠循环能存在数年，因此对于口服来氟米特的育龄期女性，在妊娠前应口服考来烯胺（8g tid×11天）清除其代谢产物；⑤已有间质性肺病或肺纤维化病史及呼吸器官疾病的患者不应服用本品。

柳氮磺吡啶（Sulfasalazine SSZ/SASP）　本药为5-氨基水杨酸与磺胺吡啶的偶氮化合物。该药可通过抑制花生四烯酸级联反应，抑制中性粒细胞移动和活化，抑制T细胞增殖、NK细胞活性和B细胞活化，抑制血栓素合成酶、脂肪氧化酶和蛋白水解酶的活性，并阻断多种细胞因子例如IL-1、IL-6、TNF等起到抗炎作用。本品主要用于RA、脊柱关节炎、幼年特发性关节炎以及炎症性肠病（主要为溃疡性结肠炎）的治疗。禁忌证包括：①对磺胺及水杨酸盐过敏者；②肠梗阻或泌尿系梗阻患者；③急性间歇性卟啉症患者；④孕妇、哺乳期妇女；⑤新生儿及2岁以下小儿。不良反应包括：①过敏反应，如大疱性表皮松解性药疹；②中性粒细胞减少或缺乏症、血小板减少症及再生障碍性贫血；③溶血性贫血及血红蛋白尿；④肝、肾损害；⑤胃肠道症状例如食欲不振、恶心、呕吐和上腹不适；⑥头晕、头痛。注意事项：服用本品期间应多饮水、以防结晶尿的发生，必要时服用碱化尿液药物。

氯喹（Chloroquine）/羟氯喹（Hydroxychloroquine，HCQ）　本药最早属于抗疟类药物，通过改变细胞内酸性微环境，抑制巨噬细胞抗原递呈功能和促炎因子例如IL-1、IL-6和IFN-γ的生成，减少淋巴细胞增殖，干扰NK细胞的功能，抑制花生四烯酸级联反应等方面，从而发挥免疫抑制、抗炎、光保护、抗血栓形成、抗感染和抗高脂血症等作用。本品主要用于盘状红斑狼疮及SLE的治疗。羟氯喹对SLE患者的皮疹、发热和关节症状（尤其是皮疹）疗效显著，且能减少血栓的发生。目前已广泛用于各种结缔组织病，也可用于病程较短、病情较轻的RA。此外，还用于治疗对氯喹敏感的恶性疟、间日疟及三日疟；并可用于疟疾症状的抑制性预防。禁忌证：①对该药以及任何4-氨基喹啉化合物过敏患者禁用；②对任何4-氨基喹啉化合物治疗可引起的视网膜或视野改变的患者禁用；③儿童患者禁止长期使用；④已经有心脏传导阻滞患者禁用。不良反应：①中枢神经系统不良反应，如头痛、失眠、耳鸣、耳聋；②神经-肌肉不良反应；③眼不良反应：如睫状体调节障碍，伴视物模糊；视网膜黄斑水肿、萎缩，异常色素沉着，出现"牛眼（bull's eye）"外观，中心凹反射消失视网膜病变即使停药后仍会进展；视野缺损停药后通常是可逆的；④皮肤不良反应：脱发、瘙痒、色素沉着、皮疹；⑤血液系统不良反应：如再生障碍性贫血、粒细胞、白细胞和血小板减少等；⑥胃肠道不良反应等。注意事项：羟氯喹眼损害和心脏相关的不良反应（如传导阻滞）发生率较氯喹低。用药前及用药后半年做1次眼科检查，若出现视网膜毒性反应立即停药，并使用大剂量维生素C、氯化铵、硫酸软骨素等促进排泄。

环磷酰胺（Cyclophosphamide，CTX） 环磷酰胺是双功能烷化剂及细胞周期非特异性药物。本品在体内经过代谢，变为具有活化作用的磷酰胺氮芥，与DNA发生交联作用，阻止DNA链的分离，抑制DNA的合成，破坏DNA的结构和功能，对淋巴细胞的功能产生抑制作用，亦可干扰RNA功能，阻断淋巴母细胞的生长发育，阻止T、B淋巴细胞的分化，抑制抗体产生。本品可用于增殖性狼疮肾炎的诱导缓解，难治性肾病综合征、系统性血管炎和其他自身免疫病的治疗。禁忌证包括：①对该药及其代谢产物过敏患者禁用；②血细胞减少患者、严重肝肾功能不全患者禁用；③感染、严重免疫抑制状态患者禁用；④孕妇、哺乳期妇女禁用。不良反应包括：①骨髓抑制；②出血性膀胱炎及膀胱纤维化；③生殖系统毒性；④长期用药可能产生继发性肿瘤等；⑤感染。本品可谓是"性价比"最高的免疫抑制剂，在治疗肾脏疾病和自身免疫病时，需达到一定的累积剂量（一般大于6g）起效。

硫唑嘌呤（Azathioprine，AZA） 本品通过在体内分解为6-巯基嘌呤（6-MP）发挥作用。能阻止次黄嘌呤核苷酸转变为腺嘌呤核苷酸及鸟嘌呤核苷酸，从而抑制细胞DNA合成，抑制淋巴细胞增殖，产生免疫抑制作用。主要作用于效应T、B淋巴细胞的增殖期，其中对T淋巴细胞的作用较强。适用于难治性RA、中度活动性SLE、血管炎患者，以及多发性肌炎/皮肌炎、炎症性肠病等自身免疫疾病的治疗。对该药过敏患者及孕妇禁用。不良反应包括：骨髓抑制，肝功能受损，致畸、致突变作用，皮疹，偶见肌萎缩。注意：骨髓抑制，尤其是白细胞减少，是使用硫唑嘌呤过程需高度重视的，特别在硫嘌呤甲基转移酶缺乏患者中。用药前检查硫代嘌呤甲基转移酶（TPMT）基因型有助于预防骨髓抑制的发生。本品与别嘌醇合用时，剂量应减为原有剂量的1/4，以防发生严重骨髓抑制。使用过程中需密切监测血常规，WBC下

降至 $5 \times 10^9/L$ 时，将用量减半，若继续下降至 $3 \times 10^9/L$ 时，需考虑停用。

环孢素A（CyclosporineA，CsA） 该药通过抑制钙调磷酸酶（Cn）而发挥免疫抑制作用。Cn是T细胞信号通路中的关键分子，因此CsA能特异性地抑制辅助T淋巴细胞的活性，对B淋巴细胞的活性也具抑制作用。CsA还可抑制T淋巴细胞所分泌的IL-2、γ-干扰素和单核、吞噬细胞所分泌的IL-1等细胞因子。能抑制体内移植物抗体的产生，具有抗排异作用。本品为新型的T淋巴细胞调节剂，在明显抑制宿主细胞免疫的同时，对体液免疫亦有抑制作用。本品不产生明显的骨髓抑制作用，可明显缓解关节肿痛及晨僵，并降低ESR、CRP及类风湿因子的滴度，减缓滑膜破坏。适用于以下情况：①移植患者的抗排异治疗；②难治性肾病综合征或狼疮肾炎，RA（病程长、病情较重或有预后不良因素者），难治性血小板减少症以及其他自身免疫性疾病。禁忌证包括：①对该药过敏患者禁用；②严重肝、肾功能损害，未控制的高血压、感染及恶性肿瘤者忌用或慎用；③水疱、带状疱疹等病毒感染。不良反应包括：①肾毒性分为急、慢两种，前者和药物的血管作用有关，后者会导致肾间质纤维化；②肝功能损害；③高尿酸血症；④高血压、糖尿病、高脂血症、高钙血症、胃肠道反应；⑤多毛、痤疮、齿龈增生；⑥可能诱发血栓形成；⑦胰腺炎以及罕见过敏反应。注意事项：①CsA应空腹服用，餐前1小时或餐后3小时。②CsA治疗的安全血药浓度范围较窄，不同患者甚至同一患者在不同用药时间对CsA的吸收差别较大，药物剂量应根据病情和患者机体条件，并监测CsA血药浓度，及时调整剂量。

他克莫司（Tacrolimus） 他克莫司和CsA同为钙调磷酸酶抑制剂，其作用更强，免疫抑制作用是CsA的10~100倍，本药抑制T细胞的活化作用以及T辅助细胞依赖B细胞的增生作用，也会抑制如白介素-2、白介素-3及 γ-干扰素等淋巴因子的生成与白介素-2受体的表达，阻断 T 细胞活化。适用于移植患者的抗排异治疗以及难治性狼疮肾炎。禁忌证包括：①对他克莫司或其他大环内酯类药物过敏者；②对聚乙烯氢化蓖麻油（HCO-60）或类似结构化合物过敏者；③孕妇禁用。不良反应包括：常见的有肾毒性和血糖升高。其他不良反应包括神经系统（震颤、头痛、情绪变化等），心血管系统（高血压），血液系统（白细胞增生或减少，全血细胞减少症等），电解质和其他代谢性疾病（高钾血症、低镁血症、高尿酸血症等）。注意事项：①注意监测他克莫司的血药浓度，若血药浓度维持在 20ng/ml 以下，大部分患者耐受良好，若血药浓度低于限量且患者临床状况良好，则无须调整剂量；②该药和环孢素有相互拮抗的免疫抑制作用和协同的肾毒性，如果需要两者替换时，需停药 12~24h 才可换用另一种；③治疗期间都可能会出现肾脏不良反应，因此对肾移植患者，应注意与排斥反应进行区分；④应监测血压、血糖、血电解质（尤其是钾）、心电图、视力、血常规及肝、肾功能；⑤应避免与保钾利尿药和补钾药合用。

吗替麦考酚酯（Mycophenolate Mofetil，MMF） 吗替麦考酚酯在体内分解为活性产物麦考酚酸（MPA），是一种高效、选择性、非竞争性、可逆性的次黄嘌呤单核苷酸脱氢酶（IMPDH）抑制剂，可抑制鸟嘌呤核苷酸的合成，对淋巴细胞具有高度选择作用，T、B 淋巴细胞均受显著影响。可用于狼疮肾炎、紫癜肾炎、肾移植排异反应、难治性肾病综合征等疾病的治疗。适应证：①移植患者的抗排异治疗；②用于系统性红斑狼疮、系统性血管炎等自身免疫性疾病的治疗。禁忌证：①本药禁用于对吗替麦考酚酯、麦考酚酸及药物中其他成分过敏患者；②孕妇禁用。不良反应：腹泻、白细胞减少、脓毒症和呕吐，还有频繁的某些类型的感染，联合应用免疫抑制药物时，有增加淋巴瘤和其他恶性肿瘤（特别是皮肤癌）发生的危险。偶见尿酸升高、高血钾、肌痛和嗜睡。注意事项：吗替麦考酚酯片不能与硫唑嘌呤同时使用。①诱导期：1.5~2.0g/d，东方人耐受量较西方人低，一般选用小剂量，使用至少3个月；②维持期：0.5g/d，使用3年，可与糖皮质激素联合应用。注意监测血药浓度，过低则达不到疗效，过高则易诱发不良反应；③监测血常规，若$WBC<4\times10^9/L$，应减量至1/4~1/3，若$WBC<2\times10^9/L$，需考虑停药；④与CsA/FK-506及激素合用，具有协同的免疫抑制作用；⑤长期使用可增加感染机会，也有引发淋巴瘤和其他恶性肿瘤（特别是皮肤肿瘤）的报道。

沙利度胺（Thalidomide） 本药是一种外消旋谷氨酸类似物，抑制单核细胞产生$TNF-\alpha$，协同刺激人T淋巴细胞辅助T淋巴细胞应答，还可抑制血管形成和黏附分子活性。具有镇静止痒、免疫调节及抗炎、抑制新生血管及抗肿瘤等作用。适应证：①风湿科疾病：RA、轻型SLE（对抗疟药无效的顽固性皮损）、脊柱关节病、白塞病等；②皮肤科可用于结节性红斑；③肿瘤性疾病：多发性骨髓瘤、骨髓增生异常综合征（MDS）、淋巴瘤等。禁忌证：①因其严重致畸性（海豹胎），生育期女性用药期间严格避孕。育龄期女性使用前必须查血、尿HCG，男性患者使用期间应确保性接触对象不会妊娠；如果避孕失败，应立即中止妊娠；②儿童禁用；③驾驶员、机器操纵者禁用。不良反应：①口干，便秘，胃肠道症状；②嗜睡，头晕；③可致畸胎；④头皮屑增多。

金制剂（Goldsalts）：金诺芬（Auranofin）/金硫丁二钠（Gold Sodium Thiomalate） 本品抑制白细胞趋化、血管渗透性、溶酶体酶释放及胶原合成，对滑膜病变有效。适应证：多用于早期或轻症RA患者。禁忌证：有严重活动性肝炎、进行性肾病或骨髓中毒史者及注射金制剂会引起小肠结肠炎、肺纤维性变性、表皮脱落性皮炎的患者禁用。急慢性肠炎、过敏性体质、孕妇及哺乳期妇女、老年人、儿童禁用或慎用。不良反应：在用药前1~2个月出现皮疹、瘙痒和稀便，个别有白细胞减少和蛋白尿，罕见再生障碍性贫血。注意事项：①宜在侵蚀性关节病变或关节变形之前使用本药，否则药物延迟或预防关节破坏的作用会降低；②本药起效慢，宜与非甾体类抗炎药合用，以便本药发挥作用前减轻关节疼痛；③治疗期间，注意口腔黏膜有无异常，口中有无金属异味感。

青霉胺（Penicillamine） 本品通过硫基改变T细胞、自然杀伤细胞、单核细胞的受体，改变细胞反应性，阻止胶原合成。适应证：一般用于病情较轻的RA，或与其他DMARDs联合应用于重症RA。禁忌证：①肾功能不全、孕妇及对青霉素类药过敏的患者禁用；②粒细胞缺乏症，再生障碍性贫血患者禁用；③红斑狼疮患者、重症肌无力患者及严重的皮肤病患者禁用。不良反应：主要有胃肠道反应、味觉异常、蛋白尿、血尿、白细胞或血小板减少。由于该药副作用大，目前临床应用日趋减少。注意事项：①青霉素过敏患者，对本品可能有过敏反应，使用本品前应做青霉素皮肤试验；②本药应在餐后1.5小时服用；③若患者须使用铁剂，则宜在服铁剂前2小时服用本药，以免降低本药疗效。如停用铁剂，则应考虑到本药吸收量增加而可能产生的毒性作用，必要时应适当减少本药剂量；④白细胞计数和分类、血红蛋白、血小板和尿常规等检查应在服药初6个月内每2周检查1次，以后每月1次；⑤出现轻微蛋白尿、轻微白细胞减少或皮疹等较轻的不良反应时，常常可以采用"滴定式"方法逐步调整本药的用量，当尿蛋白排出量一日大于1g，白细胞计数低于3×10^9/L或血小板计数低于100×10^9/L时应停药；⑥本品应每日连续服用，即使暂时停药数日，再次用药时亦可能发生过敏反应，因此又要从小剂量开始。长期服用本品应加用维生素B_6每日25mg，以补偿所需要的增加量；⑦手术患者在创口未愈合时，每日剂量限制在250mg。

艾拉莫德（Iguratimod）　艾拉莫德是一种新型DMARDs，成分为二酰胺基、甲酰基和甲基苯磺胺官能团的对氧奈酮衍生物，其能够有效抑制炎症因子的分泌，抑制免疫应答，且能抑制基质金属蛋白酶（MMPs）的表达，抑制滑膜成纤维细胞增殖，具有抑制滑膜炎症反应，减少骨破坏的作用，可显著改善RA患者症状和炎症指标。服药初始阶段应定期复查肝功能。适应证：活动性RA的症状控制，适用于男性及治疗期间无生育要求的女性患者。禁忌证：严重肝损害，血三系减少，消化道溃疡，过敏以及近期准备生育者。不良反应：最常见可逆性的肝脏转氨酶升高，其他包括血常规异常、胃肠道反应、皮疹、皮肤瘙痒、视物模糊、脱发、失眠、心电图异常、月经失调、体重下降等。注意事项：①有肝脏损害和明确的乙型肝炎或者丙型肝炎血清学指标阳性的患者慎用；②如果用药期间出现ALT升高，调整剂量或中断治疗的原则：如果ALT升高在正常值上限的2~3倍，在密切监测下可继续给予艾拉莫德，剂量降低至25mg/日。ALT升高2~3倍正常值上限，如果剂量降低后ALT仍维持在2~3倍正常值上限及3倍以上，须停药，并加强护肝治疗且密切观察；③对于有活动性胃肠疾病的患者慎用，一旦确诊为胃溃疡或十二指肠溃疡，应立即停药并进行对症治疗；④免疫缺陷、未控制的感染、肾功能不全、骨髓发育不良的患者慎用。

托法替尼（Tofacitinib）　本品为新型靶向合成小分子DMARD，是第一代JAK抑制剂，作用于细胞内酪氨酸激酶的小分子口服抑制剂，通过JAKs调节信号转导通路，阻止STATs的磷酸化和激活，直接或间接抑制IL-1、IL-6和TNF-α等细胞因子的产生；剂量依赖性地降低体内CD16/56$^+$自然杀伤细胞，并且在用药8~10周后降到谷值，这一现象会在停药2~6周后改善。另外还可剂量依赖性地增加体内B细胞的计数，但对T淋巴细胞和T淋巴细胞子集（CD3$^+$，CD4$^+$和CD8$^+$）的影响较小。美国FDA于2012年1月批准用于成人中至重度活动性RA的治疗。适应证：用于治疗成人MTX反应不佳或不能耐受的中至重度活动性RA。可以单独用药，也可以和MTX或非生物类DMARDs联合用药，但不与生物类DMARDs或免疫抑制剂（如硫唑嘌呤、环孢素）合用。禁忌证：绝对淋巴细胞计数<500/mm^{3}或ANC<1000/mm^{3}或Hgb<9g/dl。不良反应：最严重的不良反应就是感染，并且患肺结核，机会性感染恶性肿瘤的患者例数有所增加，其次腹泻、头痛、高血压、贫血、胃肠不适、失眠、皮肤病变、带状疱疹、不良心血管事件等不良反应也时有发生。本品用于轻度肝、肾功能损伤者，不必调整剂量；用于中和重度肝、肾功能损伤者，将剂量调整到5mg/d。注意事项：不应与生物DMARDs或强效免疫抑制剂（如CTX，CsA）联合使用；如果患者发生严重感染直至感染得到控制，则中断使用；老年患者的感染发生率较高，谨慎使用。

三、糖皮质激素

糖皮质激素（glucocorticoid，GC）是一类具有强大的抗炎、抗过敏、抗休克和免疫抑制作用有较为强大的抗过敏、抗炎、免疫抑制以及抗休克等作用的药物，是目前治疗风湿性疾病的一线药物，尤其适用于疾病的急性期、活动期或急危重症患者，能够明显改善SLE等结缔组织病的症状和预后，但不能根治这些疾病。可通过口服、静脉注射、关节腔内给药等多种途径发挥作用。但其众多的副作用随剂量加大和疗程延长而增加，主要为继发感染、向心性肥胖、糖尿病、动脉硬化、上消化道出血、缺血性骨坏死等，故在应用时要权衡其疗效和副作用，严格把握适应证，并强调用药个体化。

（一）糖皮质激素的分类

长效：如地塞米松、倍他米松，半衰期36~54h，可影响机体分泌曲线。

中效：如甲泼尼龙（甲基强的松龙、甲强龙）、泼尼松龙（氢化泼尼松）、泼尼松（强的松），半衰期12~36h，临床使用最广泛，注意给药时间及间隔。

短效：如氢化可的松、可的松，半衰期8~12h，多用于紧急情况。

（二）糖皮质激素的剂量换算

关于糖皮质激素的剂量换算，以泼尼松为标准，5mg泼尼松=25mg可的松=20mg氢化可的松=4mg甲泼尼龙=5mg泼尼松龙=4mg曲安西龙=0.75mg地塞米松=0.6mg倍他米松。糖皮质激素的治疗无严格标准化，一般来讲，增加给药剂量和给药次数，抗炎效果增加，同时不良反应也增加。根据给药剂量的不同，可以分为：小剂量，即≤7.5mg泼尼松或其等效剂量/天；中等剂量，即≥7.5mg但≤30mg泼尼松或其等效剂量/天；大剂量即≥30mg，但≤100mg泼尼松或其等效剂量/天；超大剂量，即≥100mg泼尼松或其等效剂量/天；冲击治疗，即≥250mg泼尼松或其等效剂量/天×1天至数天。

（三）糖皮质激素在风湿性疾病中的应用指征

（1）RA：一般不做首选，以下4种情况可选用GC：①类风湿血管炎：包括多发性神经炎Felty综合征、类风湿肺及浆膜炎等；②过渡治疗：在重症RA患者，可用小量激素缓解病情；③经正规慢作用抗风湿药治疗无效的患者；④局部应用：如关节腔内注射可有效缓解关节的炎症。2021年ACR关于RA治疗中对激素的建议为：在激素使用方面，指南认为不使用激素>短期（<3个

月）>长期（≥3个月）使用。

（2）系统性红斑狼疮：GC是治疗SLE的基础药。对已有重要脏器受侵乃至出现狼疮危象的严重病例，如合并肾炎、心肌炎、心包炎、狼疮肺、狼疮脑病、溶血性贫血、粒细胞缺乏症者，应首先采用较大剂量甚至使用甲泼尼龙冲击治疗、控制后减量维持。

（3）系统性血管炎：GC是治疗血管炎的基础药，尤其是结节性多动脉炎、Churg-Strauss综合征、巨细胞动脉炎、多发性大动脉炎等的首选药物。

（4）多发性肌炎（PM）和皮肌炎（DM）：GC是首选药，也可与细胞毒性药物合用。

（5）血清阴性脊柱关节病：一般不建议全身应用GC治疗，但在以下情况时可考虑：①合并有急性虹膜睫状体炎等关节外症状者；②NSAIDs不能控制症状时）；③顽固性外周关节炎、肌腱端病患者。

（四）2013年欧洲抗风湿病联盟的专家建议

证据水平分级：①IA级：随机对照试验的荟萃分析；②IB级：随机对照试验；③IIA级：非随机对照试验；④IIB级：Quasi试验性研究；⑤III级：描述性研究（比较、相关、病例对照）；⑥IV级：专家委员会报告/建议和（或）权威人士意见。

欧洲抗风湿病联盟（EULAR）中等/大剂量（>7.5mg但≤100mg泼尼松/日）糖皮质激素（GCs）的安全应用建议。

1.对患者（和其家人和/或护工，包括医疗专业人员）解释中等/大剂量GC治疗的目的及可能伴随的潜在风险（证据水平III级）。

2.讨论可能有助于减轻这种风险的方法，包括饮食、规律运动以及恰当的外伤护理（证据水平III级-IV级）。

3.已发生GC相关骨质疏松或有此风险的患者，应接受恰当的预防/治疗措施（证据水平IA级）。

4.患者和患者的治疗团队在如何处理GC相关的下丘脑–垂体–肾上腺轴抑制方面能够得到恰当的实际的建议（证据水平IV级）。

5.使患者可以在全科医生处获得最佳的中等/大剂量GC应用管理（证据水平IV级）。

6.开始中等/大剂量GC治疗前需考虑并发症对不良反应的影响。并发症包括糖尿病、葡萄糖耐量减低、心血管疾病、消化性溃疡、复发性感染、免疫抑制、青光眼及骨质疏松的危险因素等。有这些并发症的患者应对剂量/风险–收益进行更加严格的管理（证据水平IV级）。

7.选择合适的初始剂量以获得治疗反应，并顾及治疗不足可能带来的风险（证据水平IA–IV级）。

8.需不断调整GC的用量，并对治疗反应、治疗不足风险及AEs的发生进行剂量滴定（证据水平IV级）。

9.如果预期必须长时间应用中等/大剂量GC，则应积极考虑GC节约疗法（被否定的条目）。

10.应对所有患者进行AEs临床信号的监测。治疗医师应知晓发生糖尿病、高血压、体重增加、感染、骨质疏松骨折、骨坏死、肌病、眼部病变、皮肤问题、以及神经心理学等AEs的可能（证据水平IV级）。

（五）糖皮质激素的不良反应

1.骨骼肌肉系统：骨质疏松、骨坏死、肌病等。

2.消化系统：胃十二指肠溃疡（特别是在与NSAIDs联用时），甚至还可导致脂肪肝、胰腺炎等症状。

3.免疫系统：增加感染风险，特别是真菌感染，抑制迟发型过敏反应（例如PPD试验）等。

4.心血管系统：水潴留、高血压、动脉粥样硬化、心律失常等。

5.眼睛：青光眼、白内障等。

6.皮肤：皮肤萎缩、紫纹、瘀斑、伤口愈合延迟、痤疮、水牛背、多毛等。

7.内分泌系统：Cushing貌、糖尿病、脂代谢异常、食欲和体重增加、电解质异常、下丘脑-垂体、肾上腺轴的抑制、抑制性腺激素等。

8.精神行为：失眠、精神异常、情绪不稳、认知异常等。

（六）常用药物

氢化可的松琥珀酸钠（Hydrocortisone Sodium Succinate） 本药为短效类糖皮质激素，亦有一定的盐皮质激素活性。除用于抗炎作用外，还可用于肾上腺皮质功能不全。该药主要经肝脏代谢。适应证：①用于抢救危重患者如感染性休克、过敏性休克、严重的肾上腺皮质功能减退症、严重支气管哮喘患者等；②用于治疗自身免疫性疾病；③预防和治疗移植物急性排斥反应。禁忌证：①对本药或其他糖皮质激素过敏者禁用；②下列疾病患者一般不宜使用，特殊情况应权衡利弊使用，但应注意病情恶化可能：严重的精神病（过去或现在）和癫痫、活动性消化性溃疡病、新近胃肠吻合手术、骨折、创伤修复期、角膜溃疡、肾上腺皮质功能亢进症、高血压、糖尿病、孕妇、不能控制的感染、严重骨质疏松等。不良反应：同糖皮质激素。注意事项：该药半衰期短，每日应给药2~3次。

泼尼松（Prednisone） 本药为中效类糖皮质激素：本药须在肝内将11位酮基还原为11位羟基后方显药理活性，在血中本品大部分与血浆蛋白结合，游离型和结合型的代谢物自尿中排出，部分以原形排出，小部分可经乳汁排出。本药需经肝脏代谢活化，故肝功能不全者不宜应用。适应证：同氢化可的松琥珀酸钠。禁忌证：同氢化可的松琥珀酸钠。不良反应：同糖皮质激素。注意事项：本药为最常使用的糖皮质激素类药物。

泼尼松龙（Prednisolone）　本品为中效糖皮质激素。该药本身以活性形式存在，无需经肝脏转化即发挥其生物效应。适应证：同泼尼松，尤其适用于肝功能不全患者。禁忌证：同泼尼松。不良反应：同糖皮质激素注意事项：本药可用于肝功能不全患者。

甲基泼尼松龙（Methylprednisolone）　本品为合成的中效糖皮质激素，具有强力抗炎作用、免疫抑制作用及抗过敏作用，盐皮质激素作用极低。适应证：同泼尼松。禁忌证：同泼尼松。不良反应：同糖皮质激素。注意事项：本药有静脉制剂，可用大剂量激素给药乃至激素冲击治疗。

曲安西龙（Triamcinolone）　本品为合成的中效糖皮质激素，与甲基泼尼松龙类似。适应证：应用其较强的免疫抑制作用，治疗各种变态反应性炎症、各种自身免疫性疾病。禁忌证：①各种细菌性感染及全身性真菌感染者禁用；②过敏者禁用。不良反应：类同于其他糖皮质激素。注意事项：①因服用此药会使免疫系统受到抑制，故病人比健康人更易感染，应予以特别注意；②心脏病或急性心力衰竭；糖尿病；憩室炎；情绪不稳定或有精神病倾向；青光眼；肝功能损害；眼单纯性疱疹；高脂蛋白血症；高血压；甲状腺功能减低；重症肌无力；骨质疏松；胃溃疡、胃炎或食管炎；肾功能损害或结石；结核病；凝血酶原减少；③妊娠及哺乳期妇女慎用；④儿童长期使用可抑制生长和发育，应慎用；⑤长期、大剂量应用时，需定期复查双侧髋关节；⑥对不能排除感染（包括结核感染者）者，应合并使用有效的抗菌药物；⑦长期大剂量用药后撤药前应进行下丘脑–垂体–肾上腺轴受抑制的检查；⑧运动员慎用。

地塞米松（Dexamethasone） 本品为长效糖皮质激素，其血浆蛋白结合率较其他糖皮质激素类药物要低。该药抗炎、抗过敏作用比泼尼松更显著，而对水钠潴留和促进排钾作用很轻，但对垂体肾上腺抑制作用较强。适应证：①用于治疗过敏性疾病，休克，中毒性疾病，溃疡性结肠炎，急性化学性肺水肿，各种炎症性疾病，脂溢性皮炎、扁平苔藓、神经性皮炎、天疱疮、银屑病、Stevens-Johnson综合征、瘢痕性脱发、大疱性皮炎、痤疮等皮肤病，各种原因引起的眼部炎症，血液系统疾病，伴有颅内压增高的脑水肿，吸入性肺炎、LOEFFLER综合征、铍中毒、类固醇21-羟化酶缺乏症等；②RA、痛风性关节炎、AS、上髁炎、滑囊炎、OA、腱鞘炎、PsA、系统性红斑狼疮、狼疮肾炎、肾病综合征、成人Still病、结节病、高钙血症等疾病。禁忌证：①对肾上腺素皮质激素类药物过敏者；②严重的精神病史；③活动性胃、十二指肠溃疡；④新近胃肠吻合术后；⑤较重的骨质疏松；⑥明显的糖尿病；⑦严重的高血压；⑧未能用抗菌药物控制的病毒、细菌、真菌感染；⑨全身性真菌感染；⑩眼用制剂禁用于角膜溃疡、单纯疱疹性角膜性角膜炎、水痘和其他角膜和结膜的病毒性疾病、眼组织真菌感染、眼部分枝杆菌感染、青光眼或有青光眼家族史、耳膜孔穿。其他，如血栓性静脉炎，活动性肺结核。不良反应：同糖皮质激素。注意事项：考虑到该药对垂体肾上腺轴的抑制较强，一般不建议长期给药。

倍他米松（Betamethasone） 本品为长效糖皮质激素。该药通常采用局部注射给药，药物在注射部位被吸收，并发挥其治疗作用和其他局部和全身的药理作用。倍他米松经肝脏代谢，主要与蛋白质结合。在患肝病的患者中可能出现其清除率减慢及延迟。适应证：倍他米松为地塞米松的同分异构体，作用与用途同醋酸地塞米松，其钠、水潴留作用及剂量都比后者为小。糖代谢及抗炎作用较氢化可的松强，为氢化可的松的15倍，但钠潴留作用为氢化可的松的百倍以上，在原发性肾上腺皮质功能减退症中，可与糖皮质类固醇一起用于替代治疗。也适用于低肾素低醛固酮综合征和植物神经病变所致体位性低血压等。因本品内服易致水肿，多供外用局部涂敷治疗皮脂溢性湿疹、接触性皮炎、肛门、阴部瘙痒等症。主要用于过敏性与自身免疫性炎症性疾病，现多用于活动性风湿病、RA、SLE、严重支气管哮喘、严重皮炎、急性白血病等，也用于某些感染的综合治疗。禁忌证：对本品过敏者禁用。不良反应：同糖皮质激素。注意事项：①注射时需严格无菌操作，不得用于静脉注射或皮下注射；②下列疾病患者一般不宜使用，特殊情况应权衡利弊使用，但应注意病情恶化可能：严重的精神病（过去或现在）和癫痫，活动性消化性溃疡，新近胃肠吻合手术，骨折，创伤修复期，角膜溃疡，肾上腺皮质机能亢进症，高血压，糖尿病，孕妇，抗菌药物不能控制的感染如水痘、麻疹、霉菌感染、较重的骨质疏松症等。

（七）应用举例

（1）系统性红斑狼疮的激素应用：泼尼松标准治疗剂量为1mg/（kg·d），维持量尽量小于1mg/kg·d；甲泼尼龙冲击疗法：500~1000mg+5% GS 250ml，iv，drip，qd，连续3天为1个疗程。

（2）多发性肌炎/皮肌炎的激素治疗：一般为泼尼松1~2mg/（kg·d）。

（3）系统性血管炎：活动期应用泼尼松1.0~1.5mg/（kg·d），对病情严重者如中枢神经系统血管炎、肺泡出血、进行性肾衰竭等可采用冲击疗法，甲泼尼龙1.0g/d，连续3天，一般应用4~6周，病情缓解后减量，并以小剂量维持。

四、生物制剂

随着对风湿免疫性疾病发病机制认识的深入，相应的一些生物靶向治疗应运而生。生物制剂（biologic agents）在风湿免疫性疾病的治疗史上被认为是一场革命，被称之为"生物DMARDs"。从早期的TNF-α受体抗体在RA治疗及抗CD20、CD22抗体在SLE治疗中的应用，到近年来针对各种细胞因子的靶向治疗，还有以去除血浆中异常免疫球蛋白及免疫细胞的免疫净化/吸附等治疗措施，已经在临床上极大地改善了风湿免疫性疾病的预后。但是，由于风湿性疾病是具有复杂免疫学背景的自身免疫疾病，针对单个致病环节的治疗效果毕竟有限。因此，研究针对多个致病环节的多靶点的个体化联合药物治疗应值得进一步探讨。

但近年来，研究发现有些特定的炎症介质或免疫反应在某些自身免疫病的发病过程中起到了重要作用，据此研发出了一系列生物制剂，它们能够特异性的作用于免疫反应中的某一组分，从而阻断疾病的发展过程，以控制病情。例如在RA患者的治疗中，已证实针对肿瘤坏死因子（TNF）的治疗能够使患者获益。目前在RA中常用的抗TNF生物制剂包括：英夫利昔单抗、依那西普、阿达木单抗，此外还有针对白介素-6（IL-6）的生物制剂如托珠单抗等。

（一）TNF-α抑制剂

英夫利西单抗（Infliximab）　目前认为TNF在RA以及一些其他自身免疫病的发病过程中有重要作用。本药为一种人鼠嵌合型的抗TNF的单克隆抗体。该药能通过与TNF的结合来达到控制炎症，使TNF无法发挥生物活性，持续缓解病情的目的。适应证：RA、AS、PsA、克罗恩病、溃疡性结肠炎、斑块状银屑病。禁忌证：心力衰竭；对本品任何成分产生过敏者；对鼠蛋白质产生过敏者。不良反应：呼吸道感染、咳嗽、恶心、胃痛、背部疼痛、腹泻、头痛、头晕、疲倦、瘙痒和尿道感染，部分患者会出现过敏反应。如接受治疗时出现感染，应该立即通知医生检查及尽早医治。

依那西普（Etanercept） 本药为一种可溶性的TNF受体融合蛋白，通过特异性的与TNF结合，竞争性的阻断TNF与细胞表面的TNF受体结合，阻断它和细胞表面TNF受体结合，降低其活性，以达到控制炎症，持续缓解病情的目的。适应证：2种以上DMARDs无效的中、重度RA，AS，儿童特发性关节炎，PsA，斑块状银屑病及炎症性肠病患者。禁忌证：①对该药及其成分过敏患者禁用；②严重感染患者禁用；③败血症，SLE，孕妇及哺乳期妇女，活动性结核病及病毒性肝炎患者。不良反应：常见注射部位的局部反应，其他有头痛、眩晕、皮疹、腹痛、增加恶性肿瘤发生率等。

阿达木单抗（Adalimumah） 作用特点：本药为一种完全人源化的抗TNF单克隆抗体，与英夫利昔单抗相比有较低的免疫原性，较少引起自身免疫综合征。本品能减缓RA患者关节损伤的进展，使其主要疗效指标得到明显改善和维持，且不受联用DMARDs药物选择的影响。适应证：RA、AS、PsA、幼年特发性关节炎、克罗恩病、溃疡性结肠炎、斑块状银屑病。禁忌证：①对该药及其成分过敏患者禁用；②严重感染或中重度心功能不全患者禁用。不良反应：①局部输液/注射反应；②感染；③肿瘤；④脱髓鞘病变；⑤自身免疫样综合征；⑥充血性心力衰竭。注意事项：①目前没有充分证据表明上述3种药物（依那西普、英夫利西单抗、阿达木单抗）疗效优劣，已发表的临床观察数据表明疗效及副作用相当；②使用药物前应常规除外结核菌感染、活动性乙型肝炎和恶性肿瘤。

戈利木单抗（Golimumab） 新一代针对TNF-α的人源化单克隆抗体。适应证：中至重度活动型RA、PsA和AS。禁忌证：①对活性成分或任何辅料存在超敏反应；②活动性结核病或其他重度感染，例如脓毒症和机会感染；③中度或重度心力衰竭

（NYHAIII/IV级）。不良反应：感染（结核、肝炎、侵袭性真菌等）、注射部位疼痛、过敏、脱髓鞘病变少见。注意事项：①注意监测感染指标；②用药前进行结核评估；③本品治疗前应对患者进行HBV感染检查；④在考虑对有恶性肿瘤病史的患者进行TNF阻滞疗法或考虑对发生恶性肿瘤的患者继续使用TNF阻滞剂治疗时，应谨慎；⑤轻度心力衰竭（NYHA分级I/II级）患者应慎用本品，应对患者进行密切监测，一旦出现新的心力衰竭症状或心力衰竭的症状恶化，则必须停用本品；⑥如果患者发生上述脱髓鞘疾病，应考虑停用本品；⑦育龄妇女必须采取适当的避孕措施以防止怀孕，并且在末次本品治疗后持续采取避孕措施至少6个月；⑧老年患者不需要调整剂量。

培塞利珠单抗　培塞利珠单抗是目前唯一的一款无Fc结构域、聚乙二醇化修饰的抗肿瘤坏死因子α（TNF-α）药物，对人TNF-α具有非常高的亲和力，有能够选择性中和TNF-α的病理生理学作用。尤其是无Fc段，几乎不会发生胎盘转运，是目前唯一被多个国家指南推荐及说明书注明，在有临床需求时可在妊娠期和哺乳期全程使用的TNF-α抑制剂。适应证：RA、PsA、斑块状银屑病、AS、克罗恩病、非放射性中轴性脊柱关节炎。禁忌证：活动性结核或者其他严重感染，例如败血症或机会性感染者禁用；中度至重度心衰者禁用。不良反应：最常见的不良反应如下：感染和侵染；全身性异常和给药部位不适；皮肤和皮下组织异常。注意事项：本品治疗期间应继续使用MTX。

（二）IL-6抑制剂

托珠单抗（Tocilizumab）　托珠单抗是全球首个针对白细胞介素6（IL-6）受体的人源化单克隆抗体，IL-6是一种多效能促炎细胞因子，本品通过竞争性的阻断IL-6与其受体结合而抑制IL-6的生物学效应，从而达到控制病情的目的。托珠单抗特异性结合至可溶性和膜结合IL-6受体（sIL-6R和mIL-6R），减轻炎症反应。适应证：用于治疗多关节型幼年特发性关节炎、全身型幼年特发性关节炎、以及对改善病情的抗风湿药物治疗应答不足的中到重度活动性RA成年患者。托珠单抗与甲氨蝶呤（MTX）或其他抗风湿药物联用。禁忌证：对该药及其成分过敏患者。不良反应：常见的是感染（结核、侵袭性真菌）、骨髓抑制、胃肠道症状、肝酶升高、憩室炎、皮疹和头痛等，可能诱发高血压和高胆固醇血症。注意事项：患者使用药物前应常规除外结核菌感染以及其他感染。用药期间注意监测肝功和血脂。

（三）CD20单克隆抗体

利妥昔单抗（Rituximab） 利妥昔单抗是一种作用于B细胞上纵贯细胞膜的CD20分子的人鼠嵌合单克隆抗体，并引发B细胞溶解的免疫反应。适应证：FDA批准与甲氨蝶呤联合治疗对一种或多种抗TNF-α治疗方案不敏感的中至重度成年RA患者。欧洲硬皮病试验研究组（EUSTAR）队列研究发现，利妥昔单抗对硬皮病患者临床治疗有效且相对安全，可改善皮肤纤维化和肺纤维化。禁忌证：已知对该产品的任何成分及鼠蛋白高敏感的患者。不应用于妊娠妇女。不良反应：约50%接受利妥昔单抗治疗的患者会出现输液相关不良反应。这些反应通常是轻微的，类似流感，但约10%的患者较严重，出现低血压、呼吸困难和支气管痉挛。注意事项：循环中有大量恶性肿瘤细胞（>25000/ml）或高肿瘤负荷（病灶>10cm）者，发生严重的细胞因子释放综合征或肿瘤溶解综合征的风险较高，使用利妥昔单抗应极其慎重，可给予其他治疗选择。

（四）IL-1受体拮抗剂

阿那白滞素（Anakinra） 重组人IL-1受体拮抗剂，可竞争性抑制IL-1的活性，不仅可以控制关节症状，改善血清学异常，同时还可以减低骨结构破坏。现已被推荐用于治疗RA，但该药的半衰期短，需要每天注射。适应证：难治性RA、成人Still病。禁忌证：对阿那白滞素及大肠杆菌衍生蛋白过敏者禁用，发生感染的患者禁用。注意事项：①阿那白滞素生殖毒性分级为B，孕妇慎用；②尚不知阿那白滞素是否经乳汁分泌，哺乳期妇女慎用；③老年人使用阿那白滞素诱发感染的危险性更大，应慎用；④肾功能不全者毒性增加，应慎用。

卡那单抗（Canakinumab） 一种选择性的完全人源抗IL-1β单克隆抗体药物，具有显著抗炎作用。适应证：卡那单抗对全身性幼年型特发性关节炎（JIA）和急性痛风性关节炎有效。禁忌证：①严重感染；②对药物成分过敏。不良反应：①消化系统，如腹泻、胃肠炎、恶心等；②呼吸系统，如支气管炎、鼻炎、流感等；③神经系统，如头晕、头痛等。注意事项：①如果发生严重感染，则中断治疗；②增加淋巴瘤的风险。

（五）CTLA4-Ig

阿巴西普（Abatacept） 细胞毒T淋巴细胞相关抗原4-免疫球蛋白（CTLA4-Ig）是一种将CTLA4的胞外区与lgG1的Fc段融合构建的可溶性蛋白，它通过模拟CTLA4而起到免疫抑制的作用。Ahatacept是用于临床的第一个CTLA4-Ig，可选择性地调节T细胞活化，于2005年被美国FDA批准用于治疗RA。适应证：病情较重或TNF-α拮抗剂反应欠佳的RA患者。禁忌证：①对列出的活性物质或任何赋形剂过敏；②严重和不受控制的感染，如败血症和机会性感染。不良反应：主要是头痛、恶心，可能增加感染和肿瘤的发生率。注意事项：Abatacept不推荐与TNF抑制剂组合使用。

（六）B细胞活化因子（B-cell Activating factor of the TNF family，BAFF）靶向抑制剂

贝利尤单抗（Belimumab/Benlysta） 贝利尤单抗是一种BAFF，也称B淋巴细胞刺激因子（B lymphocyte Stimulator，BLyS）特异性抑制剂，阻断可溶性BLyS与其在B细胞受体上的结合，抑制B细胞（包括自身反应性B细胞）的生存，减少B细胞分化至产生免疫球蛋白的浆细胞。本品联合标准药物治疗能够抑制狼疮患者的病情发展，部分患者病情突然复发风险降低，部分患者可降低激素用量。适应证：2011年3月美国FDA批准贝利尤单抗（Benlysta）上市，成为FDA近56年来首次批准治疗红斑狼疮的新药，用于治疗活动性、自身抗体阳性且正在接受标准治疗（包括激素、抗疟疾药、免疫抑制剂和NSAIDs）的狼疮患者。目前国内尚未上市。禁忌证：已知对活性物质或任何辅料过敏的患者禁用。不良反应：最常见的不良反应为病毒性上呼吸道感染、支气管炎和腹泻。注意事项：①贝利尤单抗尚未在下列患者组中进行研究，因此不推荐用于以下患者：重度活动性中枢神经系统狼疮、重度活动性狼疮肾炎、HIV、乙型肝炎或丙型肝炎感染、低丙球蛋白血症（IgG<400mg/dl）或IgA缺乏（IgA<10mg/dl）、重要器官移植或造血干细胞/细胞/骨髓移植或肾移植史；②贝利尤单抗的作用机制可能增加感染（包括机会性感染）的潜在风险；③贝利尤单抗给药可能会导致超敏反应和输液反应，且这些反应可能为重度的或致命的；④有生育能力的女性应在贝利尤单抗治疗期间和结束治疗后至少4个月采取避孕措施；⑤老年患者应慎用贝利尤单抗。

（七）IL-17抑制剂

司库奇尤单抗（secukinumab） 司库奇尤单抗是一种高亲和力、全人源性的IL-17A单克隆IgG1κ抗体，在体内和体外均

可选择性结合并中和IL-17A，提示司库奇尤单抗可抑制自身免疫疾病中IL-17A相关适应性免疫和固有免疫源性细胞因子引起的炎症反应。用法用量：本品的推荐剂量为每次300mg，分别在第0、1、2、3、4周进行皮下注射初始给药，随后维持该剂量每4周给药一次。300mg剂量分2针给药，每针150mg。同时，对于体重低于60kg的患者，给药剂量可以考虑150mg。AS：本品的推荐剂量为每次150mg，在第0、1、2、3和4周皮下注射初始给药，随后维持该剂量每4周给药一次。不良反应：最常见的不良反应为感染、中性粒细胞减少症、超敏反应、免疫原性。注意事项：本品可能会增加感染的风险。临床研究中，在接受本品治疗的患者中观察到感染的发生，大多数为轻度或中度。存在慢性感染或复发性感染病史的患者应慎用本品。应指导患者在出现提示感染的体征或症状时，咨询医生意见。如患者出现严重感染，应对患者进行密切监测，并停用本品，直至感染消退。临床研究中未报告结核病易感性增加，但活动性结核病患者不应给予本品治疗。潜伏性结核病患者在接受本品治疗之前应考虑进行抗结核病治疗。炎症性肠病（IBD）患有活动性炎症性肠病（例如克罗恩病、溃疡性结肠炎）的患者应慎用本品。在临床研究中司库奇尤单抗组和安慰剂组均观察到炎症性肠病加重病例，且某些病例病情较为严重。应对接受本品治疗的活动性炎症性肠病患者进行密切监测。超敏反应：临床研究中，接受本品治疗的患者中曾观察到罕见的速发过敏反应。如发生速发过敏反应或其他严重的过敏反应，应马上停用本品，并采取适当的治疗措施。

依奇珠单抗（Ixekizumab） 依奇珠单抗是一种人源性IL-17A单克隆IgG4抗体，可高亲和力地特异性中和IL-17A，并且对其他IL-17家族成员无反应性。但存在头痛、腹泻、腹痛、白细胞减少等不良反应。

布罗达单抗（Brodalumab） 本品是一种人源性抗IL-17受

体A（IL-17RA）单克隆IgG2抗体，以高亲和力与人IL-17RA结合，阻断IL-17A、IL-17E和IL-17F介导的炎症反应。

IL-17A抑制剂在银屑病、AS中疗效显著。

五、痛风与高尿酸血症用药

痛风是急性关节炎中最常见的一种关节炎，由体内嘌呤代谢紊乱导致血尿酸升高引起，严重患者可出现关节畸形。痛风属于代谢性疾病，其临床进程可分为三个阶段：无症状高尿酸血症，急性和间歇性痛风发作，慢性痛风性关节炎。痛风的治疗主要分为两个方面，急性痛风性关节炎的治疗和预防，及高尿酸血症的控制。对于急性痛风性关节炎的治疗和预防，目前主要推荐3类药物：秋水仙碱、非甾体抗炎药（NSAIDs）和糖皮质激素。对于高尿酸血症的控制，目前推荐的药物主要分为3种：抑制尿酸生成药，即次黄嘌呤氧化酶抑制剂，例如别嘌呤醇、非布索坦（Febuxostat）；促尿酸排泄药物，例如丙磺舒、磺吡酮和苯溴马隆；尿酸氧化酶类药物，Pegloticase，能将尿酸氧化为水溶性的尿囊素从肾脏排出，从而起到降低血清尿酸的作用，该药在国内尚未上市。

（一）秋水仙碱

秋水仙碱（Colchicine）　该药可通过与微管蛋白结合，阻断微管蛋白构成微管，从而阻止中性粒细胞的趋化运动。适应证：①急性痛风发作的预防和治疗；②家族性地中海热。禁忌证：骨髓增生低下及明显肝肾功能不全者禁用。不良反应：①胃肠道反应；②白细胞减少、骨髓抑制；③肝功能异常。注意事项：老年人和肾功能不全患者注意减量。

（二）促尿酸排泄药物

丙磺舒（Probenecid）　该药可抑制近端肾小管对尿酸的重

吸收，促进其排泄，从而起到降低血清尿酸水平的作用。适应证：①高尿酸血症伴痛风或痛风性关节炎；②延长β内酰胺类抗生素的排泄时间，从而提高其血浆浓度。禁忌证：①对本品及磺胺类药过敏者。②血液系统异常患者；③尿酸性肾结石患者；④痛风急性发作时。不良反应：①胃肠道反应；②过敏、皮疹；③促进肾结石形成；④偶见白细胞减少、骨髓抑制等。注意事项：阿司匹林能减弱丙磺舒的作用，从而导致尿酸排泄减少，血清尿酸水平升高。

磺吡酮（Sulfinpyrazone） 作用特点：同丙磺舒。适应证：高尿酸血症伴痛风或痛风性关节炎。禁忌证：严重肝肾功能不全者禁用。不良反应：同丙磺舒。注意事项：同丙磺舒。

苯溴马隆（Benzbromarone） 可抑制近端肾小管对尿酸的重吸收，促进尿酸排泄。适应证：单纯原发性高尿酸血症及痛风性关节炎非急性期。禁忌证：中、重度肾功能损害者及患有肾结石的患者禁用。不良反应：同丙磺舒。注意事项：服药期间应多饮水。

（三）抑制尿酸生成药

别嘌呤醇（Allopurinol） 别嘌醇及其代谢产物氧嘌呤醇均能抑制黄嘌呤氧化酶，阻止次黄嘌呤和黄嘌呤代谢为尿酸，减少尿酸生成。别嘌醇亦通过对次黄嘌呤－鸟嘌呤磷酸核酸转换酶的作用抑制体内新的嘌呤合成。适应证：可用于痛风及高尿酸血症的控制。禁忌证：①孕妇、哺乳期妇女慎用；②对本品有过敏史或目前正在急性痛风期的患者慎用或忌用。不良反应：①胃肠道反应；②皮疹；③罕见有白细胞减少，血小板减少，贫血，骨髓抑制；④其他有脱发、发热、淋巴结肿大、肝毒性、间质性肾炎及过敏性血管炎等。注意事项：①与硫唑嘌呤合用时，可使后者分解代谢减慢而增加毒性，硫唑嘌呤应减至常用量1/4左右；②别嘌呤醇需从小剂量起服用，建议不超过100mg/d，然后逐渐增加剂量，找到适合的维持剂量；③中、重度慢性肾功能不全的患者应从更低剂量（50mg/d）开始；④目前别嘌呤醇相关的严重药疹与HLA-B5801密切相关已经得到肯定，而且因为在亚裔中该基因阳性率高于欧美，在使用过程中应该严密观察瘙痒、皮疹和肝酶增高等表现，及早发现严重药疹。

非布索坦（Febuxostat） 该药属于非嘌呤类黄嘌呤氧化酶选择性抑制剂，新型降尿酸药物，与别嘌呤醇相比，非布索坦对氧化型和还原型的黄嘌呤氧化酶均有显著的抑制作用，因此其降低尿酸的作用更加强大。由于该药属于非嘌呤类药物，因此相比别嘌呤醇具有更高的安全性。适应证：①不能耐受别嘌醇的慢性难治性痛风患者；②轻至中度肝、肾功能不全患者也能接受本药物治疗但须监测血肝、肾功能。禁忌证：和别嘌呤醇一样，非布司他不能与被黄嘌呤氧化酶代谢的药物同用，如茶碱、巯嘌呤和硫唑嘌呤。不良反应：①皮疹；②恶心、腹泻；③肝功能不全；④关节痛。注意事项：①非布索坦及其他降尿酸药物在刚开始使用时，由于尿酸迅速降低，可能会诱发痛风急性发作，此时不需要停止降尿酸药物；②在开始治疗时联合应用非甾体抗炎药或秋水仙碱有益于预防痛风发作，需持续应用6个月；③非布司他主要在肝脏中通过葡萄糖苷酸形式和氧化形式代谢，50%通过粪便排泄，50%以原形经尿排泄，对于轻度或中度肾衰竭的患者，应用时不必考虑剂量的调整。

（四）尿酸氧化酶类药物

俾哥的斯（Pegloticase） 分解血尿酸将其代谢为可溶解盐通过尿道排泄从而降低血尿酸。适应证：美国FDA于2010年9月14日批准Krystexxa（Pegloticase）治疗成年中对常规治疗不反应或不能耐受的难治性慢性痛风性关节炎、尤其是合并痛风石，可溶解痛风石.延缓痛风性关节炎复发。不良反应：严重过敏、痛风发作、恶心、注射部位淤伤、鼻通道刺激、便秘、胸痛和呕吐等。注意事项：不推荐用于无症状高尿酸血症，暂不建议用于儿童或孕妇及哺乳期女性。

六、植物提取药、中成药制剂及其他药物

（一）植物药

植物提取药及中成药制剂是以祖国传统中药材为基础，或为提取中草药中最具有药效的单一成分而制成，或为多种中草药配伍制成。无论是在几千年的用药实践中还是用现代科研方法，都认定此类药物在风湿性疾病中具有重要地位。常用的有雷公藤总苷、白芍总苷、青藤碱等。其中，部分药物对缓解关节肿痛、晨僵均有较好的作用，但是，长期缓解病变的作用尚待进一步研究。

雷公藤总苷（Tripterygium Glycosides） 雷公藤总苷主要有效的二萜类成分之一是雷公藤甲素，其具有抑制淋巴细胞、单核细胞作用，抑制免疫球蛋白合成及抗炎作用。近期疗效肯定，尤其对活动期患者效果更佳。适应证：RA、SLE、狼疮肾炎、AS、白塞病、原发性肾小球肾病、肾病综合征等。禁忌证：孕妇禁用。不良反应：①性腺抑制，女性患者主要表现为月经减少、闭经、卵巢早衰，男性患者主要表现为精子活力降低、数目减少、性欲减退；②皮肤色素沉着；③肝功能损害；④胃肠道反应；⑤血液系统的不良反应主要表现为白细胞计数、红细胞计数、血小板计数和全血细胞计数降低，偶见弥漫性血管内凝血和再生障碍性贫血，以粒细胞计数降低最为常见；⑥其他系统的不良反应如胸闷、心悸、少尿、无尿、头晕、麻痹和抽搐等。

白芍总苷（Total Glycosides of White Paeony） 具有明显的抗炎和免疫调节作用。适应证：RA，SS等。禁忌证：尚不明

确。不良反应：偶有轻度腹痛，食欲减退、软便。一般不需处理，可以自行消失。注意事项：偶有软便，不需处理，可以自行消失。

正清风痛宁（Kukoline） 功能主治：祛风除湿，活血通络，消肿止痛。适应证：RA，轻症SLE，慢性肾炎普通型等。禁忌证：支气管哮喘患者。不良反应：①本品具有强烈的释放组胺作用，部分患者在注射后110min出现瘙痒、面部潮红、出汗、痛肿加重现象，一般无需特殊处理，在0.5~1h内上述现象可自行消失（一过性）；反应严重者，剂量可适当减少或停药。必要时，可用异丙嗪25~50mg对抗。②注射过程中，患者若出现手足或口唇发麻、胸闷胸痛等症，可能是误入血管致快速降压所致，应立即停药，必要时对症处理。③偶见过敏性休克，少数出现白细胞减少等骨髓抑制。注意事项：青藤碱生物半衰期较短，治疗周期长、用药剂量偏大时可致皮疹、胃肠道等不良反应，因此改变青藤碱原料的刺激性和不稳定性，采用适宜的剂型十分必要。

（二）关节腔内注射

复方倍他米松（Betamethasone） 本品为由一种高度溶解性和一种低溶解性的倍他米松酯类构成的复合制剂，具有抗炎抗风湿和抗过敏的功效。注射后，可溶性倍他米松磷酸酯钠能被很快吸收而迅速起效，而微溶性的二丙酸倍他米松可储存起来被缓慢吸收，维持疗效，从而更长时间地控制症状。适应证：肌肉、骨骼和软组织疾病，如RA、OA、滑膜炎、脊神经根炎、坐骨神经痛、腰痛、筋膜炎等。禁忌证：全身真菌感染、对倍他米松或其他糖皮质激素类药物或本品中任一成分过敏的患者禁用。不良反应：偶有局部红肿、疼痛等炎症反应，重者可出现软骨损伤及其他组织的变性退变或骨质疏松。

曲安奈得（Triamcinolone Acetonide） 长效糖皮质激素，抗

炎和抗过敏作用较强且较持久。在数小时内生效，经1~2日达最大效应，作用可维持2~3周。适应证：各种皮肤病（如神经性皮炎、湿疹、银屑病等）、关节痛、支气管哮喘、肩周炎、腱鞘炎、急性扭伤、慢性腰腿痛及眼科炎症等。禁忌证：①本品不得用于活动胃溃疡、糖尿病、结核病、精神病、急性肾小球肾炎或任何未为抗生素所控制的感染或真菌感染；②一些进行性病毒感染、疱疹、风疹、眼部带状疱疹；③A型、B型、非A、非B型急性病毒性肝炎；④自发性血小板缺乏性紫癜。不良反应：①本品属于肾上腺皮质激素类药物，有皮质激素可能产生的不良反应：肥胖、高血压、低血钾、多毛、浮肿等；②在注射部位可能出现滞后性皮肤发白，轻度肌肉萎缩；③少数病例在用药部位发痒、发红。注意事项：①本品为混悬剂，严禁静脉注射和椎管注射；②关节腔内注射可能引起关节损害；③如长期大量应用一旦病情控制，停药时应逐渐减量，不宜骤停，以免复发或出现肾上腺皮质机能不足症状。

玻璃酸钠（Sodium Hyaluronate） 玻璃酸钠（透明质酸钠）为关节滑液的主要成分，在关节腔内起润滑作用，减少组织之间的摩擦，缓冲应力对关节软骨的作用。关节腔内注入高分子盘、高浓度、高黏弹性的玻璃酸钠，能明显改善滑液组织的炎症反应，增强关节液的黏稠性和润滑功能，保护关节软骨，促进关节软骨的愈合与再生，缓解疼痛，增强关节活动度。适应证：膝、肩OA，肩周炎等。禁忌证：尚不明确。不良反应：个别患者注射部位可出现疼痛、皮疹、瘙痒等症状，一般2~3天内可自行消失，若症状持续不退，应停止用药，进行必要的处理。注意事项：用后立即密封，2℃~8℃保存，开口后使用不超过1个月。

关节腔内注射注意事项：

1.为了便于关节内容物重新悬浮，操作前应使患者的关节做主动或被动的全方面运动。操作应遵循无菌原则，术前消除患者紧张情绪。

2.对于负重关节如膝关节，术后尽可能休息1~2天，尤其是接受抗凝治疗的患者，应制动1~2天。

3.关节腔内注射皮质类固醇的患者，1天内注射的关节数量只限于2个以内，1年内同一关节注射的次数最好不超过3次。

（三）局部外用药治疗

双氯芬酸二乙胺乳胶剂（扶他林膏）　本品为前列腺素合成抑制剂，具有抗炎、镇痛作用。局部应用。其有效成分可穿透皮肤达到炎症区域，缓解急、慢性炎症反应，使炎性肿胀减轻、疼痛缓解。适应证：用于缓解肌肉、软组织和关节的中度疼痛。禁忌证：①对其他非甾体抗炎药过敏者禁用；②对丙二醇过敏者禁用。不良反应：①偶可出现局部不良反应：过敏性或非过敏性皮炎如丘疹、皮肤发红、水肿、瘙痒、小水疱、大水疱或鳞屑等；②局部使用本品而导致全身不良反应的情况少见，若将其用于较大范围皮肤长期使用，则可能出现：一般性皮疹、过敏性反应（如哮喘发作、血管神经性水肿、光敏反应等）。注意事项：禁止接触眼和黏膜；避免长期大面积使用，切勿入口。

辣椒碱软膏（Capsaicin Ointment）　辣椒碱主要是通过影响与神经肽P物质的释放合成和贮藏而起镇痛、止痒作用。适应证：主要用于RA、OA引起的肌肉疼痛、背痛、运动扭伤与带状疱疹后遗留神经痛等。禁忌证：对本品及其成分过敏者禁用。不良反应：偶有在用药部位产生烧灼感与刺痛感，但随时间的延长与反复用药会减轻或者消失。注意事项：本品仅可用于完整皮肤，不用于皮肤损伤位。

奇正消痛贴膏　主要成分：独一味、水柏枝、栽达夏、水牛角等。功能主治：活血化瘀，消肿止痛。适应证：急慢性扭挫伤、跌打淤痛、骨质增生、风湿病引起的疼痛。亦适用于落枕、肩周炎、腰肌劳损和陈旧性伤痛等。禁忌证：孕妇慎用，开放性创伤忌用。不良反应：过敏型体质患者可能有胶布过敏或药物接触性瘙痒反应，甚至出现红肿、水疱等。注意事项：①皮肤破伤处不宜使用；②皮肤过敏者停用；③孕妇慎用；④过敏体质者慎用。

青鹏软膏　主要成分：镰形棘豆、亚大黄、铁棒锤、诃子、毛诃子、余甘子、安息香、宽筋藤、麝香。功能主治：用于痛风、RA、热性病变引起的关节肿痛、扭挫伤肿痛、皮肤瘙痒、湿疹。适应证：RA、痛风性关节炎、OA、下肢脉管炎、肩周炎以及急慢性扭挫伤等引起的关节和肌肉疼痛肿胀等。禁忌证：破损皮肤禁用；孕妇禁用。不良反应：尚不明确。

（四）其他药物

目前有研究认为，RA起病可能与支原体及某些细菌感染相关，并建议试验性使用抗生素如米诺环素、多西环素、利福平等。米诺环素治疗RA并非仅源于其抗微生物活性，它还可以通过免疫调节、抑制金属蛋白酶、抑制胶原降解等机制发挥作用，已有多项大型研究证实该药能明显降低RA急性期反应物和类风湿因子，改善病情。此外，新药锝［^{99}Tc］亚甲基二膦酸盐等可降低胶原酶对关节滑膜组织的破坏作用，调节人体自身免疫，目前也被广泛应用于风湿免疫性疾病骨关节损害的防治和辅助治疗。

锝［^{99}Tc］亚甲基双磷酸盐注射液（Tc–MDP）　本品是人工微量元素锝［^{99}Tc］与亚甲基双磷酸（MDP）的螯合物，能明显抑制巨噬细胞产生IL-1、TNF-α、IL-6等炎症因子，具有抗炎作用。MDP可通过螯合金属离子，降低胶原酶对关节滑膜组织的破坏作用；人工微量元素锝可以清除人体内的自由基，调节人体自身免疫，能抑制前列腺素的合成，具有明显镇痛作用。本品对骨关节部位有明显的靶向性。适应证：RA、AS、银屑病和PsA，能抑制癌症骨转移，对癌骨转移有镇痛作用，可防止和治疗骨质疏松，防止骨折、肩周炎、痛风等骨关节疾病。禁忌证：过敏体质，血压过低，严重肝、肾功能不良患者禁用。不良反应：偶见皮疹、注射局部红肿、食欲减退、乏力、月经增多、罕见全身水肿；严重时需停药处理。注意事项：临用前，在无菌操作条件下，将A剂5ml注入到B剂瓶中，充分振摇1分钟以上，使冻干物溶解，室温静置5min，即制得锝［^{99}Tc］亚甲基双磷酸盐螯合物注射液。

人免疫球蛋白（Human Immunoglobulin）　竞争性抑制自身抗原-抗体反应，溶解沉积在血管壁及组织中的免疫复合物中和循环中的自身抗体，增强机体的非特异性免疫功能，预防感染等。在免疫反应的各个环节发挥作用：干扰协同刺激分子的表达，抑制抗原的呈递和识别；中和细菌超抗原；减少自身抗体的产生，加速自身抗体的清除；抑制补体结合及膜攻击复合物形成；调节吞噬细胞表面Fc受体；抑制致病性细胞因子和其他免疫调节分子。适应证：重症狼疮（难治性狼疮肾炎、难治性重度血小板减少、狼疮出血性肺泡炎、狼疮脑病等）、血管炎（Kawasaki病）、皮肌炎、RA、SS等。作为二线用药，可联合激素和免疫抑制剂治疗复发性、难治性弥漫性结缔组织病，也可用于患有免疫缺陷症禁忌使用激素和免疫抑制剂患者。禁忌证：①对人免疫球蛋白过敏或有其他严重过敏史者；②有抗IgA抗体的选择性IgA缺乏者。不良反应：较少见。部分患者首次使用时可出现流感样综合征、胸闷、呼吸困难、发热、头痛、心动过速、嗜睡，可导致血黏度增高和血栓事件。严重者可导致过敏性休克。极少数患者可能发生溶血反应、无菌性脑膜炎、急性肾小管坏死和非心源性肺水肿。注意事项：①有严重酸碱代谢紊乱的病人应慎用；②对于肾功能不全或衰竭的患者，要以最小的速度输注；③可能发生血栓性事件，监测有血栓形成事件已知危险因素的患者，对于有血栓形成风险的患者，要在最小剂量下缓慢输注；④可能发生无菌性脑膜炎综合征，特别是在高剂量或快速输注时；⑤可能发生溶血性贫血。

氨基葡萄糖（Glucosamine） 本品是一种天然的氨基单糖，可以刺激软骨细胞产生有正常多聚体结构的蛋白多糖，抑制损伤软骨的酶如胶原酶和磷脂酶A2，并可防止损伤细胞的超氧化自由基的产生，从而可延缓OA的病理过程和疾病的进展，改善关节活动，缓解疼痛。适应证：颈椎病，膝关节炎，腰椎间盘突出、骨质增生、髌骨软化症、膝关节病、肩、手和手腕、踝关节等OA。不良反应：此药耐受性良好，偶尔会发生轻微的胃肠道不适，如恶心、胃灼热、腹泻，以及头晕、过敏等症状。注意事项：本品宜在饭时或饭后服用，可减少胃肠道不适，特别是有胃溃疡的患者。

双醋瑞因（Diacerein） 该品目前研究证实：①本品可诱导软骨生成，具有止痛、抗炎及退热作用；②不抑制前列腺素合成；③对OA有延缓疾病进程的作用。适应证：退行性关节疾病（OA及相关疾病）。禁忌证：本品不能用于已知对双醋瑞因过敏或有蒽醌衍生物过敏史的患者。不良反应：轻度腹泻是应用本药治疗最常见的副反应，一般会在治疗后的最初几天内出现，多数情况下会随着继续治疗而自动消失。服用本药偶尔会导致尿液颜色变黄，这是本品的特性，无任何临床意义。注意事项：起效慢（于治疗后2~4周显效）以及良好的胃肠道耐受性建议在给药的首2~4周可与其他止痛药或NSAIDs联合应用。常规疗程不短于3个月，若连续治疗3个月以后停药，疗效至少可持续1个月（后续效应）。

第二章 常用合药（中药）

一、补肾壮骨治痹药相合

1.骨碎补、补骨脂、杜仲、续断、桑寄生、狗脊

骨碎补 性味苦、温；归肾、肝经。具有补肾强骨，续伤止痛之功效。用于肾虚腰痛，耳鸣耳聋，牙齿松动，跌仆闪挫，筋骨折伤；外治斑秃，白癜风。《药性论》："主骨中毒气，风血疼痛，五劳六极，口（一作"足"）手不收，上热下冷。"《本草正》："疗骨中邪毒，风热疼痛，或外感风湿，以致两足痿弱疼痛。"《本草述》："治腰痛行痹，中风鹤膝风挛气证，泄泻，淋，遗精，脱肛。"

补骨脂 性味辛、苦，温；归肾、脾经，具有温肾助阳，纳气，止泻之功效。用于阳痿遗精，遗尿尿频，腰膝冷痛，肾虚作喘，五更泄泻；外用治白癜风，斑秃。《药性论》："主男子腰疼，膝冷囊湿，逐诸冷痹顽，止小便利，腹中冷。"

杜仲 性味甘，温；归肝、肾经。具有补肝肾，强筋骨，安胎之功效。用于肾虚腰痛，筋骨无力，妊娠漏血，胎动不安；高血压。《本经》："主腰脊痛，补中益精气，坚筋骨，强志，除阴下痒湿，小便余沥。"《药性论》："治肾冷臀腰痛，腰病人虚而身强直，风也。腰不利加而用之。"《日华子本草》："暖，治肾劳，腰脊挛。入药炙用。"《玉楸药解》："益肝肾，养筋骨，去关节湿淫。治腰膝酸痛，腿足拘挛。"

续断 性味苦、辛，微温；归肝、肾经。具有补肝肾，强筋骨，续折伤，止崩漏之功效。用于腰膝酸软，风湿痹痛，崩漏，胎漏，跌仆损伤。酒续断多用于风湿痹痛，跌仆损伤。盐续断多用于腰膝酸软。《滇南本草》："补肝，强筋骨，走经络，止经中

（筋骨）酸痛，安胎，治妇人白带，生新血，破瘀血，落死胎，止咳嗽咳血，治赤白便浊。"

桑寄生 性味苦、甘，平；归肝、肾经。具有补肝肾，强筋骨，祛风湿，安胎元之功效。用于风湿痹痛，腰膝酸软，筋骨无力，崩漏经多，妊娠漏血，胎动不安；高血压。《本经》："主腰痛，小儿背强，痈肿，安胎，充肌肤，坚发、齿，长须眉。"《日华子本草》："助筋骨，益血脉。"《滇南本草》："生桑树者，治筋骨疼痛，走筋络，风寒湿痹。"《本草蒙筌》："散疮疡，追风湿，却背强腰痛。"

狗脊 性味苦、甘，温；归肝、肾经。具有补肝肾，强腰脊，祛风湿之功效。用于腰膝酸软，下肢无力，风湿痹痛。《本经》："主腰背强，关机缓急，周痹寒湿，膝痛。颇利老人。"《别录》："疗失溺不节，男子脚弱腰痛，风邪淋露，少气目暗，坚脊，利俯仰，女子伤中，关节重。"《本草纲目》："强肝肾，健骨，治风虚。"《玉楸药解》："泄湿去寒，起痿止痛，泄肾肝湿气，通关利窍，强筋壮骨，治腰痛膝疼，足肿腿弱，遗精带浊。"《纲目拾遗》："金狗脊止诸疮血出，治顽痹，黑色者杀虫更效。"

骨碎补合补骨脂

骨碎补补肾又可活血，骨碎补《本草述》："治腰痛行痹"；补骨脂温能祛寒，辛能散结，润能起枯，温通益损之功颇宏；其益肾固精，又可升脾胃之气。两药相协，既益肝肾精血，又温化肾阳，而达壮督强骨之用，常用治疗骨关节炎、强直性脊柱炎等风湿免疫疾病。

杜仲合续断

二者伍用名曰"杜仲丸"，出自《赤水玄珠》，用于治疗腰背痛。《本草汇言》，方氏《直指》云："凡下焦之虚，非杜仲不补；下焦之湿，非杜仲不利；足胫之酸，非杜仲不去；腰膝之痛，非杜仲不除。"该论述虽有言过其实之嫌，但杜仲确能补肝肾、强筋骨，善走经络关节之中；而续断补肝肾、强筋骨，通利血脉于筋节气血之间，为"疏利气血筋骨第一药"，且"补而不滞，行而不泄"。二者均归肝肾经，性味温和，二药伍用，其功益彰，补肝肾强筋骨、通血脉调冲任力量增强。

桑寄生合续断

桑寄生气平和，《日华子本草》云"助筋骨，益血脉"。续断为"疏利气血筋骨第一药"，"补而不滞，行而不泄"。两药相须配对，使补肾壮腰、强筋健骨之力大增，兼可驱邪通脉，无论病之急性期或缓解期均可常用，尤以腰、脊背、髋、膝等大关节更为适合。

杜仲合狗脊

狗脊补肝肾，除风湿，健腰脚，利关节。《本经》曰："主腰背强，机关缓急，周痹寒湿，膝痛。颇利老人。"《本草正义》："能温养肝肾，通调百脉，强腰膝，坚脊骨，利关节，而驱痹著，起痿废，又能固摄冲带，坚强督任，……且温而不燥，走而不泄，尤为有利无弊，颇有温和中正气象，……狗脊性温，乃温和温养之用，非温热温燥之例，如果肝肾之虚，阴不涵阳，以此固摄下元，引经向导。亦无不可"。杜仲《药性论》云："治肾冷臀腰痛，腰病人虚而身强直，风也。腰不利加而用之。"。二者均治疗腰背强直冷痛，相辅而用增强疗效。

诸药相合

狗脊苦能燥湿，甘能益血，温能养气，补益肝肾，除风湿，利关节，强腰膝。《本草经疏》言之："苦能燥湿，甘能益血，温能养气，是补而能走之药也。"骨碎补，补肾又可活血；补骨脂，益肾固精，又可升脾胃之气；杜仲滋肾温阳，亦入肝经气分；续断补肝肾，行血脉，补而不滞，此均为动静相合之药也。熟地黄滋阴补血，静而不走，故多配以砂仁和胃醒脾，温中调气，动静结合，以滋而不腻，并苏脾胃之气，令气血生化有源。

2.熟地黄、鹿角胶、砂仁

熟地黄 性味甘，微温；归肝、肾经。具有滋阴补血，益精填髓之功效。用于肝肾阴虚，腰膝酸软，骨蒸潮热，盗汗遗精，内热消渴，血虚萎黄，心悸怔忡，月经不调，崩漏下血，眩晕，耳鸣，须发早白。《本草纲目》:"填骨髓，长肌肉，生精血，补五脏、内伤不足，通血脉，利耳目，黑须发，男子五劳七伤，女子伤中胞漏，经候不调，胎产百病。"《本草从新》:"滋肾水，封填骨髓，利血脉，补益真阴，聪耳明目，黑发乌须。又能补脾阴，止久泻，治劳伤风痹，阴亏发热，干咳痰嗽，气短喘促，胃中空虚觉馁，痘证心虚无脓，病后胫股酸痛，产后脐腹急疼，感证阴亏，无汗便闭，诸种动血，一切肝肾阴亏，虚损百病，为壮水之主药。"

鹿角胶 性味甘、咸，温；归肾、肝经。具有温补肝肾，益精养血之功效。用于阳痿滑精，腰膝酸冷，虚劳羸瘦，崩漏下血，便血尿血，阴疽肿痛。《本经》:"主伤中劳绝；腰痛羸瘦，补中益气，妇人血闭无子，止痛安胎。"《玉楸药解》:"温肝补肾，滋益精血。治阳痿精滑，跌打损伤。"《本草经疏》:"肾虚有火者不宜用，以其偏于补阳也；上焦有痰热及胃家有火者不宜用，以其性热复腻滞难化也。凡吐血下血，系阴虚火炽者，概不得服。"

砂仁 性温味辛，归脾、胃、肾经。具有化湿开胃，温脾止泻，理气安胎之功效。用于湿浊中阻，脘痞不饥，脾胃虚寒，呕吐泄泻，妊娠恶阻，胎动不安。

熟地黄合鹿角胶

《本草从新》曰熟地黄:"滋肾水，封填骨髓，利血脉，补益真阴……，一切肝肾阴亏，虚损百病，为壮水之主药。"《本草汇言》曰:"鹿角胶，壮元阳，补血气，生精髓，暖筋骨之药也。前古主伤中劳绝，腰痛羸瘦，补血气精髓筋骨肠胃。虚者补之，损者培之，绝者续之，怯者强之，寒者暖之，此系血属之精，较草木无情，更增一筹之力矣。"两药并用，阴阳双补，益肾养肝荣筋，对久痹骨损筋挛肉削，屈伸不利，关节畸变者最适合。若病久化热或偏虚热者，可以生地黄易熟地黄，鹿角胶改鹿角霜，性更平和，不寒不热，补不碍邪。临证还可依据具体病情不同而加用金狗脊、威灵仙等，以助温阳之力。

熟地黄合砂仁

熟地黄《本草从新》："滋肾水……又能补脾阴，止久泻，治劳伤风痹，阴亏发热，干咳痰嗽，气短喘促，胃中空虚觉馁，痘证心虚无脓，病后胫股酸痛，产后脐腹急疼，感证阴亏，无汗便闭，诸种动血，一切肝肾阴亏，虚损百病，为壮水之主药。"砂仁《纲目》云："补肺醒脾，养胃益肾，理元气，通滞气，散寒饮胀痞，噎膈呕吐，止女子崩中，除咽喉口齿浮热，化铜铁骨哽。"

熟地甘温，质润入肾，兼补脾阴，为补血要药；同时能滋补肾阴、填精益髓，亦为补肾阴之要药。治疗脾肾两虚之风湿病时常用熟地，但其性滋腻，可碍胃滞脾。为克服此一问题，阎师每将熟地与砂仁配合应用，以砂仁之辛散调理脾胃，既能有效地发挥熟地的滋补作用，又能克服其碍胃滞脾之弊，两者合用使其纳气归阴。前人常有此例，可仿此用之。若熟地之滋腻太过，阎师常将其用生地代之，常获得满意疗效。与此类似的配伍还有木香和熟地，前者可制后者滋腻之性。熟地甘温质润，入肝肾而功专养血滋阴、填精益髓，凡真阴不足、精髓亏虚者皆可用之，为养血益阴、滋补肝肾之要药。但其性黏腻碍胃，不宜久服。木香苦泄温通，芳香气烈而味厚，善通行脾胃之滞气，可醒脾开胃，与熟地伍用，能减轻其腻胃和滞气之弊，有助于消化吸收和疗效发挥。

3.仙茅、仙灵脾、巴戟天

仙茅 性味辛，温，有毒。归肾、肝经。具有温肾阳，壮筋骨之功效。主治阳痿精冷，小便失禁，崩漏，心腹冷痛，腰脚冷痹，痈疽，瘰疬，阳虚冷泻。《海药本草》："主风，补暖腰脚，清安五藏，强筋骨，消食。"《开宝本草》："主心腹冷气不能食，腰脚风冷挛痹不能行，丈夫虚劳，老人失溺。"《生草药性备要》："补肾，止痛，治白浊，理痰火，煲肉食。十蒸九晒，用沙糖藏好，早晨茶送，能壮精神，乌须发。"

仙灵脾 性味辛甘，温；归肝、肾经。具有补肾壮阳，祛风除湿之功效。主治阳痿不举，小便淋沥，筋骨挛急，半身不遂，腰膝无力，风湿痹痛，四肢不仁。《别录》："坚筋骨。消瘰疬、赤痈；下部有疮，洗，出虫。"《日华子本草》："治一切冷风劳气，补腰膝，强心力，丈夫绝阳不起，女子绝阴无子，筋骨挛急，四肢不任，老人昏耄，中年健忘。"《医学入门》："补肾虚，助阳。治偏风手足不遂，四肢皮肤不仁。"

巴戟天 性味辛甘，温；归肝、肾经。具有补肾阳，壮筋骨，祛风湿之功效。主治阳痿，少腹冷痛，小便不禁，子宫虚冷，风寒湿痹，腰膝酸痛。《本经》："主大风邪气，阴痿不起，强筋骨，安五脏，补中增志益气。"《别录》："疗头面游风，小腹及阴中相引痛，下气，补五劳，益精。"《日华子本草》："安五脏，定心气，除一切风。疗水肿。"

仙茅合仙灵脾

仙茅《海药本草》："主风，补暖腰脚，清安五脏，强筋骨，消食。""宣而复补，主丈夫七伤，明耳目，益筋力，填骨髓，益阳。"《开宝本草》"主心腹冷气不能食，腰脚风冷挛痹不能行，丈夫虚劳，老人失溺。"仙灵脾《日华子本草》"治一切冷风劳气，补腰膝，强心力，丈夫绝阳不起，女子绝阴无子，筋骨挛急，四肢不任，老人昏耄，中年健忘。"。二药均善壮肾阳，强筋骨，祛风湿。仙茅辛热燥烈，祛寒除湿。仙灵脾辛甘性燥，长于补肾壮阳。二药配伍，相须为用，相得益彰，补肾壮阳，强筋健骨，祛风除湿功效增强。二仙汤即以仙茅、淫羊藿为主药，具有温肾阳，补肾精，泻肾火，调理冲任之功效。

仙灵脾合巴戟天

仙灵脾又名淫羊藿、放杖草、千两金等，仙灵脾有补肾壮阳、祛风除湿、强筋健骨的功效。《医学入门》曰其："补肾虚，助阳。治偏风手足不遂，四肢皮肤不仁。"巴戟天《本经》曰："主大风邪气，阴痿不起，强筋骨，安五脏，补中增志益气。"二药皆有补肾阳、强筋骨、祛风湿之功效，协同使用可增强疗效。

三药相合

巴戟天、仙茅、淫羊藿皆味辛性温，均归经于肝与肾，都具有温肾壮阳、强筋健骨、祛风除湿之功效。均可用治肾阳虚弱，命火不足所致的阳痿不育，遗精滑泄，宫冷不孕，寒湿痹痛，肾虚腰膝酸痛等证。三者不同之处在于：巴戟天辛甘微温，温而不燥，补而不腻，兼养精血。仙茅辛热有毒，药性燥烈，散寒祛湿之力强，久服有伤阴之弊，出现唇焦口燥之象。淫羊藿辛甘性温，温燥之力强过巴戟天，伤阴助火，除治阳痿宫冷、腰膝酸软、风湿痹痛，尚可用治偏枯不遂等证。

4.菟丝子、沙苑子、枸杞子、决明子

菟丝子　性味甘，温；归肝、肾、脾经。具有滋补肝肾，固精缩尿，安胎，明目，止泻之功效。用于阳痿遗精，尿有余沥，遗尿尿频，腰膝酸软，目昏耳鸣，肾虚胎漏，胎动不安，脾肾虚泻；外治白癜风。《本经》："主续绝伤，补不足，益气力，肥健者，久服明目。"《别录》："养肌强阴，坚筋骨，主茎中寒，精自出，溺有余沥，口苦燥渴，寒血为积。"《药性论》："治男子女人虚冷，添精益髓，去腰疼膝冷，又主消渴热中。"

沙苑子　性味甘，温；归肝、肾经。具有温补肝肾，固精，缩尿，明目之功效。用于肾虚腰痛，遗精早泄，白浊带下，小便余沥，眩晕目昏。《纲目》："补肾，治腰痛泄精，虚损劳乏。"《本草求原》："治肺痿，肾冷，尿多，遗溺，明目，长肌肉。亦治肝肾风毒攻注。"

枸杞子　性味甘，平；归肝、肾经。具有滋补肝肾，益精明目之功效。用于虚劳精亏，腰膝酸痛，眩晕耳鸣，内热消渴，血虚萎黄，目昏不明。

三者皆有补益肝肾、益精养肝明目之功效，临证常相须为用。沙苑子与菟丝子均味甘性温，兼有固精缩尿之功效，可用治肝肾不足，腰膝酸软疼痛，阳痿遗精，尿频遗尿，白带白浊及头昏眼花等证。枸杞子性平和，滋补肝肾，对于虚劳精亏、腰膝酸痛、内热消渴者效更加。

沙苑子甘温不燥，长于固涩，沙苑子配伍续断、牛膝、杜仲，用治肾虚腰痛腿软；配伍山萸肉、五味子、莲须、龙骨、巴戟天、仙茅，用治肾虚，精关不固，遗精，遗尿，阳痿；沙苑子配伍枸杞子、菊花、菟丝子、白蒺藜、决明子，用治肾虚头晕眼花；配伍桑螵蛸、菟丝子、覆盆子、益智仁、补骨脂，用治老人肾虚小便频数，失禁。

菟丝子兼入脾经，为平补肝肾脾三经之良药，具有补阳益阴之功能，兼顾冲任，故能补脾止泻，安胎，多用治于脾虚便溏，泄泻以及胎元失固，胎动下血等证。菟丝子配伍沙苑子、仙灵脾、枸杞子、巴戟天，用治肝肾不足之腰膝疼痛，阳痿，早泄。菟丝子配伍草决明、枸杞子、菊花、车前子、青葙子、熟地、生地，用治肝肾不足之目暗不明，视力减退。

《本草经疏》："枸杞子，润而滋补，兼能退热，而专于补肾、润肺、生津、益气，为肝肾真阴不足、劳乏内热补益之要药。老人阴虚者十之七八，故服食家为益精明目之上品。昔人多谓其能生精益气，除阴虚内热明目者。盖热退则阴生，阴生则精血自长，肝开窍于目，黑水神光属肾，二脏之阴气增益，则目自明矣。""枸杞虽为益阴除热之上药，若病脾胃薄弱，时时泄泻者勿入，须先治其脾胃，俟泄泻已止，乃可用之。即用，尚须同山药、莲肉、车前、茯苓相兼，则无润肠之患矣。"

二、祛邪利节通络药相合

1.葛根、片姜黄、枳壳、防风、伸筋草

葛根 性味甘、辛，凉；归脾、胃经。具有解肌退热，生津，透疹，升阳止泻之功效。主治外感发热头痛、项背强痛，口渴，消渴，麻疹不透，热痢，泄泻；高血压颈项强痛。《本经》："主消渴，身太热，呕吐，诸痹，起阴气，解诸毒。"《别录》："疗伤寒中风头痛，解肌，发表，出汗，开腠理。疗金疮，止痛，胁风痛。""生根汁，疗消渴，伤寒壮热。"

片姜黄 性味辛、苦，温；归肝、脾经。具有破血行气，通经止痛之功效。主治血滞经闭，行经腹痛，胸胁刺痛，风湿痹痛，肩臂疼痛，跌扑损伤。《本草述》："姜黄，试阅方书诸证之主治，如气证、痞证、胀满、喘、噎、胃脘痛、腹胁肩背及臂痛、痹、疝，虽所投有多寡，然何莫非以气为其所治之的，……未有专为治血而用兹味，如《本草》所说也。且此味亦不等于破决诸剂，……此味能致血化者，较与他血药有原委，不察于是，而漫谓其破血，讵知姜黄不任受"破"之一字也。"

枳壳 性味苦辛，凉；归肺、脾、大肠经。具有破气，行痰，消积之功效。主治胸膈痰滞，胸痞，胁胀，食积，噫气，呕逆，下痢后重，脱肛，子宫脱垂。《开宝本草》："主风痒麻痹，通利关节，劳气咳嗽，背膊闷倦，散留结、胸膈痰滞，逐水，消胀满、大肠风，安胃，止风痛。"《珍珠囊》："破气，泄肺中不利之气。"《医学启源》："《主治秘诀》云，破心下坚痞，利胸中气，化痰，消食。"

防风 性味辛甘，温；归膀胱、肺、脾经。具有发表，祛

风，胜湿，止痛之功效。主治外感风寒，头痛，目眩，项强，风寒湿痹，骨节酸痛，四肢挛急，破伤风。《本经》："主大风头眩痛，恶风，风邪，目盲无所见，风行周身，骨节疼痹，烦满。"《别录》："胁痛，胁风头面去来，四肢挛急，字乳金疮内痉。"《长沙药解》："行经络，逐湿淫，通关节，止疼痛，舒筋脉，伸急挛，活肢节，起瘫痪，敛自汗、盗汗，断漏下、崩中。"

伸筋草 性味苦辛，温；归肝、脾、肾经。具有祛风散寒，除湿消肿，舒筋活血之功效。主治风寒湿痹，关节酸痛，皮肤麻木，四肢软弱，水肿，跌打损伤。《本草拾遗》："主久患风痹，脚膝疼冷，皮肤不仁，气力衰弱。"《生草药性备要》："消肿，除风湿。浸酒饮，舒筋活络。其根治气结疼痛，损伤，金疮内伤，去痰止咳。"

葛根合片姜黄

葛根性凉味甘辛平，入脾胃经，又兼入膀胱经。其性甘缓可以舒筋活络，其功能为发表解肌，清热生津，兼以升阳，并能升发脾胃清阳空气而止渴，止泻痢。《本草经疏》曰："葛根……发散而升，风药之性也，故主诸痹"。片姜黄辛苦温，归肝脾经，辛温行散，祛瘀力强，主治胸胁刺痛，风湿痹痛，肩臂疼痛，跌扑损伤。多用于寒凝气滞血瘀之证，且可祛风通痹用于风湿痛，《本草纲目》云其"治风痹臂痛"。两者相合，升散清阳，温胃散寒，止腹泻，直入太阳膀胱经，祛风除湿益督，沟通引导，温经行气活血通络以解颈项脊背之僵硬疼痛，屈伸不利，尤其适合于风湿病常见脾肾两虚又见病位在颈、肩、脊背者更适宜。

片姜黄合枳壳

片姜黄性味辛散、苦泄、温通，为肝脾经之药，既入血分活血祛瘀，又入气分行散滞气，重在血分善活血通痹止痛。枳壳《开宝本草》"主风痒麻痹，通利关节，劳气咳嗽，背膊闷倦，散留结、胸膈痰滞，逐水，消胀满、大肠风，安胃，止风痛。"

枳壳味苦性微寒而缓，为利气要药，气行则痞胀消，气通则痛自止，重在气分。二药相伍深寓"推气散"之意，气血并治，功能调和肝经气血、化瘀解郁、疏散肝风，是治肝肺气血郁滞而胁痛的有效药物，对于痹证之胸肋、胁肋胀痛效极佳。与利湿舒筋之薏苡仁、祛风散邪走太阳经的羌活相合，又可解脊背腰部之僵痛、困重不适。若胸部闷痛重者还可加苏梗、藿香梗、香附开宣胸肺，利气活血止痛加强疗效。

防风合葛根

防风辛甘微温，归膀胱脾胃经，功效祛风胜湿、解痉止痛；对于项背僵痛，使其祛风除湿，增强祛除脊背风湿之效，《本草汇言》曰："防风散风寒湿之药也，故主诸风周身不遂，骨节酸痛，四肢挛急，痿躄痫痉等证"。配合归经于脾胃，又兼入膀胱经之葛根以治颈肩不适感，阎教授常用于风湿病中的强直性脊柱炎，根据《伤寒论》"项背强几几，葛根汤主之"的理论即可祛除伏脊之邪，又可解脊背僵痛之感，因其气轻浮，气味俱升，既散肌表风邪，又除经络留湿，止痛功良。鼓舞胃气上行生津液而可升提阳明之气；李杲曰："干葛，其气轻浮，鼓舞胃气上行，生津液，又解肌热，治脾胃虚弱泄泻圣药也"。两药合用，祛风胜湿，解表生津，升阳以止泻。即《黄帝内经》云："清气在下，则生飧泄"；"湿胜则濡泻"，常见有因脾胃之虚，怠惰嗜卧，肢体酸疼，大便溏泄，若因外伤风邪，肝木乘脾，完谷不化，而泄泻者，取两药相伍主诸风周身不遂，骨节酸痛，四肢挛急，又能舒脾泻肝胜湿，为引经之要药。

葛根合伸筋草

《本草再新》曰葛根："味甘、苦，性温平。入肝、脾、肾三经"。《重庆堂随笔》曰："葛根，风药也，风药皆燥……以风药性主上行，能升举下陷之清阳"。治疗里湿者，常宜从脾胃着眼，斡旋中气，升清降浊，醒脾健脾，脾气得复、湿邪易除、脾主湿也。葛根具有醒脾健脾之功，也足以证明里湿者治脾为要，且葛根又可解脊背僵痛之感。伸筋草性苦、辛，平，《本草拾遗》："主久患风痹，脚膝疼冷，皮肤不仁，气力衰弱。"《生草药性备要》："消肿，除风湿。浸酒饮，舒筋活络。其根治气结疼痛，损伤，金疮内伤，去痰止咳。"此对药皆为走而不守，入肝、脾、肾经，虽为如此，但葛根更倾向于升发，而伸筋草为沉而不浮，一升一降，使气机调畅，调整和恢复脾胃升降功能，又可祛风除湿，宣痹止痛，为阎教授在临床常用于风湿病之得意药对。

2.青风藤、络石藤、忍冬藤、鸡血藤、海风藤

青风藤　性味苦、辛，平；归肝、脾经。具有祛风湿，通经络，利小便之功效。用于风湿痹痛，关节肿胀，麻痹瘙痒。《纲目》："治风湿流注，历节鹤膝，麻痹瘙痒，损伤疮肿，入酒药中用。"《浙江天目山药植志》："行水利尿，泻下焦血分湿热。治风水肿，脚气，风湿关节疼痛，口眼歪斜，痈肿恶疮。"《温岭县药物资源名录》："驱风湿，通经络。治风寒湿痹，鹤膝风，肢节肿痛。"

络石藤　性味苦，微寒；归心、肝、肾经。具有祛风通络，凉血消肿之功效。用于风湿热痹，筋脉拘挛，腰膝酸痛，喉痹，痈肿，跌扑损伤。《别录》："主大惊入腹，除邪气，养肾，主腰髋痛，坚筋骨，利关节。"《本草拾遗》："煮汁服之，主一切风。"《中国药植志》："祛风止痛，通络消肿。适用于关节痛，肌肉痹痛，腰膝酸痛等症；也能消散诸疮，去咽喉肿痛。"

忍冬藤　性味甘，寒；归肺、胃经。具有清热解毒，疏风通络之功效。用于温病发热，热毒血痢，痈肿疮疡，风湿热痹，关节红肿热痛。《别录》："主寒热身肿。"《履巉岩本草》："治筋骨疼痛。"《滇南本草》："宽中下气，消痰，祛风热，清咽喉热痛。"《纲目》："治一切风湿气及诸肿毒，痈疽疥癣，杨梅恶疮，散热解毒。"

鸡血藤 性味苦、甘，温；归肝、肾经。具有补血，活血，通络之功效。用于月经不调，血虚萎黄，麻木瘫痪，风湿痹痛。《纲目拾遗》："活血，暖腰膝，已风瘫。"《饮片新参》："去瘀血，生新血，流利经脉。治暑痧，风血痹症。"

海风藤 性味辛、苦，微温；归肝经。具有祛风湿，通经络，止痹痛之功效。用于风寒湿痹，肢节疼痛，筋脉拘挛，屈伸不利。《本草再新》："行经络，和血脉，宽中理气，下湿除风，理腰脚气，治疝，安胎。"《浙江中药手册》："宣痹，化湿，通络舒筋。治腿膝痿痹，关节疼痛。"

藤类药物大多具有祛风除湿、通络之痛、调节免疫的功效。不同藤类药物药性也略有不同。阎师临证时根据患者病情常选用其中一两味或两三味藤类药配伍使用治疗各类风湿病症。青风藤可调节免疫，治风湿流注，历节鹤膝，麻痹瘙痒，损伤疮肿，入酒药中用。"（《纲目》）络石藤"络石之功，专于疏筋活络，凡病人筋脉拘挛，不易伸屈者，服之无不获效，不可忽之也"（《要药分剂》），"除邪气，养肾，主腰髋痛，坚筋骨，利关节"（《名医别录》）。忍冬藤"治一切风湿气及诸肿毒，痈疽疥癣，杨梅恶疮，散热解毒"（《纲目》）。鸡血藤"去瘀血，生新血，流利经脉……风血痹症"（《饮片新参》）。海风藤："行经络，和血脉，宽中理气，下湿除风，理腰脚气，治疝，安胎"（《本草再新》）。

诸藤类药相合为用疏通经络之力大增，治疗顽痹，无论病势急缓，凡关节筋骨肌肉挛缩屈伸不利者，皆可用之。热邪较重者，重用忍冬藤、络石藤，血虚者加大鸡血藤用量，风邪为主者可以重用青风藤、海风藤，若有肌肉萎缩者，可配伍黄芪、白术、熟地黄等。

3.土鳖虫合穿山甲

土鳖虫 性味咸、寒，有小毒；归肝经。具有破瘀血，续筋骨之功效。用于筋骨折伤，瘀血经闭，症瘕痞块。

穿山甲　性味咸、微寒；归肝、胃经。具有活血通经，下乳，消肿排脓之功效。用于经闭，癥瘕，乳汁不通，风湿痹痛，四肢拘挛，痈肿，瘰疬痰核。《纲目》："除痰疟寒热，风痹强直疼痛，通经脉，下乳汁，消痈肿，排脓血，通窍杀虫。"（现被列为保护动物，已停用）

土鳖虫性寒味咸，主入肝经，功专活血逐瘀，续筋接骨。正如《本草经疏》所云"咸寒能入血软坚……血和而营以通畅，寒热自除，经脉调匀，月事时至而令妇人生子也。"穿山甲性微寒味咸，善窜专能行散，具有活血化瘀通络之功，又治风湿痹痛，筋骨拘挛。两药相辅，使化瘀通络、宣痹止痛之力倍增，穿山甲还可引药直达病所。凡见关节痛甚、畸变、肿胀、屈伸不利及功能受限者，用之都可获显效。若兼风邪可加祛风解痉止痛的白僵蚕、秦艽，兼湿邪者加淡渗利湿舒筋的薏苡仁。因穿山甲目前为国家一级保护野生动物，故阎师现在已较少用之，多用土鳖虫配合一些藤类药物代之。

4.老鹳草、千年健、徐长卿

老鹳草　性味辛、苦，平；归肝、肾、脾经。具有祛风湿，通经络，止泻利之功效。用于风湿痹痛，麻木拘挛，筋骨酸痛，泄泻痢疾。《滇南本草》："祛诸风皮肤发痒。治筋骨疼痛，痰火痿软，手足筋挛，麻木，利小便，泻膀胱积热，攻散诸疮肿毒，退痨热发烧，治风火虫牙，痘疹疥癞等症。"《纲目拾遗》："去风，疏经活血，健筋骨，通络脉。治损伤，痹症，麻木，皮风，浸酒常饮。"

千年健　性味苦，辛，温；归肝、肾经。具有祛风湿，健筋骨，活血止痛之功效。用于风寒湿痹，腰膝冷痛，下肢拘挛麻木。《纲目拾遗》："壮筋骨，浸酒；止胃痛，酒磨服。"《饮片新参》："入血分，祛风湿痹痛，强筋骨，治肢节酸疼。"

徐长卿　性味辛，温；归肝、胃经。具有祛风化湿，止痛止痒之功效。用于风湿痹痛，胃痛胀满，牙痛，腰痛，跌扑损伤，荨麻疹、湿疹。《别录》："益气。"《生草药性备要》："浸酒，除风湿。"《简易草药》："治跌打损伤，筋骨疼痛。"《常用中草药手册》："祛风止痛，解毒消肿，温经通络。治毒蛇咬伤，风湿骨痛，心胃气痛，跌打肿痛，带状疱疹，肝硬化腹水，月经不调，痛经。"

老鹳草合千年健

老鹳草辛苦平，归肝肾脾经，可祛风湿、通经络、止泻利，用于风湿痹痛，麻木拘挛，筋骨酸痛，泄泻痢疾。千年健始见于《本草纲目拾遗》，其曰"壮筋骨，浸酒；止胃痛，酒磨服"。其性味辛温，芳香走窜，归肝胃肾经，能祛风湿，壮筋骨，消肿止痛，温胃止痛。常用于风湿痹痛、肢节酸痛、胃寒疼痛、筋骨痿软等症。两药相协配用，既加强了祛风湿、止痹痛之功，又可壮筋骨补虚弱，尤其适用于素有脾胃病又兼见风湿病的患者，抑或长时间脾胃素虚的老年人，或需久服药物者尤为合适，是药性和缓、调护脾胃、邪正兼顾的佳配。

徐长卿合千年健

徐长卿性温，味辛散，主入肝、胃经，功效发汗解表、散寒止痛，用于各种风湿痹痛兼跌打损伤。脾主四肢，凡风寒湿邪客于筋骨肌肉，而致肢体关节疼痛、屈伸不利者均可应用。《素问·太阴阳明论》曰："四肢皆禀气于胃，而不得至经，必因于脾，乃得禀也。"千年健味苦、辛，性温，入肝、肾经，《本草纲目拾遗》谓其："壮筋骨，浸酒；止胃痛，酒磨服。"二药配伍，一温一凉，无明显寒热偏向，宣通走窜，擅于驱除客于经络之风湿，能活血止痛。阎师常用于脾虚泄泻、脘腹不舒、胃寒疼痛之风湿痹痛，且寒痹、热痹均宜。因关节疼痛久病入络，过服苦寒而导致的胃痛服之尤佳，该对药可祛风寒、止痹痛，又可健脾温胃。对于脾肾两虚便溏患者，可加用健脾益肾固肠之莲子肉，以及渗湿除痹、健脾止泻之炒薏苡仁。

5.醋延胡索、川楝子

醋延胡索 性味辛、苦，温。归肝、脾经。具有活血，利气，止痛之功效。用于胸胁、脘腹疼痛，经闭痛经，产后瘀阻，跌扑肿痛。《日华子本草》："除风，治气，暖腰膝，破症癖，扑损瘀血，落胎，及暴腰痛。"《纲目》："活血，利气，止痛，通小便。"

川楝子 性味苦，寒；有小毒。归肝、小肠、膀胱经。具有舒肝行气止痛，驱虫之功效。用于胸胁、脘腹胀痛，疝痛，虫积腹痛。《本经》："主温疾、伤寒大热烦狂，杀三虫疥疡，利小便水道。"《药性论》："主人中大热，狂，失心躁闷，作汤浴。"《珍珠囊》："主上下部腹痛，心暴痛。"《医林纂要》："泻心火，坚肾水，清肺金，清肝火。核：治疝，去痼冷。"《本草求原》："治淋病茎痛引胁，遗精，积聚，诸逆冲上，溲下血，头痛，牙宣出血，杀虫。"

《医学启源》曰醋延胡索："治脾胃气结滞不散，主虚劳冷泻，心腹痛，下气消食"。《医林纂要》曰川楝子："泻心火，坚肾水，清肺金，清肝火"。《素问病机气宜保命集》将两药合方，称为金铃子散，用于气滞血瘀之脘腹胸胁诸痛，擅长疏肝理气，健脾和胃，行气散结。在治疗风湿病时，阎师常用之。凡见髋关节、鼠蹊部、胸胁及肢体等部位之疼痛，病属脾肝肾经络循行区域，或取两药直达肝脾肾经，相协同用，气血并行，通络止痛。

三、健脾胃、和营卫药相合

1.白术、苍术、茯苓、猪苓、砂仁、陈皮、山药

白术 性味苦甘，温；归脾、胃经。具有补脾，益胃，燥湿，和中，安胎之功效。主治脾胃气弱，不思饮食，倦怠少气，虚胀，泄泻，痰饮，水肿，黄疸，湿痹，小便不利，头晕，自汗，胎气不安。《本经》："主风寒湿痹，死肌，痉，疸，止汗，除热消食。"《药性论》："主大风顽痹，多年气痢，心腹胀痛，破消宿食，开胃，去痰涎，除寒热，止下泄，主面光悦，驻颜去皯，治水肿胀满，止呕逆，腹内冷痛，吐泻不住，及胃气虚冷痢。"

苍术 性味辛苦，温。归脾、胃经。具有健脾，燥湿，解郁，辟秽之功效。主治湿盛困脾，倦怠嗜卧，脘痞腹胀，食欲不振，呕吐，泄泻，痢疾，疟疾，痰饮，水肿，时气感冒，风寒湿痹，足痿，夜盲。《珍珠囊》："能健胃安脾，诸湿肿非此不能除。"朱震亨："散风益气，总解诸郁。"《玉楸药解》："燥土利水，泻饮消痰，行瘀郁去满，化癖除癥，理吞吐酸腐，辟山川瘴疠，起筋骨之痿软，回溲溺之混浊。"

茯苓 性味甘淡，平；归心、脾、肺经。具有渗湿利水，益脾和胃，宁心安神之功效。主治小便不利，水肿胀满，痰饮咳逆，呕哕，泄泻，遗精，淋浊，惊悸，健忘。《药性论》："能开胃止呕逆，善安心神，主肺痿痰壅，治小儿惊痫，疗心腹胀满，妇人热淋，赤者破结气。"《医学启源》："止（消）渴，利小便，除湿益燥，利腰脐间血，和中益气为主。治小便不通，溺黄或赤而不利，如小便利，或数服之，则损人目；如汗多人服之，损元气，夭人寿。"《主治秘诀》云"止泻，除虚热，开腠理，生津液。"

猪苓 性味甘淡，平；归脾、肾、膀胱经。具有利尿渗湿之功效。主治小便不利，水肿胀满，脚气，泄泻，淋、浊，带下。《医学启源》："大燥除湿"《主治秘要》云"去心懊憹。"《纲目》："开腠理，治淋、肿、脚气，白浊、带下，妊娠子淋，小便不利。"

砂仁 性味辛，温；归脾、胃经。具有行气调中，和胃，醒脾之功效。主治腹痛痞胀，胃呆食滞，噎膈呕吐，寒泻冷痢，妊娠胎动。《药性论》："主冷气腹痛，止休息气痢，劳损，消化水谷，温暖脾胃。"《医林纂要》："润肾，补肝，补命门，和脾胃，开郁结。"

陈皮 性味苦、辛，温；归肺、脾经。具有理气健脾，燥湿化痰之功效。主治胸脘胀满，食少吐泻，咳嗽痰多。《名医别录》："下气，止呕。"

山药 性味甘，平；归肺、脾、肾经。具有健脾，补肺，固肾，益精之功效。主治脾虚泄泻，久痢，虚劳咳嗽，消渴，遗精、带下，小便频数。《本经》："主伤中，补虚羸，除寒热邪气，补中益气力，长肌肉，久服耳目聪明。"《药性论》："补五劳七伤，去冷风，止腰痛，镇心神，补心气不足，患人体虚羸，加而用之。"《日华子本草》："助五脏，强筋骨，长志安神，主泄精健忘。"《纲目》："益肾气，健脾胃，止泄痢，化痰涎，润皮毛。"

白术合苍术

白术功偏于补气健脾，为治脾虚证之要药。苍术辛苦温，功偏燥湿健脾，为治疗中焦湿困之要药。黄元御认为："白术守而不走，苍术走而不守，故白术善补，苍术善行。"脾为生痰之源，喜燥恶湿，脾得健运，则痰饮可渐消，应用苍术与白术配伍而健脾化痰实是杜绝痰源之治。《本草崇原》曰："白术性优，苍术性劣，凡欲补脾，则用白术，凡欲运脾，则用苍术，欲补运相兼，则相兼而术多而苍术少。运多补少，则苍术多而白术少。品虽有二，实则一也。"两药组成药对，补脾健脾，燥湿化痰，且走守兼备，补而不滞，可使脾气渐旺，痰湿渐消。对于湿阻内滞之风湿病，阎师强调健脾化痰，临床喜用这一药对。《得配本草》认为妄用白术可"令中气愈滞，胃中愈闭，肺金绝其元"。若配苍术之芳香健胃，则可防白术"闭胃气""绝金元"之虑。而苍术辛散，过用有耗气之弊，配白术补气守中，则可顾其耗气之虑。如此组成药对，还有互相为制之意。阎师将白术与苍术组成药对，配伍应用于多种湿浊阻滞中焦之风湿疾病，得心应手，诚为妙对。

苍术合茯苓

苍术辛苦温，归脾、胃、肝经，具有芳香化浊、燥湿健脾、祛风湿之功，用于湿阻脾胃所致的脘腹胀满、寒湿白带、食欲不振、倦怠乏力、湿温病而见舌苔白腻厚浊、湿热下注、脚膝肿痛、痿软无力之痹证等。《珍珠囊》曰："能健胃安脾，诸湿肿非此不能除。"茯苓甘淡平，具有补益心脾、渗利水湿之效。凡淡渗之药，俱皆上行而后下降，非直下行也。两药相伍，补而不峻，利而不猛，相辅相成，能加强升降之功，清三焦之湿阻，可使脾健湿去，气血生化不息。可用于风寒湿痹所见的湿邪阻滞、脾失健运之胸膈痞闷、脘腹胀满、呕恶泄泻等症，还可逐下焦湿热痿痹。

茯苓合猪苓

茯苓甘淡平，入心肺、脾、肾经，味俱薄而升浮，可生津上行，又复下降，可导浊下行，其功用为健脾利水，又淡能利窍，可补可利。故茯苓为淡渗利水、健脾和胃、宁心安神之要药，可治痹证中脾肾阳虚所致湿邪为患之水肿、痰饮、食少、便溏及心神不安等症。猪苓甘淡平，归肾、膀胱经，偏走肾经。虽无茯苓之补，但渗利之功大焉，如清代黄元御《长沙药解》曰："猪苓，渗利泄水，较之茯苓更捷。"二者相须为用，则利水渗湿之功更峻，多用于治疗痹证所见由脾肾两虚所致的湿邪为患之水肿、泄泻等。如《金匮要略》猪苓汤以猪苓配茯苓利水渗湿，更加白术补土制水，主治饮停心下之呕吐。二药皆味甘气淡、利水渗湿。茯苓走气分，淡渗利湿，益脾宁心，兼有补益之性；猪苓入血分下降，利水之力大于茯苓，但无补益之性。茯苓善去脾经水湿，猪苓长于去胃经水湿。两药配伍，利水渗湿，扶正祛邪兼顾，主治风湿病所见的脾胃水停之水肿、水泻等症。

白术合茯苓

白术甘温，能健脾益气、燥湿利水；茯苓味甘健脾，淡则渗利。二药之中，茯苓偏于利水，白术偏于健脾，合用则补泻并行。补则健脾助运，使化湿运积有权，常用于风湿病脾失健运、脾虚不运之食少、饮食伤泻及脾虚盗汗等症；泻则增强利水祛湿之功，治疗风湿病中湿热阻络而导致的关节红肿、局部水肿等症。如《素问·病机气宜保命集篇》茯苓汤，两药相伍成方治脾虚湿饮及饮食伤泻，《古今医统大全》术苓汤治脾虚盗汗等，皆取其补泻并行之功。白术配伍茯苓，健脾渗湿乃出自《素问·病机气宜保命集篇》和《证治准绳》的茯苓汤。二药伍用，相须为用，一健一渗，脾土健运，健脾利水，水湿可除，渗湿健脾之功益彰。

麸炒白术合砂仁

麸炒白术味苦性甘温，具有补气健脾，燥湿利水之功。《本经逢原》曰："白术，生用有除湿益燥，消痰利水，治风寒湿痹，死肌痉疸，散腰脐间血，及冲脉为病，逆气里急之功；制熟则有和中补气，止渴生津，止汗除热，进饮食，安胎之效"。砂仁性味辛温芳香，归脾胃经，色黑入肾，可行气化湿健脾，温中止泻。二者同为脾、胃二经之要药，且砂仁更入肾经，《医林纂要》曰："润肾，补肝，补命门，和脾胃，开郁结"。二药相辅相成，二者相配，一散一补，一胃一脾，白术得砂仁，补脾之不足而化湿浊之有余；砂仁得白术，泻湿之有余而益脾之不足，故使燥湿与健脾互为促进。使脾阳得以升清，胃浊得以通降，湿化气调，中州固守，兼以益肾。素体脾胃不足或邪伤正气亦或药用日久所致的脘痞胀满、纳呆、湿滞便溏均能配用，且可防方中滋阴养肾之药败胃。

陈皮合砂仁

两药同具辛香温燥之性，皆入脾胃而行气调中。然陈皮偏于燥湿健脾，砂仁偏于化湿醒脾。两者配伍，一燥一化，使湿去而脾运。其特点是在理气的同时，具有较好的除湿作用。临床用于风湿病所见的湿困中焦、脾虚不运导致的食少不饥、腹泻或胃气不和之嗳气或呕吐痰涎。另外，两药芳香理气、健脾化湿、行气润肾，用于补益脾肾的方药中，可使补而不腻，有利于药效发挥。

白术合山药

白术于《汤液本草》中述"味厚气薄，阴中阳也。入手太阳、少阴经，足阳明、太阴、少阴、厥阴四经"。白术除有健脾益气之效，更可燥肾中之湿，治疗痹证所见之中焦湿阻，传至下焦而不能下利，湿邪郁阻伤肾之证。白术气芳烈而悍，系纯阳之物。对于脾胃气虚冷痢、脾阳虚下之证，可振脾阳之气。山药性甘、平，归脾、肺、肾经。《本草求真》曰"山药……古人用入汤剂，谓其补脾益气。除热。然气虽温却平，为补脾肺之阴，是以能润皮毛、长肌肉，不似黄芪性温能补肺阳，白术苦燥能补脾阳也。且其性涩，能治遗精不禁，味甘兼咸，又能益肾强阴，故六味地黄丸用此以佐地黄"。阎师在治疗风湿病之时，因考虑风湿病病因病机错综复杂，且病程长久，痹病乃邪气阻滞，经络不通，故在治疗时，应防滋补之品碍脾胃，又应防邪恋于脾胃中焦，气机升降失常，而传至肾，故用此药对，以白术之补脾阳，山药之补脾阴，两者合用更有脾肾双调，相互制约，以山药之补肾，白术的燥肾中之湿，使之补而不腻，润而不燥。

山药合砂仁

山药味甘、性平，入肺、脾、肾经；不燥不腻，《本草纲目》曰"益肾气，健脾胃，止泻痢，化痰涎，润皮毛"。山药为补太阴脾土之药，也为五谷养脾之第一品，亦能补肾填精固肾，为补脾肺之阴，然性虽阴而滞不甚，故能渗湿以止泄泻。砂仁性温、味辛，归脾、胃、肾经。《本草纲目》曰"按韩懋《医通》云：

肾恶燥，以辛润之，缩砂仁之辛，以润肾燥。又云：缩砂属土，主醒脾调胃，引诸药归宿丹田，香而能窜，和合五脏冲和之气，如天地以土为冲和之气，故补肾药用同地黄丸蒸，取其下达之旨也"。二药合用则可脾肾双调，理气和胃，对于长期使用滋腻补药味重，非佐之消食之药，未免过于滋益，反恐难于开胃，二药入之，以苏其脾胃之气，则补药尤能消化，而生精生气，更易之也。

苍术合知母

苍术辛苦温，入脾胃经，可健脾燥湿，杨士瀛称其"敛脾精不禁，治小便溺浊不止"。知母甘寒质润，归肺胃肾经，可泻肺、胃、肾之火，滋肺、胃、肾之阴，润肾功效甚佳，《神农本草经》云其"主消渴热中，除邪气，肢体浮肿，下水，补不足，益气"。苍术辛燥，与甘润之知母相伍，即以其寒制约苍术辛温，又滋阴而润苍术之燥，祛邪不伤正，相制为用，展其才制其偏而展主药之长。此对药一阴一阳一脾一肾，对于顽痹而湿浊于脾胃，或病久、过服温燥之品易伤及阴液，两药相制相协，健脾燥湿，滋阴润燥，为治疗风湿病常用的药对。

2. 青皮、陈皮、紫苏梗、藿梗

青皮 性味苦辛，微温；归肝、胆经。具有疏肝破气，散结消痰之功效。用于胸胁胃脘疼痛，疝气，食积，乳肿，乳核，久疟癖块。《本草图经》："主气滞，下食，破积结及膈气。"《本草备要》："除痰消痞，治肝气郁结，胁痛多怒，久疟结癖，疝痛，乳肿。"《纲目》："治胸膈气逆，胁痛，小腹疝气，消乳肿，疏肝胆，泻肺气。"

陈皮 性味归经、功能主治见前。《日用本草》："能散能泻，能温能补，能消膈气，化痰涎，和脾止嗽，通五淋。"

紫苏梗 性味辛甘，微温。归肺、脾经。具有理气，舒郁，止痛，安胎之功效。用于气郁，食滞，胸膈痞闷，脘腹疼痛，胎气不和。《本草崇原》："主宽中行气，消饮食，化痰涎。治噎膈反胃，止心腹痛。"《得配本草》："疏肝，利肺，理气，和血，解郁，止痛，定嗽，安胎。"

藿梗　性味辛，微温；归肺、脾、胃经。具有祛暑解表、化湿和胃之功效。用于夏令感冒、寒热头痛、胸脘痞闷、呕吐泄泻、妊娠呕吐、鼻渊、手足癣。《本草述》："散寒湿、暑湿、郁热、湿热。治外感寒邪，内伤饮食，或饮食伤冷湿滞，山岚瘴气，不伏水土，寒热作疟等症。"《本草再新》："解表散邪，利湿除风，清热止渴。治呕吐霍乱，疟，痢，疮疥。梗：可治喉痹，化痰、止咳嗽。"

青皮合陈皮

《本草图经》云青皮："主气滞，下食，破积结及膈气"。《药性赋》云陈皮："橘皮开胃去痰，导壅滞之逆气"。二药伍用青皮行气于左，陈皮理气于右，青皮疏肝，陈皮调中，二者合用共奏疏肝和胃、理气止痛、调中快膈之效，乃肝脾同治之常用组合。阎教授认为脾胃居于中焦，通连上下，是升降运动的枢纽，其升上输心肺，降则下归肝肾。然其有赖于肝气的疏泄和条达，即经云"土得木而达"，可见两者关系之密切。如若情志抑郁，肝失疏泄则影响脾之运化，多致木郁土壅；或脾失运化，湿阻气机，进而影响肝之疏泄，而成土壅木郁之势，虽发病之源不同，但痹症时临证每见肝脾同病，患者多表现为两胁不舒，胸腹满闷，胃脘胀痛，纳谷欠馨，每遇恼怒或不顺之事则加重。将两药相合，疏木与和中同施，既可畅肝气，又可调脾胃，其量临床可据发病之源灵活运用。

苏梗合藿梗

苏梗辛温，归肺、脾经，能开胸膈、理气滞、醒脾胃，善走气分，以行气宽中，辛散温通，善于理气宽中。《药品化义》谓其"苏梗，能使郁滞上下宣行，凡顺气诸品惟此纯良。其性微温，比枳壳尤缓。病之虚者，宽胸利膈，疏气而不迅下。入安胎饮，顺气养阴；入消胀汤，散虚胀满。"。藿梗辛微温，善化湿止呕，《本草正义》谓其"清芳微温，善理中州湿浊痰涎，为醒脾快胃，振动清阳之妙品"。本品禀清和芳香之气，馨香而不猛烈，微温而不燥热，入脾胃以化湿醒脾、和中止呕。阎师常以二药相合，一药长于化痰湿，一药长于理滞气，用于风湿病患者因脾胃不和、湿滞中焦、气郁痰阻而见之胸部满闷、纳食不化、嗳气、反胃、呕吐等症，共奏宽胸利膈、行气畅中、芳化痰湿、醒脾快胃、降逆止呕之效。

陈皮合紫苏梗

陈皮性苦辛而温，归肺脾经，功能理气健脾，燥湿化痰。主治脾胃气滞之脘腹胀满或疼痛、消化不良，湿浊中阻之胸闷腹胀、纳呆便溏；紫苏梗辛温芳香，归肺、脾经。用于疏利脾胃气滞，开胸膈、理气滞、醒脾胃；两药相配多用于痹症所致的邪及肝肺证之胸胁胀满，胸胁关节疼痛者；脾胃气滞所致的脘腹胀满疼痛，使脾胃运化有权，行气散郁止痛，水行而化，理脾行滞，而无破伐之弊。

———— 第二篇 ————
方剂篇

第一章　常用方剂

一、祛风散寒方

阎师常用的祛风散寒方包括桂枝汤、麻黄汤、小青龙汤、麻黄附子细辛汤、葛根汤、藿香正气散、柴葛解肌汤、止嗽散、九味羌活汤、败毒散、乌头汤、良附丸、除痹汤等。**桂枝汤**主治外感风寒表虚证，在治疗痹证方面，临床常以桂枝汤为基础方，如在《伤寒论》曰："太阳病，项背强几几，反汗出恶风者，桂枝加葛根汤主之。"桂枝加葛根汤系桂枝汤加葛根而成，加君药葛根解肌发表，鼓舞胃气上行而升津液以柔润筋脉，表解津和。主治风寒客于太阳经输，营卫不和之发热恶风、汗出、项背强而不舒。临床主要用于治疗神经根型颈椎病，风湿病症见及项背疼痛等病症。同出自《伤寒论》的还有**麻黄汤、小青龙汤、麻黄附子细辛汤、葛根汤**。其中麻黄汤与桂枝汤均治外感之证，但二者主治截然不同。桂枝汤主治头痛、恶寒发热、身有汗、脉象浮而缓的风寒表虚证；而**麻黄汤**主治风寒表实证。一虚一实，不可混淆。已故国医大师焦树德教授在麻黄汤的基础上去桂枝加苏子10g、炒莱菔子10g、炒白芥子6g、半夏10g、橘红12g、茯苓

12~15g，命名为麻杏二三汤，用于治痰湿盛、白痰多、气逆脉滑的胸闷气喘症，在风湿病患者兼有肺疾之时，亦常用之。**小青龙汤**是医圣张仲景《伤寒论》中的一个重要方剂，具有解表散寒、温肺化饮的作用，用于表寒外束、内有伏饮证有很好的效果。小青龙汤治疗痹证之时，以寒饮停滞、留着关节、泛溢经络为主要特点。**麻黄附子细辛汤**，主治太阳，少阴两感证，原书谓："少阴病始得之，反发热，脉沉者，麻黄附子细辛汤主之。"少阴两感证的基本病机为心肾阳虚，复感寒邪，表里同病，故用麻黄发表散寒，附子强心，细辛搜剔、温散深入少阴之寒邪。在治疗痹证方面，主要用以治疗病机为阳虚寒凝之痹证，不可用于湿热之痹证。**葛根汤**，见于《伤寒论》太阳病篇"太阳病，项背强几几，无汗恶风，葛根汤主之。"该条文中太阳病指太阳经证。太阳经证的病机为寒邪外袭，侵入太阳经脉，经气不利，阳气受损，卫外失司。项背强几几主要是指颈后部及背部肌肉拘急，向前舒展才得以缓解症状，这是由于寒邪外袭太阳经脉，而足太阳膀胱经主要循行于头项背部，太阳经气不利，以致经脉气血运行不畅。**葛根汤**是治疗太阳经证的代表方，系桂枝汤中重用葛根为君药，《神农本草经》中云葛根："主消渴，身大热，呕吐，诸痹，起阴气，解诸毒。"其意有三：一是解肌发表，以助桂枝之力；二是宣通经脉之气血；三是升举阳气。葛根与麻黄配伍，麻黄发散表寒，葛根解肌发表，共同缓解项背强拘紧疼痛，在风湿病的辨治中每多取效。**藿香正气散**为解表化湿、理气和中的表里双解之剂，在治疗寒湿痹证中有所应用，藿香正气散可通过散寒湿、畅气机，达到通经络之功，从而改善关节酸楚疼痛、脘痞便溏、恶寒怕冷诸症。因此临床诸痹证，无论见到肢体酸楚麻木，还是关节疼痛、屈伸不利等症状，凡病机属寒湿闭阻，气血运行不畅者，皆可予藿香正气散加减。**柴葛解肌汤**亦为表里双解之方，出自明代陶节庵《伤寒六书·卷三·杀车槌法》，书载

"治足阳明胃经受证，目疼，鼻干，不眠，头疼，眼眶痛，脉来微洪，宜解肌，属阳明经病"。临床应用柴葛解肌汤，当以发热为主症，辨证属阳明郁热者皆可应用，以上所列诸症但见一症便可。在风湿病中，多用于膝关节红肿疼痛患者，膝部为足三阴三阳经所经行之处，膝部经脉损伤，气血运行不畅，气血瘀阻，瘀而化热，出现局部的红肿热痛，在临证中可选用此方。**止嗽散**由清代程钟龄苦心揣摩而得，载其所著《医学心悟》中，是临床常用方，影响深远。咳嗽初起属风寒者十居其九，因此发散风寒是治咳的主要方法，肺开窍于鼻，外合于皮毛，必须表散，但肺又为娇脏，不耐寒热，因此用药配方，既要客邪易散，又要肺气安宁，故以温润和平，不寒不热为原则，选用桔梗等味药组成止嗽散，此方无攻击过当之虞，大有启门驱贼之势，尤其适用于风湿病继发肺损害的患者，在临床中较为常用。**九味羌活汤**为《六科准绳》方，古人认为此方为"四时发散之通剂"、"通治六经感风邪"。全方九味药，选药精当，杂而不乱，古人设此方而治疗外感风湿头身疼痛。九味羌活汤药性趋上向外，所治痹证以上肢为主，其祛风散寒、除湿止痛的作用与痹证的风寒湿杂至合而为痹的病机相吻合，故对肩周炎、颈椎增生等引起的关节疼痛、肌肉酸痛效果颇佳。本方用于治疗痹证，既能祛风散寒除湿止痛，又防辛温太过，化热伤阴。**败毒散**，痹证多见正虚有实证，单纯的实证只是很少一部分。且该病是全身性疾病，病程日久可以导致全身各个脏腑的病变，所以应及时治疗，特别是正气还未大虚，病邪还在轻浅之时及时施治，不难获愈。为此采用中药败毒散加减治疗痹证，取其通、散、扶正灵巧的作用，使其共奏宣通温阳，祛风除湿，化瘀通络的功效。**乌头汤**始见于《金匮要略·中风历节病脉证并治第五》曰："病历节不可屈伸疼痛，乌头汤主之。"此方主要用于风湿病寒邪偏盛的证候。**良附丸**亦为治疗寒邪所设，但其主治肝郁气滞、胃部寒凝所致的胃脘疼痛。焦树德教授将良附丸、百合汤、丹参饮三个药方组合，名"三合汤"，长期难愈的胃脘痛，或曾服用其他治胃痛药无效者，可包括西医学各种慢性胃炎（浅表性、萎缩性、肥厚性），胃及十二指肠球部溃疡、胃黏膜脱垂、胃神经官能症、服用非甾体抗炎药以及胃癌等所致的胃痛。**蠲痹汤**最早由宋朝《杨氏家藏方》所载，注重于调和营卫止痹，其临床应用主要在"风寒湿杂合"而致经络失于荣畅的痹证，临床应用广泛。

1.桂枝汤（《伤寒论》）

组成：桂枝去皮三两，芍药三两，甘草炙二两，生姜切三两，大枣擘十二枚。

功用：解肌发汗，调和营卫。

主治：外感风寒表虚证，症见恶风发热，汗出头痛，鼻鸣干呕，苔白不渴，脉浮缓或浮弱。

用法用量：上五味，以水700毫升，微火煮取300毫升，去滓。适寒温，服100毫升。服已须臾，啜热稀粥适量，以助药力。温覆一时许，遍身微汗者为佳。若一服汗出病愈，停后服，不必尽剂，若不汗，更服，依前法，又不汗，后服小促其间，半日许，令三服尽。服一剂尽，病证犹在者，更作服，若汗不出者，乃服至二三剂。

方解：方中桂枝散寒解肌为君；芍药敛阴和营为臣；生姜助桂枝解肌祛邪，大枣助芍药和里营，并为佐药；甘草益气和中，调和诸药为使。配合成方，共奏解肌发汗，调和营卫之功。

配伍特点：桂枝汤一方面用桂枝轻微解肌发汗以使邪从表而出，另一方面有使用白芍敛阴固营，使营阴不得继续外泄，以达治病的目的。

注意事项：凡外感风寒表实无汗者禁用。服药期间禁食生冷、粘腻、酒肉等物。

2.麻黄附子细辛汤（《伤寒论》）

组成：麻黄二两（去节），细辛二两，附子一枚（炮）。

功用：助阳解表。

主治：主治素体阳虚，外感风寒，无汗恶寒，发热倦卧，苔白，脉反沉者。

用法用量：上三味，用水一升，先煮麻黄，去上沫，纳诸药，煮取300毫升，去滓，分二次温服。

方解：方中麻黄发汗解表，附子温经助阳，细辛通彻表里，助麻黄发汗解表，协附子内散阴寒。故适用于素体阳虚，复感风寒之证。

配伍特点：本方补散兼施，可使外感寒邪从表散，又可因护其阳，使里寒为之散逐。

注意事项：若少阴阳气衰微，已见下利清谷、脉微欲绝等证，当急投四逆辈回阳救逆，若误发其汗，必致亡阳，应加留意。

3.藿香正气散（《太平惠民和剂局方》）

组成：大腹皮、白芷、紫苏、茯苓去皮各一两，半夏曲、白术、陈皮去白、厚朴去粗皮、姜汁炙、苦桔梗各二两，藿香去土三两，甘草炙二两半。

功用：解表化湿，理气和中。

主治：外感风寒，内伤湿滞证，症见恶寒发热，头痛，胸膈满闷，脘腹疼痛，恶心呕吐，肠鸣泄泻，舌苔白腻，以及山岚瘴疟等。

用法用量：上为细末，每服二钱，水一盏，姜三片，枣一枚，同煎至七分，热服，如欲出汗，衣被盖，再煎并服。

方解：方中以藿香辛温散寒，理气和中，芳香祛秽，表里兼治作为主药；辅以紫苏、白芷、桔梗散寒发表，芳香化湿，宣畅肺气，半夏曲燥湿降气，和胃止呕，厚朴行气化湿，消胀除满。佐以白术、茯苓、陈皮健脾化湿，理气除痰，大腹皮行气利湿，生姜、大枣辛宣和胃；使以甘草益中焦，和百药。

配伍特点：外散风寒与内化湿滞相伍，健脾利湿与理气和胃共施，使风寒外散，湿浊内化，气机通畅，脾胃调和，清升浊降，则霍乱自已。

注意事项：本方重在化湿和胃，解表散寒之力较弱，故服后宜温覆以助解表。湿热霍乱之吐泻，则非本方所宜。

4. 九味羌活汤（《此事难知》）

组成：羌活一两半，防风一两半，苍术一两半，细辛五分，川芎一两，香白芷一两，生地黄一两，黄芩一两，甘草一两。

功用：发汗祛湿，兼清里热。

主治：外感风寒湿邪，内有蕴热证。恶寒发热，无汗，头痛项强，肢体酸楚疼痛，口苦微渴，舌苔白或微黄，脉浮。

用法用量：上九味，㕮咀，水煎服。若急汗，热服，以羹粥投之；若缓汗，温服，而不用汤投之。临床应用本方，尚须根据病情轻重，辅以羹粥。若寒邪较甚，表证较重，宜热服本方药后应啜粥以助药力，以便酿汗祛邪；若寒邪不甚，表证较轻，则不必啜粥，温服本方即可微发其汗。

方解：方中羌活辛苦温，入太阳经，散表寒，祛风湿，利关节，止痹痛，为治风寒湿邪在表之要药。防风长于祛风除湿，散寒止痛，为风药中之润剂；苍术辛苦温燥，可以发汗除湿；防风、苍术两药相合，协助羌活散寒除湿止痛，为臣药。细辛性甚走窜，又搜剔筋骨之力，与白芷、川芎活血行气，祛风止痛合用以散寒祛风，宣痹以止头身之疼痛。生地、黄芩清泄里热，其中生地养阴生津凉血，二者合用防止诸药辛温燥烈之性，为佐药。甘草调和诸药而为使药。

配伍特点：本方配伍特点有二：一是升散药和清热药的结合运用。正如《顾松园医镜》所说："以升散诸药而臣以寒凉，则升者不峻；以寒凉之药而君以升散，则寒者不滞。"二是体现了

"分经论治"的思想。原书服法中强调"视其经络前后左右之不同，从其多少大小轻重之不一，增损用之。"明示本方药备六经，通治四时，运用当灵活权变，不可执一，对后世颇有启迪。

注意事项：本方为辛温燥烈之剂，故风热表证及阴虚内热者不宜使用。

5.小青龙汤（《伤寒论》）

组成：麻黄去节三两，芍药三两，细辛三两，干姜三两，甘草炙三两，桂枝去皮三两，五味子半升，半夏洗半升。

功用：解表散寒，温肺化饮。

主治：外寒里饮证。症见恶寒发热，头身疼痛，无汗，喘咳，痰涎清稀而量多，胸痞，或干呕，或痰饮喘咳，不得平卧，或身体疼重，头面四肢浮肿，舌苔白滑，脉浮。

用法用量：上八味，以水一斗，先煮麻黄，减二升，去上沫，内诸药，煮取三升，去滓，温服一升。

方解：本方用麻黄、桂枝相须为君药，发汗散寒以解表邪，且麻黄又能宣发肺气而平喘咳，桂枝温阳以利内饮之化。干姜温肺化饮的同时其温性亦有助于除表寒、细辛性善走窜，既走表又达里为臣药，温肺化饮，兼助麻桂解表；五味子味酸而收敛护肺，芍药味酸而敛阴酸敛合营，方中用此二药是为防诸药温燥之性伤津。半夏燥湿化痰，和胃降逆，亦为佐药；炙甘草益气和中，调和诸药。

配伍特点：白芍配麻桂，酸敛合营，防止麻桂发散太过，保护营阴；五味子配干姜、细辛，酸敛护肺，肺为娇脏，因凡有水饮者，其正常之津液必定减少，故用白芍敛营。

注意事项：因本方多温燥之品，故阴虚干咳无痰或痰热证者，不宜使用。

6.止嗽散（《医学心悟》）

组成：桔梗炒、荆芥、紫菀蒸、百部蒸、白前蒸各二斤，甘草炒十二两，陈皮水洗去白一斤。

功用：宣利肺气，疏风止咳。

主治：风邪犯肺证。症见咳嗽咽痒，咯痰不爽，或微有恶风发热，舌苔薄白，脉浮缓。

用法用量：上为末。每服三钱，食后、临卧开水调下；初感风寒，生姜汤调下。

方解：方中紫菀止咳、百部润肺止咳，虽苦但不伤肺为君药，二者性温而不热，润而不寒，皆可止咳化痰。桔梗善开宣肺气、白前长于降气化痰，二者协同使用，一升一降，使气机运转，复肺气之宣降，增强君药的止咳化痰之力，共为臣药。荆芥可疏风解表，除在表之邪；橘红理气化痰，均为佐药。甘草缓急和中，调和诸药。

配伍特点：治肺勿忘宣降。

注意事项：阴虚劳嗽或肺热咳嗽者，不宜使用。

7. 柴葛解肌汤（《伤寒六书》）

组成：柴胡一钱二分，葛根一钱五分，芍药一钱，黄芩一钱五分，知母一钱，生地黄二钱，丹皮一钱五分，贝母一钱，甘草五分。

功用：解肌清热。

主治：外感风寒，郁而化热证。恶寒渐轻，身热增盛，无汗头痛，目疼鼻干，心烦不眠，咽干耳聋，眼眶痛，舌苔薄黄，脉浮微洪。

用法用量：水二盅，加生姜三片，大枣二枚，槌法加石膏末一钱，煎之热服。

方解：柴胡、葛根解肌清热为君药；羌活、白芷散表邪而治头痛，黄芩、石膏清泻里热，共为臣药；白芍、甘草酸甘敛营，以防疏散太过；桔梗宣利肺气；生姜大枣调和营卫为佐药。甘草又能和诸药。

配伍特点：温清并用，侧重于辛凉清热；表里同治，侧重于疏泄透散。它和一般辛凉解表以治风热表证之方，当有区别。

注意事项：若太阳表邪未入里者，不宜使用本方，恐其引邪入里；若里热而见阳明腑实（大便秘结不通）者，亦不宜使用。

8.败毒散（《太平惠民和剂局方》）

组成：柴胡去苗、前胡去苗（洗）、川芎、枳壳去瓤（麸炒）、羌活去苗、独活去苗、茯苓去皮、桔梗、人参去芦、甘草三十两。

功用：散寒祛湿，益气解表。

主治：气虚，外感风寒湿表证。憎寒壮热，头项强痛，肢体酸痛，无汗，鼻塞声重，咳嗽有痰，胸膈痞满，舌淡苔白，脉浮而按之无力。

用法用量：上为粗末。每服二钱、水一盏，加生姜、薄荷各少许，同煎七分，去滓，不拘时服，寒多则热服，热多则温服。

喻嘉言用本方治疗外邪陷里而成之痢疾，意即疏散表邪，表气疏通，里滞亦除，其痢自止。此种治法，称为"逆流挽舟"法。

方解：方中以羌活入太阳经疏风胜湿，独活入少阴经搜风祛湿，二药合用，不但疏风散寒，兼能祛湿除痛，是本方的主药。合柴胡散热升清；更合川芎行血疏肝；前胡、枳壳理气化痰；桔梗、茯苓宣肺利湿；人参、甘草益气扶正以祛邪。诸药合用，既能表散风寒，化湿除热，又能疏导经脉，行血化滞，故方名曰败毒散。

配伍特点：本方可疏散表邪，用治外邪里陷所致的痢疾，表气疏通，里滞亦除，其痢自止，此为"逆流挽舟"之法。

注意事项：方中药物多为辛温香燥之品，外感风热及阴虚外感者，均忌用。若时疫、湿温、湿热蕴结肠中而成之痢疾，切不可用。

9.麻黄汤（《伤寒论》）

组成：麻黄去节三两，桂枝去皮二两，杏仁去皮尖七十个，甘草炙一两。

功用：辛温解表。

主治：伤寒太阳表实证。具体症状为恶寒发热，头项强痛，身痛，骨节疼痛，胸满而喘，畏冷无汗，口不渴，其脉浮紧或浮而略弦。

用法用量：上药麻黄另包，用水600毫升，先煮麻黄。煎至400毫升时，再加其他三药共煎，取药汁150毫升为第一煎；然后再加水250毫升如上法煎取药汁150毫升为第二煎。将两次煎取的药汁混合，共300毫升，分两次服，每次服150毫升。服药后盖被以温暖取微汗。服一次即出汗者，可停服第二次药。如服第一次药后，未出微汗的过4~5小时可继服第二次药。第二次药服后，如仍未出微汗，可再煎一剂药（煎服法同前）继服。以取微汗为度。

方解：本方以麻黄辛温升散为主药；辅以桂枝辛温助阳，能助麻黄之升宣，味甘固表，节制麻黄之太散。其证属实，故必以麻黄为主药而不可颠倒。更佐用杏仁之苦温而降，既温助麻黄逐邪于玄府（指皮毛窍孔而言），又肃降逆气于肺胃；更使以甘草之甘平，佐桂枝以和内而拒外。饮入于胃，脾气散精，上归于肺，输精于皮毛，毛脉合精，戢戢汗出，使在表之邪随汗尽去而不留，头痛、寒热、气喘、身痛等症自然得解。

配伍特点：本方配伍特点有二：一为麻、桂相须，发卫气之闭以开腠理，透营分之郁以畅营阴，则发汗解表之功益彰；二为麻、杏相使，宣降相因，则宣肺平喘之效甚著。

注意事项：服麻黄汤后，必须多盖些衣被而取微汗。仲景称此为「温覆」取汗法，取汗后，如汗出、发热仍不退者，则不可再用麻黄汤，可改服桂枝汤。本方禁用于风热表证患者。

10.葛根汤（《伤寒论》）

组成：葛根四两，麻黄三两，生姜三两，桂枝二两，白芍二两，炙甘草二两，大枣（擘）12枚。

功用：发汗解表，生津舒筋。

主治：主用于治疗伤寒太阳病，项背强几几，无汗恶风者；或太阳与阳明合病，必自下利或兼发呕者。凡外感风寒表证，头项强痛波及项背亦僵硬酸楚，脉浮无汗，恶风，下利或呕者。

用法用量：水煎温服，覆被取微似汗出。

方解：方中葛根解肌散邪，生津通络；辅以麻黄、桂枝疏散风寒，发汗解表；芍药、甘草生津养液，缓急止痛；生姜、大枣调和脾胃，鼓舞脾胃生发之气。诸药配伍，共奏发汗解表，生津舒经之功效。

配伍特点：本方配伍特点具有桂枝汤方药配伍关系，桂枝汤者，可调理脾胃和生化阴津，阴津可随营卫和畅，气机升降而运行以濡泽筋脉，并能升清降浊。

注意事项：素有阴虚火甚，上盛下虚的病人不可用。

11.良附丸（《良方集腋》）

组成：高良姜（酒洗七次，焙干）、香附子（醋洗七次，焙干）。

功用：疏肝理气，温胃祛寒。

主治：肝郁气滞，胃有寒凝，脘腹疼痛，喜温喜按，成胸胁胀痛，或痛经，苔白，脉沉紧者。

用法用量：用时以米饮汤加入生姜汁1匙，盐1撮，为丸服之。

方解：方中高良姜温中暖胃，散寒止痛，为君，香附疏肝开郁，行气止痛，为臣，君臣两药相合，一以散寒凝，一以行气滞，如此则寒散气畅，疼痛自止，共奏温胃理气之功。

配伍特点：高良姜味辛大热，温中暖胃，散寒止痛，且用酒洗，以增强其散寒之力；香附疏肝开郁，行气止痛，且用醋洗，加强入肝行气止痛之功。

注意事项：胃脘痛属于肝胃火郁，甚或出血者忌用。

12. 乌头汤（《金匮要略》）

组成：麻黄、芍药、黄芪、甘草（炙）各三两，川乌（㕮咀，以蜜二升，即出乌头）五枚。

功用：温经散寒，除湿宣痹。

主治：寒湿痹阻关节证。骨节冷痛，屈伸不利，舌苔白润，脉沉弦或沉紧。或治脚气疼痛，不可屈伸因伤于寒湿者。

用法用量：上五味，㕮咀四味。以水三升，煮取一升，去滓，纳蜜煎中，更煎之。服七合；不知，尽服之。

方解：方中乌头味辛苦，性热，有毒，其力猛气锐，内达外散，能升能降，通经络，利关节，其温经散寒，除湿止痛，凡凝寒痼冷皆能开之通之；麻黄辛微苦而温，入肺、膀胱经，其性轻扬上达，善开肺郁、散风寒、疏腠理、透毛窍，其宣散透表，以祛寒湿。二者配伍，同气相求，药力专宏，外能宣表通阳达邪，内可透发凝结之寒邪，外攘内安，痹痛自无。芍药宣痹行血，并配甘草以缓急止痛；黄芪益气固卫，助麻黄、乌头温经止痛，亦制麻黄过散之性；白蜜甘缓，以解乌头之毒。诸药相伍，使寒湿去而阳气宣通，关节疼痛解除而屈伸自如。

配伍特点：方用麻黄、川乌温经驱寒，配以甘草、芍药缓急止痛，为其配伍特点。

注意事项：方中乌头为峻猛有毒之品，故乌头炮用，且煎药时间宜长，或与蜂蜜同煎，以减其毒性。若唇舌肢体麻木，甚至昏眩吐泻，应加注意，如脉搏、呼吸、神志等方面无大的变化，则为"瞑眩"反应，是有效之征；如服后见呼吸急促。心跳加快，脉搏有间歇等现象，甚则神志昏迷，则为中毒反应，应立即采取急救措施。

13.蠲痹汤（《杨氏家藏方》）

组成：当归、羌活、姜黄、黄芪、白芍、防风各一两，甘草半两。

功用：祛风除湿，散寒通络。

主治：主治风寒湿邪所致的痹证，肢体重着，关节酸痛，活动不利，得热则减，遇阴雨寒冷则加剧，舌苔白腻，脉弦紧等。

用法用量：水煎服。

方解：方中黄芪、炙甘草益气实卫；当归、赤芍活血和营；防风、羌活祛风除湿；姜黄理血中之气，祛风散寒止痛。

配伍特点：益气和营与祛风除湿药同用，祛邪与扶正兼顾。

注意事项：风湿热痹慎用。

二、清热治痹方

阎师常用的清热治痹方包括消瘰丸、二妙丸、白虎汤、白虎加桂枝汤、桂枝白虎汤、大秦艽汤、宣痹汤等。**消瘰丸**，本方所治瘰疬，是由肝肾阴亏，肝火郁结，灼津为痰而成。阎师在临床中常用本方，用于治疗类风湿关节炎患者出现的类风湿结节，痛风患者日久不愈出现的痛风石，结节红斑以及各种风湿病形成的"顽痰"客于关节等症。**二妙丸**是中医用于燥湿清热的基础名方，广泛应用于湿热下注引起的炎症、红肿、渗出等症，也可用于热性结节的治疗之中。二妙丸主要用于湿重于热的情况，其中黄柏、苍术用量为1∶1；三妙丸即在二妙丸中加牛膝而成，牛膝具有祛风湿，补肝肾，引药下行之功效，从而侧重于下焦湿热引起的双脚麻木、疼痛、痿软无力等症，黄柏、苍术、牛膝用量分别为2∶3∶1；四妙丸即在三妙丸中加薏苡仁而成，薏苡仁利湿清热作用更强，主要用于湿热下注导致双下肢痿肿之症。黄柏、薏苡仁与牛膝、苍术用量分别为5∶3，黄柏与薏苡仁用量相同，牛膝与苍术用量相同。**白虎汤**，为清热剂，具有清气分热，清热生津之功效，为治疗阳明气分热盛证的代表方，临床以大热、大渴、大汗、脉洪大为辨证要点，白虎汤在临证中可以加减用于治疗风湿热痹临床表现为肢体关节、肌肉肿胀疼痛，活动不利，属于"肢体浮肿"的病症。**白虎加桂枝汤**，又名**桂枝白虎汤**，载于《金匮要略·疟病脉证并治》篇："温疟者，其脉如平，身无寒，但热，骨节疼烦，时呕，白虎加桂枝汤主之"本方证的病机特点为寒热夹杂的表里兼证，条文中所言："身无寒但热"，当是指体内但热无寒，至于肌表则有风寒之邪。唐容川说："身无寒但热，为白虎之正证，加桂枝者，以有骨节烦疼证，则有伏寒在于筋节，故用桂枝以逐之也"，故临床中可用本方加减治疗风湿热痹之证。**大秦艽汤**出自金·《素问病机气宜保命集》，功效祛风清热、养血活血，主治风邪初中经络证。本方是祛风剂，临床主要用于治疗痛风、风湿性关节炎、肩周炎等病症，同时经过动物模型研究表明大秦艽汤对于急慢性炎症均有效，常用于风湿病的辨治之中。**宣痹汤**，为祛湿剂，具有辛苦通阳之功效。本方主治因湿热郁于经络而成。湿聚热蒸，灌于经络，则寒战热盛；流注骨节，故见骨节烦疼，活动不利，常用于风湿病湿热之证患者。

1. 消瘰丸（《医学心悟》）

组成：玄参（蒸）、牡蛎（煅，醋研）、贝母（去心，蒸）各等份。

功用：清热滋阴，化痰散结。

主治：肝肾阴亏所致的瘰疬。

用法用量：每服9g，开水下，日二服。

方解：本方所治瘰疬，是由肝肾阴亏，肝火郁结，灼津为痰而成。方中玄参清热滋阴，凉血散结；牡蛎软坚散结；贝母清热化痰。三药合用，可使阴复热除，痰化结散，使瘰疬自消。

配伍特点：标本兼治。

注意事项：寒性结节者慎用。

2.二妙散（《丹溪心法》）

组成：黄柏炒、苍术米泔水浸，各等份。

功用：清热燥湿。

主治：湿热下注证。症见筋骨疼痛，或两足痿软，或足膝红肿疼痛，或湿热带下，或下部湿疮、湿疹，小便短赤，舌苔黄腻者。

用法用量：上二味为末，沸汤，入姜汁调服。

方解：方中黄柏为君，取其苦以燥湿，寒以清热，其性沉降，长于清下焦湿热。臣以苍术，辛散苦燥，长于健脾燥湿。

配伍特点：二药相伍，清热燥湿，标本兼顾。入姜汁调服，取其辛散以助药力，增强通络止痛之功。

注意事项：阴虚者禁用。

3.白虎汤（《伤寒论》）

组成：知母六两，生石膏（碎）一斤（先煎），甘草（炙）二两，粳米六合。

功用：清热生津。

主治：阳明气分热盛证。症见壮热面赤，烦渴引饮，汗出恶热，脉洪大有力。

用法用量：上四味，以水一斗，煮米熟汤成，去滓，温服一升，日三服。

方解：本方的配伍，前人是根据《内经》热淫于内以苦发之的治则精神，取知母苦寒大清肺胃之热，且能益津液为主药；以生石膏之辛寒，大清阳明经弥漫之热为辅药；又据"热淫于内……佐以苦甘"的精神，以甘草味甘调中散热，调和百药为佐药；再以粳米之甘味保护胃气为使，合甘草以配知母，加强"佐以甘苦"的治则，不但能缓中益气（热则伤气），并能监制石膏、知母之寒，则既能清热、生津，又能护胃气而不伤中焦。

配伍特点：石膏、知母相须为用，可增强清热生津之功。

注意事项：表证未解的无汗发热，口不渴者；脉见浮细或沉者；血虚发热，脉洪不胜重按者；真寒假热的阴盛格阳证等均不可误用。

4.大秦艽汤（《素问病机气宜保命集》）

组成：秦艽三两，甘草二两，川芎二两，当归二两，白芍药二两，细辛半两，川羌活、防风、黄芩各一两，石膏二两，吴白芷一两，白术一两，生地黄一两，熟地黄一两，白茯苓一两，川独活二两。

功用：祛风清热，养血活血。

主治：风邪初中经络证。症见口眼歪斜，舌强不能言，手足不能运动，风邪散见，不拘一经者。

用法用量：上十六味，锉。每服一两，水煎，去滓，温服。

方解：方中重用秦艽祛风通络，为君药。更以羌活、独活、防风、白芷、细辛等辛散之品，祛风散邪，加强君药祛风之力，并为臣药。语言与手足运动障碍，除经络痹阻外，与血虚不能养筋相关，且风药多燥，易伤阴血，故伍以熟地、当归、白芍、川芎养血活血，使血足而筋自荣，络通则风易散，寓有"治风先治血，血行风自灭"之意，并能制诸风药之温燥；脾为气血生化之源，故配白术、茯苓、甘草益气健脾，以化生气血；生地、石膏、黄芩清热，是为风邪郁而化热者设，以上共为方中佐药。甘草调和诸药，兼使药之用。

配伍特点：本方用药，以祛风散邪为主，配伍补血、活血、益气、清热之晶，疏养结合，邪正兼顾，共奏祛风清热，养血通络之效。

注意事项：本方辛温发散之品较多，若属内风所致者，不可使用。

5.宣痹汤（《温病条辨》）

组成：防己五钱，杏仁五钱，滑石五钱，连翘三钱，栀子三钱，薏苡仁五钱，半夏醋炒三钱，晚蚕沙三钱，赤小豆皮三钱。

功用：清化湿热，宣痹通络。

主治：湿热痹证。湿聚热蒸，阻于经络，寒战发热，骨节烦疼，面色萎黄，小便短赤，舌苔黄腻或灰滞。

用法用量：水煎服。

方解：方中防己清热利湿，通络止痛，为主药；蚕砂、薏苡仁除湿行痹，通利关节，协助防己以通络止痛，均为辅药；连翘、山栀子、滑石、赤小豆清热利湿，以增强防己清热祛湿的作用，半夏燥湿化浊，"肺主一身之气，气化则湿亦化"故又用杏仁宣肺利气，以化退邪，均为佐使之品。各药合用，有清热利湿，宣痹止痛的功效。

配伍特点：宣通三焦，清热利湿。

注意事项：宜湿热阻滞经络之痹证。若风寒湿痹证，非本方所宜。

三、除湿通络方

阎师常用的除湿通络方包括三仁汤、羌活胜湿汤、五苓散、四苓散、猪苓汤、五皮饮、防己黄芪汤、泽泻汤等。

三仁汤，出自《温病条辨》，是清热利湿的代表方。本方的适应证是湿气留恋三焦，湿重于热者，适用于湿温初起，卫气同病。方论选录吴瑭《温病条辨》卷1："湿为阴邪，自长夏而来，其来有渐，且其性氤氲黏腻，非若寒邪之一汗即解，温凉之一凉则退，故难速已。世医不知其为湿温，见其头痛恶寒、身重疼痛也，以为伤寒而汗之，汗伤心阳，湿随辛温发表之药蒸腾上逆，内蒙心窍则神昏，上蒙清窍则耳聋目瞑不言。见其中满不饥，以为停滞而大下之，误下伤阴，而重抑脾阳之升，脾气转陷，湿邪乘势内溃，故洞泄。见其午后身热，以为阴虚而用柔药润之，湿为胶滞阴邪，再加柔润阴药，二阴相合，同气相求，遂有锢结而不可解之势。惟以三仁汤轻开上焦肺气，盖肺主一身之气，气化则湿亦化也。"临床常用于治疗肠伤寒、胃肠炎、肾盂肾炎、布氏杆菌病、肾小球肾炎以及关节炎等属湿重于热者。

羌活胜湿汤，为金元时期医家李东垣所著的名方，主治"肩背痛不可回顾者，此手太阳气郁而不行，以风药散之。脊痛项强，腰似折，项似拔，此足太阳经不通行，以羌活胜湿汤主之。"现代运用于类风湿关节炎，骨质增生，强直性脊柱炎等疾病的治疗，古方新用，取得较好的疗效。需要注意的是，本方治疗的痹证应为寒湿痹阻型，不适用于热性证候。

五苓散是《伤寒论》中治疗太阳蓄水证的主方，五苓散是两解之法，既发汗又利小便，使外窍利而下窍通。在风湿病中的辨治中，五苓散可用于风湿病症见水饮、湿邪内积的症候。五苓散去掉桂枝即为**四苓散**，具有健脾止泻，利水除湿之功效，主治泄泻，无桂枝则是减少了其温阳化气之功，功偏渗湿健脾，适用于风湿病患者出现的脾虚湿阻之泄泻以及小便不利等症。**猪苓汤**出自张仲景所著的《伤寒论》，而《血证论》认为本方滋阴利水，祛痰，主治水热互结，阴亏津伤，发热心烦，渴欲饮水，小便不利或兼有咳嗽，呕恶不利。在临证运用猪苓汤辨治风湿病时，常用于关节肿痛明显，伴有关节腔积液，特别是病程日久，寒邪日久化热后出现的关节肿胀，水热互结，兼有阴伤之证。同为利水之剂的五苓散和猪苓汤有根本的区别。五苓散证体质偏寒，猪苓汤证体质偏热；五苓散偏阳虚，猪苓汤偏阴虚；五苓散的发热偏于表，猪苓汤的发热偏于里。**五皮饮**，具有利水消肿，理气健脾之功效，是主治脾虚湿盛，水溢肌肤所致的皮水的首选方剂。已故国医大师焦树德教授常用五皮饮，把茯苓皮加至30g，大腹皮加至15g，再加生麻黄6~12g，生石膏25~35g，苍术6~9g，冬瓜皮30~40g，用于治疗肾炎水肿。也常用五皮饮改茯苓皮30~45g，大腹皮15g，另加炒苏子、炒莱菔子、葶苈子各9g，槟榔、水红花子各9~12g，命名为"五子五皮饮"，用于治疗水臌，在风湿病的辨治中，病机符合脾虚湿盛而出现的水肿情况都可以运用本方。**防己黄芪汤**，是益气祛风、渗湿止痛之良方，出自《金匮要略》"风湿，脉浮身重，汗出恶风者，防己黄芪汤主之……"防己黄芪汤组方配伍有三大特点：攻补兼施，标本兼顾和培土生金。现在本方主要用于风水、风湿证的治疗。现代药理学研究表明，防己黄芪汤对肾脏具有良好的保护作用。其治疗肾病风湿证的疗效也是比较可靠的。**泽泻汤**为医圣张仲景所创立，首载于《金匮要略·痰饮咳嗽病脉证并治第十二》，在《金匮要略》中用于治疗心下支饮。对于其病机为清阳不升，浊阴不降，饮邪上犯。如《金匮要略心典》言"水饮之邪，上乘清阳之位，则为冒眩"；《金匮要略方义》云"此方所治之冒眩，乃水饮停于中焦，浊阴上冒，清阳被遏所致"；《金匮要略直解》认为"支饮留于心膈，则上焦之气浊而不清，清阳不能走于头目，故其人苦眩冒也"。刘渡舟教授亦云头目昏冒是由于脾胃虚弱，不能运化水湿，饮邪停于心下，上乘清阳之位所导致。泽泻汤药简效佳，对于辨证属于痰饮一类的疾病具有很好的治疗作用，目前已被学者广泛应用于临床治疗各种疾病。

1.三仁汤（《温病条辨》）

组成：杏仁五钱，飞滑石六钱，白通草二钱，白蔻仁二钱，竹叶二钱，厚朴二钱，生薏苡仁六钱，半夏五钱。

功用：宣畅气机，清利湿热。

主治：湿温初起及暑温夹湿之湿重于热证。症见头痛恶寒，身重疼痛，肢体倦怠，面色淡黄，胸闷不饥，午后身热，苔白不渴，脉弦细而濡。

用法用量：甘澜水八碗，煮取三碗，每服一碗，日三服。

方解：方中杏仁宣利上焦肺气，气行则湿化；白蔻仁芳香化湿，行气宽中，畅中焦之脾气；薏苡仁甘淡性寒，渗湿利水而健脾，使湿热从下焦而去。三仁合用，三焦分消，是为君药。滑石、通草、竹叶甘寒淡渗，加强君药利湿清热之功，是为臣药。半夏、厚朴行气化湿，散结除满，是为佐药。

配伍特点：综观全方，体现了宣上、畅中、渗下，三焦分消的配伍特点，气畅湿行，暑解热清，三焦通畅，诸症自除。

注意事项：舌苔黄腻，热重于湿者则不宜使用。

2. 羌活胜湿汤（《脾胃论》）

组成：羌活、独活各一钱，藁本、防风、甘草炙，各五分，蔓荆子三分，川芎二分。

功用：祛风胜湿止痛。

功能主治：风湿在表之痹证。症见肩背痛不可回顾，头痛身重，或腰脊疼痛，难以转侧，苔白，脉浮。

用法用量：上咬咀，都作一服；水二盏，煎至一盏，去滓，食后温服。

方解：方中羌活、独活共为君药，二者皆为辛苦温燥之品，其辛散祛风，味苦燥湿，性温散寒，故皆可祛风除湿、通利关节。其中羌活善祛上部风湿，独活善祛下部风湿，两药相合，能散一身上下之风湿，通利关节而止痹痛。臣以防风、藁本，入太阳经，祛风胜湿，且善止头痛。佐以川芎活血行气，祛风止痛；蔓荆子祛风止痛。使以甘草调和诸药。

配伍特点：综合全方，以辛苦温散之品为主方，共奏祛风胜湿之效，使客于肌表之风湿随汗而解。

注意事项：血虚痹痛忌服。

3. 五苓散（《伤寒论》）

组成：猪苓十八铢，去皮，泽泻一两六铢，白术十八铢，茯苓十八铢，桂枝半两，去皮。

功用：利水渗湿，温阳化气。

主治：①蓄水证。症见小便不利，头痛微热，烦渴欲饮，甚则水入即吐，舌苔白，脉浮。②水湿内停。症见水肿，泄泻，小便不利，以及霍乱等。③痰饮。症见脐下动悸，吐涎沫而头眩，或短气而咳者。

用法用量：捣为散，以白饮和服方寸匕，日三服，多饮暖水，汗出愈，如法将息。

方解：方中以泽泻咸寒，入水腑，胜结热，为主药；以二苓淡渗利湿，通调水道，下输膀胱以泻水热，为辅药；用白术健脾燥湿，助土以制水，为佐药；用桂枝之辛温，宣通阳气，助全身气化，蒸化三焦以利水，为使药。五药相伍，不但可治膀胱停水、小便不利之里证，而且同时能解停水发热之表证。

配伍特点：诸药相伍，甘淡渗利为主，佐以温阳化气，使水湿之邪从小便而去。

注意事项：湿热者忌用。

4.猪苓汤（《伤寒论》）

组成：猪苓（去皮）、茯苓、泽泻、阿胶、滑石（碎）各一两。

功用：利水清热养阴。

主治：水热互结证。症见小便不利，发热，口渴欲饮，或心烦不寐，或兼有咳嗽，呕恶，下利等，舌红苔白或微黄，脉细数者。

用法用量：以水四升，先煮四味，取两升，去滓，内阿胶烊消，温服七合，日三服。

方解：方中以猪苓为君，取其归肾、膀胱经，专以淡渗利水。臣以泽泻、茯苓之甘淡，益猪苓利水渗湿之力，且泽泻性寒兼可泄热，茯苓尚可健脾以助运湿。佐入滑石之甘寒，利水、清热两彰其功；阿胶滋阴润燥，既益已伤之阴，又防诸药渗利重伤阴血。

配伍特点：五药合方，利水渗湿为主，清热养阴为辅，体现了利水而不伤阴、滋阴而不碍湿的配伍特点。水湿去，邪热清，阴津复，诸症自除。

注意事项：因本方为渗利之剂，若内热盛，汗出多而渴者忌用。

5.五皮饮（《澹寮方》）

组成：陈皮、茯苓皮、桑白皮、大腹皮、生姜皮，各等份（适量）。

功用：行气化湿，利水消肿。

主治：皮水。症见头面四肢水肿，小便不利，心腹胀满，上气喘促，以及妊娠水肿等症。

用法用量：水煎服。

方解：《内经》言"诸湿肿满，皆属于脾"。方中以陈皮芳香化湿、理气和中、醒脾，为主药；茯苓皮淡渗利湿，健脾调中为辅药；桑白皮泻肺行水，以治水之上源，通调水道下输膀胱，大腹皮行气消胀，气行则水行，共为佐药。生姜皮辛散，通行全身而散水气，为使药。水湿得利，水肿自消。

配伍特点：本方主治皮水，故全方药物皆用皮，寓有以皮走皮之意。药品用量较轻，所治的水证也较轻，临症时可酌情进行加减。

注意事项：凡阴虚、血虚、津伤诸证者，皆当慎用。

6.防己黄芪汤（《金匮要略》）

组成：防己一两，黄芪一两一分，甘草半两，炒白术七钱半。

功用：益气祛风，健脾利水。

主治：风水或风湿。症见汗出恶风，身重，小便不利，舌淡苔白，脉浮。

用法用量：上锉麻豆大，每服五钱匕，生姜四片，大枣一枚，水盏半，煎八分，去滓温服，良久再服，服后当如虫行皮中，以腰以下如冰，后坐被中，又以一被绕腰以下，温令微汗，瘥。

方解：方中以防己、黄芪共为君药，防己祛风行水，黄芪益气固表，兼可利水，两者相合，祛风除湿而不伤正，益气固表而不恋邪，使风湿俱去，表虚得固。臣以白术补气健脾祛湿，既助防己祛湿行水之功，又增黄芪益气固表之力。佐入姜、枣调和营卫。甘草和中，兼可调和诸药，是为佐使之用。

配伍特点：诸药相伍，祛风与除湿健脾并用，扶正与祛邪兼顾，使风湿俱去，诸症自除。

注意事项：若水湿壅盛肿甚者，非本方所宜。

7.四苓散（《丹溪心法》）

组成：茯苓（去皮），猪苓（去皮），白术，泽泻各等份。

功用：健脾除湿。

主治：主治脾虚湿阻，小便短少，大便溏泄，舌苔白，脉浮。

用法用量：每服6g，空腹时用温开水调服。

方解：本方白术健脾利湿；茯苓补中渗湿；猪苓、泽泻渗利润下。

配伍特点：体现"治湿不利小便，非其治也"。

注意事项：湿热者忌用，且本方不宜常服。

8.泽泻汤（《金匮要略》）

组成：泽泻五两，白术二两。

功用：利水除饮，健脾制水。

主治：饮停心下，头目眩晕，胸中痞满，咳逆水肿。

用法用量：水煎服。

方解：方中泽泻甘淡，利水渗湿，使水湿从小便而出，为君药。白术甘苦，健脾益气，利水消肿，助脾运化水湿，为臣药。两药相须为用，重在利水，兼健脾以制水，为治脾虚水饮内停之良方。

配伍特点：该方重用泽泻利水下行，以治其标；以白术健脾制水，以治其本。

注意事项：勿长期大量应用。

四、补肾壮骨方

阎师常用的补肾壮骨方包括六味地黄丸、独活寄生汤、四神丸、真武汤、萆薢分清饮、百合固金汤、济川煎、一贯煎、肾气丸、地黄饮子、四逆汤、真人养脏汤、桑螵蛸散、固冲汤、三痹汤、虎潜丸、大补阴丸等。**六味地黄丸**，出宋代钱乙《小儿药证直诀》"地黄丸"条。方中药物6味：熟地黄、山药、山茱萸、泽泻、牡丹皮、茯苓，原书用以治疗小儿肾怯失音、囟开不合、神气不足、目白睛多、面色㿠白以及肾疳、骨疳、筋疳及肝疳等证。至元代，六味地黄丸的临床应用已经超越了儿科的范围。在《丹溪心法》一书中，六味地黄丸用于治疗咳嗽、小便不禁、虚损、淋证以及消渴等多种内科疾病。迨至清代，使用六味地黄丸（汤）的医家越来越多，其主治范围也越来越广。如高秉钧所著《疡科心得集·方汇·卷上》中，记载六味地黄汤可以治疗"肝肾不足，真阴亏损，舌燥喉痛，虚火牙痛，牙漏，牙宣等证"。程钟龄所著《医学心悟》一书中，使用六味地黄丸（汤）治疗的疾病多达十余种。六味地黄丸中熟地黄、山茱萸、山药，三味补药相配伍有滋肾、养肝、益脾的作用，称为三阴并补，故为"三补"。佐以泽泻利水渗湿，泻肾水、防熟地黄之滋腻恋邪，牡丹皮清泄相火，凉肝而泻阴中伏火，制山茱萸之温涩；茯苓渗湿健脾，既助山药补脾，又助泽泻利水，且防熟地黄滋腻有碍运化，故称"三泻"。全方为三补三泻，补中有泻，寓泻于补，相辅相成。诸药合用，滋而不寒，温而不燥，三补治本，三泻治标，标本兼顾，滋补而不留邪，降泄而不伤正，乃滋阴补肾之名药。在燥痹的辨治中，阎师常以此方为基本方加减化裁。**独活寄生汤**，为中医传统治疗痹证经典方剂之一，主治痹症日久，肝肾两亏，气血不足之证，疗效显著，备受历代医家青睐，一直沿用至今。张秉成解读此方云："此肝肾虚三气乘袭也……且又风能胜湿耳"。再临证辨治中，对于类风湿关节炎、骨质疏松等疾病都可以据此方辨证加减。通过现代研究表明独活寄生汤可明显抑制毛细血管通透性增加，减轻肿胀，起到镇痛抗炎的效果，可应用于肿胀、疼痛为主要临床表现得风湿痹证，同时也可减少激素类药物的使用以减轻不良反应，在风湿病的诊治中，运用广泛。
四神丸，出自《校注妇人良方》，本方药味精练而疗效确切，是治疗肾脾两虚而致的五更泄（鸡鸣泄）和肾虚久泻的常用方剂，也用于治疗脾肾虚寒之饭后迟消、腹部冷胀、腰腿酸软等症，但主要用于脾肾虚泄。古人治泻有健脾不如补肾之说，此方既补肾又健脾，君臣佐使配伍精当，故疗效十分显著。焦树德教授常用此方合附子理中丸方随症加减，用于治疗现代医学诊断的慢性痢疾、慢性结肠炎、溃疡性结肠炎等病表现为虚证泄泻者。而阎师在运用此方时，常用于治疗风湿病患者脾肾两虚之泄泻，或者服用非甾类药物、免疫抑制剂以及刺激性中药时出现的腹泻，具有较好的临床疗效。**真武汤**是《伤寒杂病论》中重要治病用方之一，该方既可辨治心悸，又可辨治腹痛；既可辨治身瞤动振振欲擗地，又可辨治四肢沉重疼痛；既可辨治小便不利，又可辨治小便利；既可辨治头眩，又可辨治下利。方药相互为用，以温阳利水为主。"腹痛，小便不利，四肢沉重疼痛，自下利者，此为有水气"，其中"四肢沉重疼痛"的病变证机是水气肆虐，充斥四肢肌肉关节；病证表现以四肢沉重疼痛为主，多有下肢水肿。**萆薢分清饮**为主治下焦虚寒淋浊的常用方，在风湿病的辨治中，可以用于风湿病相关肾损害而出现的小便浑浊频数等症。**百合固金汤**，主用于肺为虚火所伤而致诸症，本方虽以二地为主药，但其治疗目的不在于补肾，而在于清金保肺，百合、麦冬为有力之辅药，故名以百合固金汤，其制方之义。本方常加减运用于风湿病出现相关肺损伤的患者。**济川煎**，主治由肾虚开合失司所致诸证。《重订通俗伤寒论》言："夫济川煎，注重肝肾，以肾主二便，故君以苁蓉、牛膝滋肾阴以通便也。肝主疏泄，故臣以当归、枳壳，一则辛润肝阴，一则苦泄肝气。妙在升麻升清气以输脾，泽泻降浊气以输膀胱，佐蓉、膝以成润利之功。"《景岳全书》卷51："便闭有不得不通者，凡伤寒杂证等病，但属阳明实热可攻之类，皆宜以热结治法，通而去之。若察其元气已虚，既不可泻，而下焦胀闭又通不宜缓者，但用济川煎主之，则无有不达。"在风湿病的辨治中，常用于因肾气亏虚而出现的腰膝酸软等症。**一贯煎**，为补益剂，具有滋阴疏肝之功效。本方是治疗阴虚肝郁，肝胃不和所致脘胁疼痛的常用方，也可加减用于风湿病证见肝肾阴虚之候。**肾气丸**，方又名崔氏八味丸、八味地黄丸、桂附地黄丸、桂附八味丸、金匮肾气丸、八味丸等，本方是以补肾阳为主而阴阳双补的方剂。近代常用此方随症加减治疗神经衰弱、肾炎、慢性气管炎、哮喘、肺气肿、冠心病、风湿性及类风湿关节炎、妊娠中毒、功能性子宫出血、原发性高血压、前列腺炎、糖尿病、红斑狼疮、尿崩症等，经中医辨证属于肾阳虚者。**地黄饮子**，本方的立意和作用，以温补下元、收纳浮阳为主，又兼有开心窍、祛痰浊、通心肾的作用。常用本方治疗西医诊断的脊髓痨、脊髓炎、侧索硬化、多发性硬化、慢性进行性延髓麻痹等病出现中风、风痱病证候者，或舌强语涩、吞咽发呛，或两腿瘫痪，或上下肢肌肉萎缩，或走路不稳，或二便失控等。**四逆**

汤，此汤为回阳救逆之要剂，取附子之热、干姜之辛、甘草之甘而为治也。四逆散与四逆汤均治手足厥逆，但四逆汤主治阳虚不能温煦四末之厥逆。四逆散则治肝郁气滞，表里不和，热邪内郁，气机不能通达四肢之厥逆，故治以和解表里，舒肝理脾之法。当归四逆汤所治之厥逆是血虚不能温达四末，故治以养血通脉。焦树德教授曾用当归四逆汤加减，治疗雷诺病，取得了非常理想的效果。其经验方如下，桂枝12~20g，赤、白芍各12g，当归尾10g，细辛3~5g，炮山甲6~9g（现已停用），红花10g，片姜黄9~12g，通草6g，路路通10g，白芥子6~9g，熟地20g、麻黄6g，桃仁10g，水煎服。**真人养脏汤**，为固涩剂，具有涩肠固脱，温补脾肾之功效。本方为治泻痢日久，脾肾虚寒的常用方，用于风湿病症见大便滑脱不禁，腹痛喜温喜按，食少神疲，舌淡苔白，脉迟细的患者。**桑螵蛸散**，出自《本草衍义》，本方有补心、益肾、固精止遗的功能。常用此方随症加减治疗风湿病患者出现的肾虚膀气不固而小便次数多，尿不能摄固，如厕慢则稍遗尿于裤中，夜尿频多等症。**固冲汤**，为固涩剂，具有固冲摄血，益气健脾之功效。本方为治肾虚不固，脾虚不摄，冲脉滑脱所致崩漏而设。张锡纯说："然当其血大下之后，血脱而气亦随之下脱……此证诚至危急之病也"（《医学衷中参西录》上册），当急治其标，固冲摄血为主，辅以健脾益气。本方为治脾肾亏虚，冲脉不固之血崩、月经过多的常用方。临床应用以出血量多，色淡质稀，腰膝酸软，舌淡，脉微弱为辨证要点。**三痹汤**，出自《成方切用》，本方也是治疗痹证常用的药方。主治风寒湿三气杂至，痹阻经络，而气血凝滞，手足拘挛，行、痛、着三痹症状皆有者。明代医家喻嘉言曾称赞曰："本方用参芪四物，一派补药内，加防风、秦艽以胜风湿，桂心以胜寒，细辛、独活以通肾气。凡治三气袭虚而成痹患者，宜准诸此。"**虎潜丸**，本方主治肾阴不足之筋骨痿软、足不任地、不能步履，亦可用于腰膝酸软、骨蒸劳热等肝肾两虚，精血不足之证。肾为作强之官，若肾虚精枯，髓不能满，精血不足，湿热风毒乘虚侵袭，则腰酸筋软，不能步履，肾水不足，火旺烁阴，湿热相搏，筋缩骨软而腿不能用等证作矣。本方主用于治疗两腿痿弱，步履乏力，故又称为健步虎潜丸。原方出于《丹溪心法》，后世又有加味变化。朱丹溪于本方再加白术、茯苓、甘草、五味、菟丝子、紫河车，名补益丸，用于治痿躄。本方与**大补阴丸**均为补肾阴的名方，但大补阴丸偏治肝肾阴虚，虚火上炎而致的骨蒸潮热、五心烦热、劳嗽盗汗、咳血、吐血、足膝疼痛等症；本丸则治肝肾阴亏之筋骨痿软、腰足瘦削、步履困难，甚或下痿不能行走等症。

1.六味地黄丸（《小儿药证直诀》）

组成：熟地黄八钱，山茱萸（制）四钱，牡丹皮三钱，山药四钱，茯苓三钱，泽泻三钱。

功用：滋阴补肾。

主治：阴虚证。腰膝酸软，头晕目眩，耳鸣耳聋，盗汗，遗精，消渴，骨蒸潮热，手足心热，舌燥咽痛，牙齿动摇，足跟疼痛，小便淋漓，以及小儿囟门不合，舌红少苔，脉沉细数。

用法用量：口服，水蜜丸一次6g，小蜜丸一次9g，大蜜丸一次1丸，一日2次。

方解：方中以熟地滋阴补肾生精填髓，壮水之主，作为主药。山萸肉温肝敛阴，涩精秘气，山药益肺健脾而补脾阴，肝肾同源，养肝阴亦即补肾阴，土生万物，滋脾阴亦即益肾阴，二药共助熟地滋补肾阴为辅药。主辅药能补肾、肝、脾三脏。但这三药补而腻滞，故又以泽泻宣泻肾经浊邪，以防熟地补肾之腻；丹皮清肝泻热，以除山萸肉温肝敛阴之滞；茯苓淡渗脾湿，以免山药补脾中满之壅。六药相合，三补三泻，使此方有收有散、有补有泻，补而不滞，泻而不伤，成为滋补肾阴的代表方剂，可以大补元阴。

配伍特点：三阴并补，以补肾为主；三补三泻，以补为主。

注意事项：本方由纯阴之品组成，凡气虚脾胃弱，消化不良，大便溏泄者忌用。

2.独活寄生汤（《备急千金要方》）

组成：独活三两，桑寄生、杜仲、牛膝、细辛、秦艽、茯苓、桂心、防风、川芎、人参、甘草、当归、芍药、干地黄各二两。

功用：祛风湿，止痹痛，补肝肾，益气血。

主治：痹证日久，肝肾两虚，气血不足证。症见腰膝疼痛，肢节屈伸不利，或麻木不仁，畏寒喜温，心悸气短，舌淡苔白，脉细弱。

用法用量：水煎服。

方解：方中独活、秦艽、防风、细辛祛风除湿，散寒止痛；杜仲、牛膝、桑寄生补肝肾，强筋骨，祛风湿；当归、熟地、白芍、川芎养血和血；人参、茯苓、甘草补气健脾；桂心温通血脉。诸药合用，共奏祛风湿，止痹痛，补肝肾，益气血之功。

配伍特点：以祛风寒湿药为主，辅以补肝肾、养气血之品，邪正兼顾，有祛邪不伤正，扶正不碍邪之义。

注意事项：痹证之属湿热实证者忌用。

3.四神丸（《内科摘要》）

组成：肉豆蔻（生用）60g，补骨脂（炒）120g，五味子60g，吴茱萸120g。

功用：温肾暖脾，固涩止泻。

主治：脾肾虚寒，大便不实，饮食不思，或食而不化，或腹痛，神疲乏力，舌淡，苔薄白，脉沉迟无力。

用法用量：每次50~70丸，空腹时服。

方解：本方是《普济本事方》二神丸和五味子散二方组合而成。方中补骨脂温肾暖脾为君；吴茱萸温中散寒，肉豆蔻温脾暖胃，涩肠止泻为臣，二者相配，脾肾兼治，使命门火足则脾阳得以健运，温阳涩肠之力相得益彰，五味子酸敛固涩，合生姜温胃散寒，大枣补脾养胃，共为佐使。

配伍特点：古人治泻有健脾不如补肾之说，此方既补肾又健脾，主辅佐使配伍精当。

注意事项：本方主治脾肾虚寒证的泄泻，内有湿热蕴结者，禁用本方。

4.真武汤（《伤寒论》）

组成：茯苓三两，芍药三两，白术二两，生姜（切）三两，附子一枚（炮）。

功用：温阳利水。

主治：脾肾阳衰，水气内停，小便不利，四肢沉重疼痛，腹痛下利，或肢体浮肿，苔白不渴，太阳病发汗，汗出不解，其人仍发热，心下悸，头眩，身𥆧动，振振欲擗地者。

用法用量：上五味，以水800毫升，煮取300毫升，去滓，每次温服100毫升，日三服。

方解：本方是治脾肾阳虚，水湿内停的要方。方中附子温壮肾阳，白术健脾燥湿，茯苓利水渗湿，生姜温散水气，芍药利小便，止腹痛。五味相配，既能温补脾肾之阳，又可利水祛湿。故适用于脾肾阳虚，水湿内聚所产生的诸证。

配伍特点：方中白芍，其义有四：一者利小便以行水气，《本经》言其能"利小便"，《名医别录》亦谓之"去水气，利膀胱"；二者柔肝缓急以止腹痛；三者敛阴舒筋以解筋肉𥆧动；四者可防止附子燥热伤阴，以利于久服缓治。如此组方，温脾肾以助阳气，利小便以祛水邪。

注意事项：凡寒湿证者皆不宜使用，寒湿证主要是指寒湿之邪外袭机体所致，主要临床表现为头身困重，关节疼痛并屈伸不利，或面浮身肿，大便溏薄等症。因为寒与湿皆为阴邪，寒性凝滞，易于伤及阳气，湿邪重浊，聚而为水，与真武汤证之阳虚水停相似，但寒湿者以外寒为主，而真武汤方剂以内虚为主，故不宜使用。

5.萆薢分清饮（《杨氏家藏方》）

组成：益智仁、川萆薢、石菖蒲、乌药各等份。

功用：温肾利湿，分清化浊。

主治：真元不足，下焦虚寒之膏淋、白浊。小便频数，浑浊不清，白如米泔，凝如膏糊，舌淡苔白，脉沉。

用法用量：水煎服。

方解：方中萆薢利湿而分清化浊，为治白浊之要药，故以为君。石菖蒲辛香苦温，化湿浊以助萆薢之力，兼可祛膀胱虚寒，用以为臣，《本草求真》谓石菖蒲能温肠胃，"肠胃既温，则膀胱之虚寒小便不禁自止"。二药相伍，总以祛湿浊为主，故佐入益智仁、乌药温肾散寒。益智仁能补肾助阳，且性兼收涩，故用之温暖脾肾，缩泉止遗；乌药温肾散寒，除膀胱冷气，治小便频数。入盐煎服，取其咸以入肾，引药直达下焦，用以为使。

配伍特点：利湿化浊以治其标，温暖下元以顾其本。

注意事项：湿热白浊则非本方所宜。

6.百合固金汤（《慎斋遗书》）

组成：熟地、生地、归身各三钱，白芍、甘草各一钱，桔梗、玄参各八分，贝母、麦冬、百合各一钱半。

功用：滋肾保肺，止咳化痰。

主治：肺肾阴亏，虚火上炎证。症见咳嗽气喘，痰中带血，咽喉燥痛，头晕目眩，午后潮热，舌红少苔，脉细数。

用法用量：水煎服。

方解：方中用二地益肾滋水，退热为主药；百合保肺安神，麦冬润肺清热为辅药；玄参滋阴降火利咽喉，贝母散肺中郁火而除痰，归、芍养血以防肝火之动为佐药；桔梗载药入肺而清金为使药。

配伍特点：本方虽以二地为主药，但其治疗目的不在于补肾，而在于清金保肺，百合、麦冬为有力之辅药，故名以百合固金汤。

注意事项：肺气虚咳嗽、痰白、畏冷、气短声低者，忌用。

7.济川煎（《景岳全书》）

组成：当归三至五钱，牛膝二钱，肉苁蓉酒洗去咸二至三钱，泽泻一钱半，升麻五分至七分或一钱，枳壳一钱。

功用：温肾益精，润肠通便。

主治：肾阳虚弱，精津不足证。大便秘结，小便清长，腰膝酸软，头目眩晕，舌淡苔白，脉沉迟。

用法用量：水煎服。

方解：方中用肉苁蓉温肾益精，暖腰润肠，为君药；当归养血润肠，牛膝补肾壮腰，性善下行，为臣药；枳壳宽肠下气而助通便，此用升麻，是由于其入阳明清宣升阳，清阳得升，浊阴自降，有欲降先升之妙。肾虚气化失职，水液代谢失常，故用泽泻甘淡泄浊，又入肾补虚，配合枳壳，使浊阴降则大便通。本方适用于老年人肾虚以及产后血虚之便秘。

配伍特点：方中无泻下之药，故须用升麻先升之，此为用升麻之意。本方泻下重在用药势。

注意事项：凡热邪伤津及阴虚者忌用。

8.大补阴丸（《丹溪心法》）

组成：熟地黄酒蒸、龟板酥炙各六两，黄柏炒褐色、知母酒浸（炒）各四两。

功用：滋阴降火。

主治：阴虚火旺证。症见骨蒸潮热，盗汗遗精，咳嗽咯血，心烦易怒，足膝疼热，舌红少苔，尺脉数而有力。

用法用量：上为末，猪脊髓蒸熟，炼蜜为丸。每服七十丸

（6~9g）空心盐白汤送下。

方解：本方急用黄柏苦以坚肾，可以制龙雷之火，又以知母清滋凉肺，不但能保肺金，又能滋水之化源。更重用熟地、龟板大补真阴，配以猪脊髓血肉厚味之品，以髓补髓，能通肾命。寓"精不足者，补之以味"和"壮水之主，以制阳光"之意，而治其本。阴足火自清，火清阴自复，本固源清，诸症自除。

配伍特点：朱丹溪根据多年的临床实践，发"阴常不足，阳常有余"之论，对后世医家运用滋养肝肾、壮水制火、滋阴降火诸治法上有很大影响，本方即为滋补肾阴，壮水制火之剂。

注意事项：若脾胃虚弱、食少便溏，以及火热属于实证者不宜使用。

9.一贯煎（《续名医类案》）

组成：北沙参、麦冬、当归身各三钱，生地黄六钱至一两五钱，枸杞子三钱至六钱，川楝子一钱半。

功用：滋阴疏肝。

主治：肝肾阴虚，肝气郁滞证。症见胸脘胁痛，吞酸吐苦，咽干口燥，舌红少津，脉细弱或虚弦。

用法用量：水煎服。

方解：本方重用生地为君，滋阴补血，补益肝肾；北沙参、麦冬、当归身、枸杞子为臣，益阴养血而柔肝，配合君药以补肝体，育阴以涵阳。佐以少量川楝子疏肝泄热，理气止痛，遂肝木条达之性，药虽性苦寒，但有大量甘寒滋阴养血之品，则无苦燥伤阴之弊。

配伍特点：方中运用大量的滋阴药配以少量的行气药为此方的特点。

注意事项：因制方重在滋补，虽可行无形之气，但不能祛有形之邪，且药多甘腻，故有停痰积饮而舌苔白腻、脉沉弦者，不宜使用。

10.肾气丸（《金匮要略》）

组成：干地黄八两，薯蓣（即山药）、山茱萸各四两，泽泻、茯苓、牡丹皮各三两，桂枝、附子炮各一两。

功用：补肾助阳。

主治：肾阳不足证。症见腰痛脚软，身半以下常有冷感，少腹拘急，小便不利，或小便反多，入夜尤甚，阳痿早泄，舌淡而胖，脉虚弱，尺部沉细，以及痰饮，水肿，消渴，脚气，转胞等。

用法用量：上为细末，炼蜜和丸，如梧桐子大，酒下十五丸，日再服。

方解：肾为水火之脏、阴阳之宅。阳得阴助而生化无穷，阴得阳升而泉源不竭。故以地黄、山药、山萸肉、茯苓、丹皮、泽泻濡润之品补肾阴以壮水之主；肉桂、附子辛润之品补肾阳（命门之火）而益火之源。桂、附的用量为地黄的1/8，正符合《内经》"少火生气"的精神，如用量过大则会造成"壮火食气"而不能达到预期的效果。命门真火既不可衰，亦不可亢。本丸纳桂、附于滋阴药中，意不在补火，而在微微生火，即生肾气，故不叫温肾丸而名之为"肾气丸"。正如张景岳所说："善补阳者，阴中求阳。"先天之肾火，又可暖生后天之脾土，后天之脾土又可制先天之肾水，水火相互为用。此先后二天相互制约而化生万物之理也。肾主下元，主藏精，司二便，肺为肾之上源，输布精气，金水相生，上下相依，宣发肃降营卫气血，输化不息。知此，则本方所治诸证之理自明。

配伍特点：本方配伍特点有二：一是补阳之中配伍滋阴之品，阴中求阳，使阳有所化；二是少量补阳药与大队滋阴药为伍，旨在微微生火，少火生气。由于本方功用主要在于温补肾气，且作丸内服，故名之"肾气丸"。

注意事项：咽干口燥、舌红少苔属肾阴不足，虚火上炎者，不宜应用。此外，肾阳虚而小便正常者，为纯虚无邪，不宜使用本方。

11.地黄饮子（《圣济总录》）

组成：熟干地黄（焙）、巴戟天（去心）、山茱萸（炒）、石斛（去根）、肉苁蓉（酒浸、切焙）、附子（炮裂、去皮脐）、五味子（炒）、官桂（去粗皮）、白茯苓（去黑皮）、麦门冬（去心、焙）、菖蒲、远志（去心）各半两。

功用：滋肾阴，补肾阴，开窍化痰。

主治：下元虚衰，痰浊上泛之喑痱证。症见舌强不能言，足废不能用，口干不欲饮，足冷面赤，脉沉细弱。

用法用量：上为粗末，每服三钱匕，水一盏，加生姜三片，大枣二枚，擘破，同煎七分，去滓，食前温服。

方解：本方重用地黄以滋肾之真阴，巴戟、肉苁蓉、肉桂、附子以追复真元之火，石斛养胃安脾而秘气，山茱萸酸涩温肝而固精，菖蒲、远志、茯苓补心开窍而通肾脏，麦冬、五味子保肺养阴以滋水源。使心肾相交，精气渐旺，风火自熄。

配伍特点：综观全方，标本兼治；阴阳并补，滋阴药与温阳药的药味及用量相当，补阴与补阳并重，上下同治而以治本治下为主。诸药合用，使下元得以补养，浮阳得以摄纳，水火既济，痰化窍开则"喑痱"可愈。

注意事项：本方偏于温补，故对气火上升，肝阳偏亢而阳热之象明显者，不宜应用。

12.四逆汤（《伤寒论》）

组成：炙甘草二两，干姜一两半，附子一枚，生用去皮破八片。

功用：回阳救逆。

主治：心肾阳衰寒厥证。症见四肢厥逆，恶寒蜷卧，神衰欲寐，面色苍白，腹痛下利，呕吐不渴，舌苔白滑，脉微细。

用法用量：上三味，以水三升，煮取一升二合，去滓，分温再服。强人可大附子一枚，干姜三两。

方解：方中以大辛大热之生附子为君，入心、脾、肾经，温壮元阳，破散阴寒，回阳救逆。生用则能迅达内外以温阳逐寒。臣以辛热之干姜，入心、脾、肺经，温中散寒，助阳通脉。附子与干姜同用，一温先天以生后天，一温后天以养先天，相须为用，相得益彰，温里回阳之力大增，是回阳救逆的常用组合。炙甘草之用有三：一则益气补中，使全方温补结合，以治虚寒之本；二则甘缓姜、附峻烈之性，使其破阴回阳而无暴散之虞；三则调和药性，并使药力作用持久，是为佐药而兼使药之用。综观本方，药简力专，大辛大热，使阳复厥回，故名"四逆汤"。

配伍特点：此汤为回阳救逆之要剂。

注意事项：若服药后出现呕吐拒药者，可将药液置凉后服用。本方纯用辛热之品，中病手足温和即止，不可久服。真热假寒者忌用。

13.真人养脏汤（《太平惠民和剂局方》）

组成：人参、当归去芦、白术焙、各六钱，肉豆蔻面裹（煨）半两，肉桂去粗皮、甘草炙各八钱，白芍药一两六钱，木香不见火一两四钱，诃子去核一两二钱，罂粟壳去蒂萼（蜜炙）三两六钱。

功用：涩肠固脱，温补脾肾。

主治：久泻久痢，脾肾虚寒证。泻痢无度，滑脱不禁，甚至脱肛坠下，脐腹疼痛，喜温喜按，倦怠食少，舌淡苔白，脉迟细。

用法用量：上锉为粗末。每服二大钱（6g），水一盏半，煎至八分，去滓，食前温服。忌酒、面、生、冷、鱼腥、油腻。

方解：方中重用罂粟壳涩肠止泻，为君药。臣以肉豆蔻温中涩肠；诃子苦酸温涩，功专涩肠止泻。君臣相须为用，体现"急则治标"，"滑者涩之"之法。然固涩之品仅能治标塞流，不能治本，故佐以肉桂温肾暖脾，人参、白术补气健脾，三药合用温补脾肾以治本。泻痢日久，每伤阴血，甘温固涩之品，易壅滞气机，故又佐以当归、白芍养血和血，木香调气醒脾，共成调气和血，既治下痢腹痛后重，又使全方涩补不滞。甘草益气和中，调和诸药，且合参、术补中益气，合芍药缓急止痛，为佐使药。

配伍特点：综观全方，具有标本兼治，重在治标；脾肾兼顾，补脾为主；涩中寓通，补而不滞等的配伍特点。诚为治疗虚寒泻痢、滑脱不禁之良方，故费伯雄言其"于久病正虚者尤宜"。

注意事项：若泻痢虽久，但湿热积滞未去者，忌用本方。

14. 桑螵蛸散（《本草衍义》）

组成：桑螵蛸、远志、菖蒲、龙骨、人参、茯神、当归、龟甲酥炙，以上各一两。

功用：调补心肾，涩精止遗。

主治：心肾两虚证。症见小便频数，或尿如米泔色，或遗尿，或遗精，心神恍惚，健忘，舌淡苔白，脉细弱。

用法用量：上为末，夜卧人参汤调下二钱。

方解：方中桑螵蛸甘咸平，补肾固精止遗，为君药。臣以龙骨收敛固涩，且镇心安神；龟甲滋养肾阴，补心安神。桑螵蛸得龙骨则固涩止遗之力增，得龟甲则补肾益精之功著。佐以人参大补元气，配茯神合而益心气、宁心神；当归补心血，与人参合用，能补益气血；菖蒲、远志安神定志，交通心肾，意在补肾涩精、宁心安神的同时，促进心肾相交。诸药相合，共奏调补心肾、交通上下、补养气血、涩精止遗之功。

配伍特点：原方作散剂，各药用量相等，而在服用时，又以人参汤调服，说明人参用量独大，于方中寓意有二：一为益心气以安心神，一为补元气以摄津液。

注意事项：下焦湿热或相火妄动所致之尿频、遗尿或遗精滑泄，非本方所宜。

15. 固冲汤（《医学衷中参西录》）

组成：炒白术一两，生黄芪六钱，煅龙骨八钱，煅牡蛎八钱，萸肉八钱，生杭芍四钱，海螵蛸四钱，茜草三钱，棕边炭二钱，五倍子五分，药汁送服。

功用：固冲摄血，益气健脾。

主治：脾肾亏虚，冲脉不固证。症见猝然血崩或月经过多，或漏下不止，色淡质稀，头晕肢冷，心悸气短，神疲乏力，腰膝酸软，舌淡，脉微弱。

用法用量：水煎服。

方解：方中山萸肉甘酸而温，既能补益肝肾，又能收敛固涩，故重用以为君药。龙骨味甘涩，牡蛎咸涩收敛，合用以"收敛元气，固涩滑脱"，"治女子崩带（《医学衷中参西录》中册），龙、牡煅用，收涩之力更强，共助君药固涩滑脱，均为臣药。张锡纯每以此三药同用，成为收敛止血，或为救元气欲脱的常用配伍组合；脾主统血，气随血脱，又当益气摄血，白术补气健脾，以助健运统摄；黄芪既善补气，又善升举，尤善治流产崩漏，二药合用，令脾气旺而统摄有权，亦为臣药。生白芍味酸收敛，功能补益肝肾，养血敛阴；棕榈炭、五倍子味涩收敛，善收敛止血；海螵蛸、茜草固摄下焦，既能止血，又能化瘀，使血止而无留瘀之弊，以上共为佐药。诸药合用，共奏固冲摄血，益气健脾之功。

配伍特点：本方的配伍特点有二：一是用众多敛涩药固涩滑脱为主，配伍补气药以助固摄为辅，意在急则治标；二是用大量收涩止血药配伍小量化瘀止血之品，使血止而不留瘀。因本方有固冲摄血作用，故名"固冲汤"。

注意事项：血热妄行崩漏者忌用本方。

16. 三痹汤（《妇人大全良方》卷三）

组成：续断、杜仲（去皮；切，姜汁炒）、防风、桂心、华阴细辛、人参、白茯苓、当归、白芍药、甘草各30g，秦艽、生地黄、川芎、川独活各15g，黄芪、川牛膝各30g。

功能主治：血气不足，手足拘挛，风痹，气痹。

用法用量：上药㕮咀为末，每服15g，用水300毫升，加生姜3片，大枣1枚，煎至150毫升，去滓，空腹时热服。

方解：方中杜仲、续断、怀牛膝补肝肾，强筋骨；防风、独活、细辛、秦艽祛风湿，止痹痛；当归、白芍、生地黄养血和血；党参、黄芪、炙甘草、茯苓补气健脾；川芎、桂心温通血脉。

配伍特点：补肝肾与祛风湿药同用，邪正兼顾，标本同治。

注意事项：关节红肿疼痛明显者慎用。

17. 虎潜丸（《丹溪心法》）

组成：醋龟甲（酥炙）120g，黄柏（盐酒炒）90g，当归（酒洗）45g，知母（盐酒炒）90g，熟地90g，牛膝（酒蒸）60g，白芍（酒炒）60g，锁阳（酒润）45g，豹骨（酥炙）30g（原为虎骨，现虎骨禁用，改为豹骨），陈皮（盐水润）60g，冬月加干姜15g。

主治：本方主治肾阴不足之筋骨痿软、足不任地、不能步履，亦可用于腰膝酸软、骨蒸劳热等肝肾两虚，精血不足之证。

用法用量：共为细末，羊肉1000g，酒煮烂，捣为丸，酒煮米糊为丸亦可，如梧桐子大，每服9g，空腹时，淡盐汤送下。现多改为炼蜜为丸，每丸9g，每服1丸，日2次。

方解：方中以黄柏苦能坚肾、清阴中之火，燥骨间之湿，为治痿要药；龟板性秉阴最厚，善通任脉，大补真阴，故以二药为君，一以治标，一以治本，即奇之不去则偶之也。辅以熟地填肾精以助龟板，知母清肺热以助黄柏；牛膝入肝肾舒筋骨；豹骨驱骨间风热；更以归、芍养血荣肝；恐纯阴无阳则无以生发之气，又以锁阳以温之，用羊肉亦是"补之以味"之意。以上皆血分药，故使以陈皮行气疏肝，气行血行，筋骨得荣，诸证自除。全方意在纳气归肾，故以"潜"名之。

配伍特点：虎潜丸主要用于治疗肝肾不足的痿证，方用大补阴丸补肾滋阴，强筋壮骨止痿，配以虎骨强健筋骨，治标与治本兼顾。张景岳指出："治痿之法最宜峻补真阴，使血气流行，则寒邪随去，若过用风湿等药，再伤阴气，必反增其病矣。"故配伍锁阳补肾壮阳，益精养筋，陈皮行气和中。

注意事项：脾肾阳虚，消化不良，大便溏泄者忌用。

五、健脾和胃方

阎师常用的健脾和胃方包括参苓白术散、四君子汤、二陈汤、健脾丸、保和丸、枳实导滞丸、麦门冬汤、平胃散、苓桂术甘汤、实脾散、麻子仁丸、归脾汤、清胃散、理中丸、小建中汤、大建中汤、完带汤、当归芍药散、半夏泻心汤、四神煎等。**参苓白术散**出自《太平惠民和剂局方》，原文记载："治脾胃虚弱，饮食不进，多困少力，中满痞噫，心忪气喘，呕吐泄泻及伤寒咳噫。"此方由四君子汤加白扁豆、山药、薏苡仁、莲子、砂仁、桔梗组成，是临床治疗脾虚湿盛证的代表方剂之一，也是阎师在临证中常用的方剂，用本方以达健脾和胃、渗湿止泻的目的。**四君子汤**出自《宋·太平惠民和剂局方》，此方为治疗气虚的总方。本方甘温，甘合中焦之味，温助中焦之气，药性柔和，功效可靠，补而不烈，培本扶中，具有不偏不倚谦正冲和之德，故以"四君子"名之。本方加陈皮、半夏以燥湿除痰，名六君子汤，适用于脾胃气虚，中焦痰湿郁阻所致之呕恶咳唾、返吐涎水、饮食少进、胸脘发闷、舌苔白、脉象滑或濡滑等症。若胸腹满闷，嗳气胀满，可再加木香、砂仁，名香砂六君子汤，都是阎师健脾和胃辨治风湿病的常用方剂。本方与补中益气汤同为补气药。本方为治气虚的总方，有冲和之气，性质平和，主治气虚脾弱之证；补中益气汤则主治劳倦内伤，身热心烦，或中焦清阳下陷而致泄痢下坠，脏器下垂等症。本方功效主在补气健脾，强壮中焦，只能补气无和血之功；补中益气汤则脾肺双补，升举清阳，益气之中兼能和血养血，甘温除热。东垣调治中焦的方剂除补中益气汤外还有升阳益胃汤，升阳益胃汤主治脾胃虚弱而倦怠嗜卧，时值秋令，湿热方退，体重节痛，口苦口干，心不思食，口不知味，二便不调等症。**二陈汤**出自《宋·太平惠民和剂局方》，本方为治一切痰湿的基础方。中医认为痰之本为湿，湿聚而停留则为水，湿不能气化则为饮，饮似痰而稀，可因气化不利而停滞，湿受气火之灼，可被煎灼变稠而为痰。所以前人说"稀者为饮，稠者为痰，水湿为其本也。"痰可随气升降，无处不到，变证百出。针对风湿病中出现的"痰饮"均可灵活运用除痰之剂以治之。**健脾丸**出自《证治准绳》，具有健脾消食之功效，主治脾虚食积证，为治疗脾虚食积证之常用方。临床用以治疗风湿病患者出现的食少难消、脘腹痞闷、舌淡苔白、脉虚弱等症。**保和丸**出自《丹溪心法》，本方为消导剂之代表方，清代吴仪洛说："伤于饮食，脾主运化，滞于肠胃，故有泄痢、食疟等证。伤而未甚，不欲攻以厉剂，惟以和平之品，消而化之，故曰保和。"可见本方纯为消导而设。现代随症加减可用于治疗西医诊断的急性胃炎、慢性胆囊炎、慢性胃炎、萎缩性胃炎、胃黏膜脱垂、溃疡病、胆汁反流性胃炎以及风湿病等出现脾胃食滞，消化不良，食积不消，泄痢不爽诸证者。**枳实导滞丸**出自《内外伤辨惑论》，为消食剂，具有消积导滞，清利湿热之功效，用于风湿病症见脘腹胀痛，不思饮食，大便秘结，痢疾里急后重等。**麦门冬汤**出自《金匮要略》，为治燥剂，具有清养肺胃，降逆下气之功效。本方所治虚热肺痿乃肺胃阴虚，气火上逆所致。本方为治疗肺胃阴虚，气机上逆所致咳嗽或呕吐之常用方。临床应用以咳唾涎沫，短气喘促，或口干呕逆，舌干红少苔，脉虚数为辨证要点，常用在燥痹的辨治之中。**平胃散**出自《简要济众方》，本方主用于湿滞脾胃证，脾胃属土，土不平，湿邪则可停滞，故用温燥化湿之药，平治中土之不平，故名平胃。本方为治疗脾胃不和，中焦湿阻证的代表方剂。**苓桂术甘汤**《金匮要略》，为祛湿剂，具有温阳化饮，健脾利湿之功效。本方所治痰饮乃中阳素虚，脾失健运，气化不利，水湿内停所致。仲景云："病痰饮者，当以温药和之。"。本方为治疗中阳不足痰饮病之代表方，临床应用以胸胁支满，目眩心悸，舌苔白滑为辨证要点。**实脾散**出自《重订严氏济生方》，为祛湿剂，具有温阳健脾，行气利水之功效。本方所治之水肿，亦谓阴水，乃由脾肾阳虚，阳不化水，水气内停所致，为治疗脾肾阳虚水肿之常用方。临床应用风湿病肾损害而出现的半身以下肿甚，胸腹胀满，舌淡苔腻，脉沉迟等证。**麻子仁丸**出自《伤寒论》，本方证为肠胃燥热，脾津不布所致。其证在《伤寒论》中称之为"脾约便秘"，本方是润肠通便的常用方，以大便干结难下，时间较久，病势较缓为辨证要点。**归脾汤**出自《正体类要》，本方是临床常用的理血剂，本方与补中益气汤同为保元汤加归、术等而成，均为治疗脾虚的方剂。但本方是理血之剂，主补脾阴，滋养心脾；补中益气汤则为理气之剂，主升胃气，补益中气。**清胃散**出自《脾胃论》，主要用于风湿病证见脾胃有热，实证明显之候。**理中丸**出自《伤寒论》，常用于风湿病患者因中焦虚寒，气不能燮理而出现的腹痛，大便自利，便溏不成形，口不渴，寒多而呕，脉沉无力或手足逆冷不温等证。其中包括西医学的急慢性肠炎、慢性痢疾、溃疡性结肠炎等病。在临证中，阎师常用此方合四神丸方随症加减应用。**小建中汤**出自《伤寒论》，本方由桂枝汤倍芍药加饴糖而成，应用范围较广，外感伤寒病中用之，内伤杂病中亦用之。在伤寒病中用于"伤寒阳脉涩、阴脉弦，法当腹中急痛者，先与小建中汤，不瘥者，与小柴胡汤主之。"又"伤寒二、三日，心中悸而烦者，小建中汤主之。"从《伤寒论》的记载来看，本汤是温中补虚之剂。**大建中汤**与小建中汤比较：二方均用于治疗中焦阳虚的腹痛。但前者主治中阳虚弱，寒气上逆之心胸、脘腹疼痛；后者主治中焦虚弱，营卫失调，肝脾不和，腹中隐痛。前者药力偏于辛热；后者药方偏于甘温。前者力峻，多用于急性病，是急则治其标之法也；后者力缓，多用于慢性病，适用于久服，是缓则治其本之法也。**完带汤**出自《傅青主女科》，为固涩剂，具有补脾疏肝，化湿止带之功效。本方为治疗白带的常用方剂，所主病证乃由脾虚肝郁、带脉失约、湿浊下注所致。临床应用以带下清稀色白舌淡苔白，脉濡缓为辨证要点。**当归芍药散**出自《金匮要略》，功能养血益脾。主治妇人怀孕腹中绞痛和妇人腹中诸痛。**半夏泻心汤**出自《伤寒论》，为和解剂，具有调和肝脾，寒热平调，消痞散结之功效。此方所治之痞，是小柴胡汤误下，损伤中阳，少阳邪热乘虚内陷所致。治疗以寒热平调，消痞散结为主。本方临床常用于风湿病之寒热错杂之痞证。**四神煎**出自《验方新编》，主治鹤膝风，总观诸药相伍，扶正之功甚强，祛邪之功亦具，真乃补而不滞，清而不寒，大汗而不虚，堪称为妙方也。

1. 参苓白术散（《太平惠民和剂局方》）

组成：莲子肉（去皮）、薏苡仁、缩砂仁、桔梗（炒令深黄色）各500g，白扁豆（姜汁浸，去皮，微炒）750g，白茯苓、人参（去芦）、甘草（炒）、白术、山药各1000g。

功用：健脾益气，和胃渗湿。

主治：脾虚夹湿证。症见食少便溏，四肢乏力，形体消瘦，胸脘痞塞，腹胀肠鸣，面色萎黄，舌苔白腻，脉细缓。

用法用量：每服6g，大枣汤调下。小儿量岁数酌减。

方解：方中人参、白术、茯苓、甘草补气健脾，山药、扁豆、莲肉补脾渗湿；砂仁醒脾，桔梗升清，宣肺利气，用以载药上行。诸药合用，共成健脾益气，和胃渗湿之功。

配伍特点："培土生金"法中的常用方剂。

注意事项：服本药时不宜同时服用藜芦、五灵脂、皂荚或其制剂。

2. 四君子汤（《宋·太平惠民和剂局方》）

组成：人参（去芦）、甘草（炙）、茯苓（去皮）、白术，各等份。

功用：益气健脾。

主治：脾胃气虚证。症见面色㿠白，语音低微，气短乏力，食少便溏，舌淡苔白，脉虚弱（细缓）。

用法用量：每服二钱，水一盏，煎至七分，通口服，不拘时，入盐少许，白汤点亦得。

方解：本方以人参之甘温，健脾补气为主药；白术甘苦微温，燥脾补气，培益中焦为辅药；茯苓甘淡而平，渗湿健脾，兼能泄热以防参、术生热为佐药；甘草甘平，和中益脾为使药。

配伍特点：脾为后天之本，为人体生气之源。脾胃气足，中运健旺，饮食增加，生化机能加强，则其他四脏均能受益而身体自然健壮。本方甘温，甘合中焦之味，温助中焦之气，药性柔和，功效可靠，补而不烈，培本扶中，具有不偏不倚，谦正冲和之德，故以"四君子"名之。

注意事项：因补益之品均有滞邪恋邪之弊，恐过用、早用以生"闭门留寇"之变，若遇气虚外感者，当遣用他方，亦非四君子汤方剂所适宜。

3. 二陈汤（《宋·太平惠民和剂局方》）

组成：半夏（汤洗七次）、橘红各五两，白茯苓三两，甘草（炙）一两半。

功用：燥湿化痰，利气和中。

主治：湿痰咳嗽。症见痰多色白易咯，胸膈痞闷，恶心呕吐，肢体倦怠，或头眩心悸，舌苔白润，脉滑。

用法用量：每服四钱，用水一钱，生姜七片，乌梅一个，同煎六分，去滓，热服，不拘时候。

方解：方中以半夏燥湿、降气、调中、利痰为主药；气滞则生痰，故用橘红行气和中为辅药；湿盛则生痰，故以茯苓利湿为佐药；更以甘草和中健脾为使药，加生姜之辛，以助陈、夏之利气化痰，加乌梅与甘草酸甘化阴，以防燥药之过燥。共成和中行气、化湿除痰之剂。

配伍特点：半夏、橘红相配，寓意有二：一为等量合用，不仅相辅相成，增强燥湿化痰之力，而且体现治痰先理气，气顺则痰消之意；二为半夏、橘红皆以陈久者良，而无过燥之弊，故方名"二陈"。

注意事项：因本方性燥，故燥痰者慎用；吐血、消渴、阴虚、血虚者忌用本方。

4.健脾丸（《证治准绳》）

组成：白术炒二两半，木香另研、黄连酒炒、甘草各七钱半，白茯苓去皮二两，人参一两五钱，神曲炒、陈皮、砂仁、麦芽炒取面、山楂取肉、山药、肉豆蔻面裹煨热，纸包槌去油各一两。

功用：健脾和胃，消食止泻。

主治：脾虚食积证。食少难消，脘腹痞闷，大便溏薄，倦怠乏力，苔腻微黄，脉虚弱。

用法用量：上为细末，蒸饼为丸，如绿豆大，每服五十丸，空心服，一日二次，陈米汤下。

方解：本方重用白术、茯苓为君，健脾祛湿以止泻。山楂、神曲、麦芽消食和胃，除已停之积；人参、山药益气补脾，以助苓、术健脾之力，是为臣药。木香、砂仁、陈皮皆芳香之品，功能理气开胃，醒脾化湿，既可解除脘腹痞闷，又使全方补而不滞；肉豆蔻温涩，合山药以涩肠止泻；黄连清热燥湿，且可清解食积所化之热，皆为佐药。甘草补中和药，是为佐使之用。诸药合用，脾健则泻止，食消则胃和，诸症自愈。

配伍特点：补气健脾药与消食行气药同用，为消补兼施之剂，补而不滞，消不伤正。因方中含四君子汤及山药等益气健脾之品居多，故补重于消，且食消脾自健，故方名"健脾"。

注意事项：实热者不宜用。

5.保和丸（《丹溪心法》）

组成：山楂180g，神曲60g，半夏、茯苓各90g，陈皮、连翘、萝卜子各30g。

功用：消食和胃。

主治：食积证。症见食积停滞，胸脘痞满，腹胀时痛，嗳腐吞酸，恶食，或呕吐泄泻，脉滑，舌苔厚腻或黄。

用法用量：每服70~80丸，空腹时用白汤送下。

方解：方中山楂善消油腻肉滞；神曲能消酒食陈腐之积；莱菔子消面食痰浊之滞；陈皮、半夏、茯苓理气和胃，燥湿化痰，连翘散结清热，共成消食和胃之功。

配伍特点：此方妙在加入连翘一味。该药微苦性凉，具有升浮宣散、清热散结之力，在大队消食导滞和中降气之品中加入连翘，不但能清郁热、散滞结，而且用其升浮宣透之力，以防消降太过而使全方有升有降，有消有散，有温有凉，有化有导，呈现出一派活泼生机。再者本品善理肝气，既能舒散肝气之郁，又能苦平肝气之盛。在脾胃积滞，中运不健之机，加入平肝舒郁之品，更能防肝来乘。可见本药在本方中实具有画龙点睛之作用。

注意事项：本方属攻伐之剂，故不宜久服。

6.麦门冬汤（《金匮要略》）

组成：麦门冬七升，半夏一升，人参三两，甘草二两，粳米三合，大枣十二枚。

功用：润肺养胃，降逆下气。

主治：肺痿。咳唾涎沫，短气喘促，咽喉干燥，舌干红少苔，脉虚数。

用法用量：上六味，以水一斗二升，煮取六升，温服一升，日三夜一服。

方解：方中重用麦冬为君，甘寒清润，既养肺胃之阴，又清肺胃虚热。人参益气生津为臣。佐以甘草、粳米、大枣益气养胃，合人参益胃生津，胃津充足，自能上归于肺，此正"培土生金"之法。肺胃阴虚，虚火上炎，不仅气机逆上，而且进一步灼津为涎，故又佐以半夏降逆下气，化其痰涎，虽属温燥之品，但用量很轻，与大剂麦门冬配伍，则其燥性减而降逆之用存，且能开胃行津以润肺，又使麦门冬滋而不腻，相反相成。甘草并能润肺利咽，调和诸药，兼作使药。

配伍特点：本方配伍特点有二：一是体现"培土生金"法；二是于大量甘润剂中少佐辛燥之品，主从有序，润燥得宜，滋而不腻，燥不伤津。

注意事项：忌用于肺痿，证属虚寒型者。

7. 平胃散（《简要济众方》）

组成：苍术去黑皮，捣为粗末，炒黄色，四两，厚朴去粗皮，涂生姜汁，炙令香熟，三两，陈橘皮洗令净，焙干，二两，甘草炙黄，一两。

功用：燥湿运脾，行气和胃。

主治：湿滞脾胃证。症见脘腹胀满，不思饮食，口淡无味，恶心呕吐，嗳气吞酸，肢体沉重，怠惰嗜卧，常多自利，舌苔白腻而厚，脉缓。

用法用量：上为散。每服二钱（6g），水一中盏，加生姜二片，大枣二枚，同煎至六分，去滓，食前温服。

方解：方中重用苍术辛烈温燥，以燥湿强脾为主药；厚朴苦温辛燥，散满消胀为辅药，二药相合既能强脾又兼舒肝，不但燥湿和胃，而且理气消胀。由于中湿太过，可致胃气阻滞，故又以陈皮行气开胃而化湿痰，以助健脾而为佐药；甘草既益中焦又和百药，而为使药；姜、枣亦有助和中之力以为引。

配伍特点：燥湿与行气并用，而以燥湿为主。

注意事项：因本方辛苦温燥，阴虚气滞，脾胃虚弱者，不宜使用。

8. 苓桂术甘汤（《金匮要略》）

组成：茯苓四两，桂枝去皮三两，白术二两，甘草炙二两。

功用：温阳化饮，健脾利湿。

主治：中阳不足之痰饮。症见胸胁支满，目眩心悸，短气而咳，舌苔白滑，脉弦滑或沉紧。

用法用量：上四味，以水六升，煮取三升，去滓，分温三服。

方解：本方重用甘淡之茯苓为君，健脾利水，渗湿化饮，既能消除已聚之痰饮，又善平饮邪之上逆。桂枝为臣，功能温阳化气，平冲降逆。苓、桂相合为温阳化气，利水平冲之常用组合。白术为佐，功能健脾燥湿，苓、术相须，为健脾祛湿的常用组合，在此体现了治生痰之源以治本之意；桂、术同用，也是温阳健脾的常用组合。炙甘草用于本方，其用有三：一可合桂枝以辛甘化阳，以襄助温补中阳之力；二可合白术益气健脾，崇土以利制水；三可调和诸药，功兼佐使之用。四药合用，温阳健脾以助化饮，淡渗利湿以平冲逆，全方温而不燥，利而不峻，标本兼顾，配伍严谨，为治疗痰饮病之和剂。

配伍特点：痰饮，包括痰饮、悬饮、溢饮、支饮。为"病痰饮者，当以温药和之"之法的代表。

注意事项：若饮邪化热，咳痰黏稠者，非本方所宜。

9. 实脾散（《重订严氏济生方》）

组成：厚朴去皮，姜制，炒白术，木瓜去瓣，木香不见火，草果仁，大腹子，附子炮、去皮脐，白茯苓去皮，干姜炮，各一两，甘草炙，半两。

功用：温阳健脾，行气利水。

主治：脾肾阳虚，水气内停之阴水。症见身半以下肿甚，手足不温，口中不渴，胸腹胀满，大便溏薄，舌苔白腻，脉沉弦而迟者。

用法用量：上㕮咀，每服四钱（12g），水一盏半，生姜五片，大枣一枚，煎至七分，去滓，温服，不拘时服。

方解：方中以附子、干姜为君，附子善于温肾阳而助气化以行水；干姜偏于温脾阳而助运化以制水，二药相合，温肾暖脾，扶阳抑阴。臣以茯苓、白术渗湿健脾，使水湿从小便去。佐以木瓜除湿醒脾和中；厚朴、木香、大腹子（槟榔）、草果行气导滞，令气化则湿化，气顺则胀消，且草果、厚朴兼可燥湿，槟榔且能利水。甘草、生姜、大枣益脾和中，生姜兼能温散水气，甘草还可调和诸药，同为佐使之用。

配伍特点：脾肾同治，而以温脾阳为主；寓行气于温利之中，令气行则湿化。

注意事项：若属阳水者，非本方所宜。

10.枳实导滞丸（《内外伤辨惑论》）

组成：大黄一两，枳实麸炒、神曲炒、各五钱，茯苓去皮、黄芩去腐、黄连拣净、白术各三钱，泽泻二钱。

功用：消食导滞，清热祛湿。

主治：湿热食积证。症见脘腹胀痛，下痢泄泻，或大便秘结，小便短赤，舌苔黄腻，脉沉有力。

用法用量：上为细末，汤浸蒸饼为丸，如梧桐子大，每服五十至七十丸，温开水送下，食远，量虚实加减服之。

方解：方中以苦寒之大黄为君，攻积泻热，使积热从大便而下。以苦辛微寒之枳实为臣，行气消积，除脘腹之胀满。佐以苦寒之黄连、黄芩清热燥湿，又可厚肠止痢；茯苓、泽泻甘淡，渗利水湿而止泻；白术甘苦性温，健脾燥湿，使攻积而不伤正；神曲甘辛性温，消食化滞，使食消则脾胃和。诸药相伍，积去食消，湿去热清，诸症自解。

配伍特点：本方体现"通因通用"之法。

注意事项：泄泻无积滞及孕妇均不宜使用。

11. 麻子仁丸（《伤寒论》）

组成：麻子仁二升，芍药半斤，枳实炙半斤，大黄去皮一斤，厚朴炙、去皮一尺，杏仁去皮尖、熬，一升。

功用：润肠泻热，行气通便。

主治：胃肠燥热，脾约便秘证。脾约证由于肠胃燥热，脾津不足所致；脾为胃行其津液，胃中燥热，脾受约束，津液不能四布，但输膀胱故小便频数；燥热伤津，肠失濡润，则大便秘结。肠胃燥热，脾津不足，大便秘结，小便频数。

用法用量：上六味，蜜和丸，如梧桐子大，饮服十丸，日三服，渐加，以知为度。

方解：重用麻子仁因其质润，滋脾润肠，润燥通便为君药；大黄苦寒泄热，攻积通便；杏仁利肺降气，润燥通便；白芍养阴敛津，柔肝理脾，共为臣药；枳实下气破结，厚朴行气除满，为佐；使以蜂蜜润燥滑肠，调和诸药。

配伍特点：综观本方，虽用小承气以泻下泄热通便，而大黄、厚朴用量俱从轻减，更取质润多脂之麻仁、杏仁、芍药、白蜜等，一则益阴增液以润肠通便，使腑气通，津液行，二则甘润减缓小承气攻下之力。本方具有下不伤正、润而不腻、攻润相合的特点，以达润肠、通便、缓下之功，使燥热去，阴液复，而大便自调。

注意事项：本方虽为润肠缓下之剂，但含有攻下破滞之品，故年老体虚，津亏血少者，不宜常服，孕妇慎用。

12.归脾汤（《正体类要》）

组成：白术、当归、白茯苓、黄芪炒、远志、龙眼肉、酸枣仁炒，各一钱，人参一钱、木香五分、甘草炙，三分。

功用：益气补血，健脾养心。

主治：①心脾气血两虚证。心悸怔忡，健忘失眠，盗汗虚热，体倦食少，面色萎黄，舌淡，苔薄白，脉细弱。②脾不统血证。便血，皮下紫癜，妇女崩漏，月经超前，量多色淡，或淋漓不止，舌淡，脉细者。

用法用量：加生姜、大枣，水煎服。

方解：方中以人参、黄芪、白术、甘草之甘温，补脾益气，脾气壮则能统血、摄血；以茯神、远志、枣仁、龙眼肉之甘温酸苦，补心而助脾（心为脾之母），心阴复则能生血荣脾；又佐以当归养血而荣心；使以木香既入脾又入肝，行气而舒脾，不但能防止补药之滞，且能配枣仁、远志以调肝而助心（肝为心之母）。心血足，脾气壮，子母俱健，劳伤心脾之疾自除。

配伍特点：本方的配伍特点是：一是心脾同治，重点在脾，使脾旺则气血生化有源。二是气血并补，但重在补气，意在补气以生血。方中黄芪配当归，寓有当归补血汤之意，使气旺则血自生，血足则心有所养。

注意事项：凡气实动火而失眠、失血诸证，皆不可用本方治疗。

13.清胃散（《脾胃论》）

组成：生地黄、当归身各三分，牡丹皮半钱，黄连六分，夏月倍之，升麻一钱。

功用：清胃凉血。

主治：胃火牙痛证。症见牙痛牵引头疼，面颊发热，其齿喜冷恶热，或牙宣出血，或牙龈红肿溃烂，或唇舌腮颊肿痛，口气热臭，口干舌燥，舌红苔黄，脉滑数。

用法用量：上药为细末，都作一服，水一盏半，煎至七分，去滓，放冷服之。

方解：方用苦寒泻火之黄连为君，直折胃腑之热。臣以甘辛微寒之升麻，一取其清热解毒，以治胃火牙痛；一取其轻清升散透发，可宣达郁遏之伏火，有"火郁发之"之意。胃热盛已侵及血分，进而耗伤阴血，故以生地凉血滋阴；丹皮凉血清热，皆为臣药。当归养血活血，以助消肿止痛，为佐药。升麻兼以引经为使。诸药合用，共奏清胃凉血之效，以使上炎之火得降，血分之热得除，于是循经外发诸症，皆可因热毒内彻而解。《医方集解》载本方有石膏，其清胃之力更强。

配伍特点：方中黄连得升麻：降中寓升，则泻火而无凉遏之弊；升麻得黄连，则散火而无升焰之虞。

注意事项：牙痛属风寒及肾虚火炎者不宜。

14.理中丸（《伤寒论》）

组成：人参、干姜、甘草炙、白术各三两。

功用：温中散寒，补气健脾。

主治：脾胃虚寒证。症见脘腹绵绵作痛，喜温喜按，呕吐，大便稀溏，脘痞食少，畏寒肢冷，口不渴，舌淡苔白润，脉沉细或沉迟无力。

用法用量：上四味，捣筛，蜜和为丸，如鸡子黄许大（9g）。以沸汤数合，和一丸，研碎，温服之，日三四服，夜二服。腹中未热，益至三四丸，然不及汤。汤法：以四物依两数切，用水八升，煮取三升，去滓，温服一升，日三服。服汤后，如食顷，饮热粥一升许，微自温，勿发揭衣被。

方解：方中干姜为君，大辛大热，温脾阳，祛寒邪，扶阳抑阴。人参为臣，性味甘温，补气健脾。君臣相配，温中健脾。脾为湿土，虚则易生湿浊，故用甘温苦燥之白术为佐，健脾燥湿。甘草与诸药等量，寓意有三：一为合参、术以助益气健脾；二为缓急止痛；三为调和药性，是佐药而兼使药之用。纵观全方，温补并用，以温为主，温中阳，益脾气，助运化，故曰"理中"。

配伍特点：本方温补并行，以温为主。

注意事项：湿热内蕴中焦或脾胃阴虚者禁用。

15.小建中汤（《伤寒论》）

组成：桂枝三两，炙甘草二两，大枣十二枚，芍药六两，生姜三两，胶饴一升。

功用：温中补虚，和里缓急。

主治：中焦虚寒，肝脾不和证。症见腹中拘急疼痛，喜温喜按，神疲乏力，虚怯少气；或心中悸动，虚烦不宁，面色无华；或伴四肢酸楚，手足烦热，咽干口燥。舌淡苔白，脉细弦。

用法用量：上六味，以水七升，煮取三升，去渣，内饴，更上微火消解。温服一升，日三服。

方解：方中重用甘温质润之饴糖为君，温补中焦，缓急止痛。臣以辛温之桂枝温阳气，祛寒邪；酸甘之白芍养营阴，缓肝急，止腹痛。佐以生姜温胃散寒，大枣补脾益气。炙甘草益气和中，调和诸药，是为佐使之用。其中饴糖配桂枝，辛甘化阳，温中焦而补脾虚；芍药配甘草，酸甘化阴，缓肝急而止腹痛。六药合用，温中补虚缓急之中，蕴有柔肝理脾，益阴和阳之意，用之可使中气强健，阴阳气血生化有源，故以"建中"名之。

配伍特点：体现出《内经》所说："补阳则阴竭，补阴则阳脱，可将以甘药"的精神。

注意事项：呕吐或中满者不宜使用；阴虚火旺之胃脘疼痛忌用。

16.完带汤（《傅青主女科》）

组成：白术一两，土炒山药一两，炒人参二钱，白芍五钱，酒炒车前子三钱，酒炒苍术二钱，炙甘草一钱，陈皮五分，黑芥穗五分，柴胡六分。

功用：补脾疏肝，化湿止带。

主治：脾虚肝郁，湿浊带下证。症见带下色白，清稀如涕，面色㿠白，倦怠便溏，舌淡苔白，脉缓或濡弱。

用法用量：水煎服。

方解：方中重用白术、山药为君，意在补脾祛湿，使脾气健运，湿浊得消；山药并有固肾止带之功。臣以人参补中益气，以助君药补脾之力；苍术燥湿运脾，以增祛湿化浊之力；白芍柔肝理脾，使肝木条达而脾土自强；车前子利湿清热，令湿浊从小便分利。佐以陈皮之理气燥湿，既可使补药补而不滞，又可行气以化湿；柴胡、芥穗之辛散，得白术则升发脾胃清阳，配白芍则疏肝解郁。使以甘草调药和中，诸药相配，使脾气健旺，肝气条达，清阳得升，湿浊得化，则带下自止。本方的配伍特点是寓补于散，寄消于升，培土抑木，肝脾同治。

配伍特点：白术、苍术并用说明方中健脾燥湿并重，但白术量大，故以健脾为主。

注意事项：带下证属湿热下注者，非本方所宜。

17.当归补血汤（《内外伤辨惑论》）

组成：黄芪一两，当归酒洗，二钱。

功用：补气生血。

主治：血虚阳浮发热证。肌热面赤，烦渴欲饮，脉洪大而虚，重按无力。亦治妇人经期、产后血虚发热头痛；或疮疡溃后，久不愈合者。

用法用量：以水二盏，煎至一盏，去滓，空腹时温服。

方解：方中重用黄芪大补脾肺之气，以资气血生化之源，为君；配伍当归甘辛而温，养血和营，为臣。如此则阳生阴长，气旺血生，诸证自除。

配伍特点：方中用黄芪五倍于当归，是取"血脱者，益其气"和"有形之血，生于无形之气"的理论为配方原则。以黄芪补脏腑之气，又以当归养血补血为引导，使气从之而生血，故名曰当归补血汤。全方寓有《内经》中"阳生则阴长"之意。

注意事项：阴虚发热证忌用。

18.补中益气汤（《脾胃论》）

组成：黄芪一钱，炙甘草五分，去芦人参三分，酒焙干或晒干当归二分，不去白橘皮二分或三分，升麻二分或三分，柴胡二分或三分，白术三分。

功用：补中益气，升阳举陷。

主治：①脾胃气虚证。食少便溏，体倦肢软，少气懒言，面色㿠白，脉大而虚软。②气虚下陷证。脱肛，子宫脱垂，久泻，久痢，崩漏等，气短乏力，舌淡脉虚者。③气虚发热证。身热，自汗，渴喜热饮，气短乏力，舌淡，脉虚大无力。

用法用量：水煎服。

方解：方中以黄芪补肺护固腠理为主药；人参补元气，健脾益中，甘草和中益脾，合芪、参而除热为辅药，更以白术燥湿健脾，当归和血益阴，陈皮理胸中清浊相干之乱气，且防甘味药导致滞满，共为佐药；升麻、柴胡升阳明、少阳之清气，提中焦下陷之清气，清阳升则浊阴降，再用生姜、大枣和营卫、开腠理、共为使药。中虚得补，元气恢复，诸症自愈。

配伍特点：全方配伍特点有二：一是补气健脾以治气虚之本；一是升阳举陷，以求清升浊降，于是脾胃和调，水谷精微生化有源，脾胃气虚诸证即可自愈。

注意事项：升麻、柴胡二药用量较小，本方借此二药只为升提下陷之清气，体现内虚之证忌升散之旨。

19.升阳益胃汤（《内外伤辨惑论》）

组成：黄芪二两、半夏一两、人参一两、炙甘草一两、独活五钱、防风五钱、白芍五钱、羌活五钱、陈皮四钱、茯苓三钱、柴胡三钱、泽泻三钱、白术三钱、黄连一钱。

功用：益气升阳，清热除湿。

主治：脾胃虚弱而湿邪不化，阳气不升之证。症见倦怠嗜卧，四肢无力，时值秋燥令行，湿热方退，体重节痛，口苦舌燥，心不思食，食不知味，大便不调，小便频数，食不消，兼见肺病，洒淅恶寒，惨惨不乐，面色不和，舌苔厚腻，脉象濡软。

用法用量：水三盏，同煎至一盏，去滓温服。

方解：方中半夏、白术燥湿，茯苓、泽泻渗湿而降浊阴；羌活、独活、防风、柴胡升举清阳之气，风药并能胜湿；少佐黄连以退阴火疗湿热；陈皮平胃气；参、芪、甘草益胃气；白芍酸收敛阴而和营，并能防羌活、柴胡辛散太过。全方补中有散，发中有收，使正气足、阳气生，自然身健病痊。

配伍特点：以甘温益气之品伍以祛风升阳药，一补一升，脾气健旺，清阳得升。则浊阴得降。

注意事项：小便利不淋勿用。

20. 大建中汤（《金匮要略》）

组成：蜀椒二合，炒去汗干姜四两，人参一两。

功用：温中补虚，降逆止痛。

主治：本方出于仲景先师的《金匮要略·腹满寒疝宿食病脉证治》篇，主治阳虚之人，中焦受寒，阴寒之气，逆而上冲心胸，而见"心胸中大寒痛"；横格于中焦，故腹部皮肤之下，出现似有头足（肠蠕动波）的上下攻冲作痛；脾寒不运，水谷不消，故痛、呕、不能饮食。因证属寒盛邪实，故腹部剧痛而手不可近，拒触按。此证急需治以温中补虚，散寒止痛之法。

用法用量：前三味药用水500毫升，煮取250毫升，去滓，加入饴糖，再用微火煎取160毫升，分为两次温服。服药后约25分钟，再喝稀粥半碗，以助药力。一日服药两次，药后盖被卧床休息。忌硬食。

方解：方中以川椒（炒去汗）味辛性热，既能入脾暖胃，又能入肾补火，入肺散寒，作为主药；干姜辛热，通心助阳，逐冷散逆，为辅药；人参甘温，大补元气，为佐药。饴糖甘温补脾，缓急和中，为使药。

配伍特点：本方用辛辣甘热之品，大建中焦之阳，以祛其逆上之浊阴。

注意事项：本方辛甘温热之性较强，素体阴虚者慎用，寒凝气滞者亦不宜应用。

21.当归芍药散（《金匮要略》）

组成：当归三两、芍药（白芍）一斤、茯苓四两、白术四两、泽泻半斤、川芎三两。

功用：养血调肝，健脾利湿。

主治：妇人怀孕腹中绞痛和妇人腹中诸痛。妇女怀孕后，胎需血养，如血气不足，阴承于阳，肾反侮土，脾郁不伸，中焦气血不调，故产生急痛。

用法用量：六味杵为散，取方寸匕，酒和日三服。（为细末，每服3g温酒送服，一日3次。）

方解：方中以当归养血；白芍益血缓急而止痛；茯苓、白术健脾化湿，扶助中运，并固胎元；泽泻泻其脾郁所滞之水湿；川芎辛窜舒达，以畅达欲伸之血气，共达养血益脾、止痛安胎之效。

配伍特点：本方的配伍特点有三：一是补泻兼施，泻中寓补；二是津血并调，治血为主；三是肝脾同治，调肝为要。

注意事项：原书限于妇人，但只要确属挛急和瘀滞而痛，男女皆宜。

22.半夏泻心汤（《伤寒论》）

组成：半夏半升，洗黄芩、干姜、人参各三两，黄连一两，大枣十二枚，炙甘草三两。

功用：寒热平调，散结除痞。

主治：寒热互结之痞证。症见心下痞，但满而不痛，或呕吐，肠鸣不利，舌苔腻而微黄。

用法用量：上七味，以水一斗，煮取六升，去滓，再煎，取三升，温服一升，日三服。

方解：方中以辛温之半夏为君，散结除痞，又善降逆止呕。臣以干姜之辛热以温中散寒；黄芩、黄连之苦寒以泄热开痞。以上四味相伍，具有寒热平调，辛开苦降之用。然寒热错杂，又缘于中虚失运，故方中又以人参、大枣甘温益气，以补脾虚，为佐药。使以甘草补脾和中而调诸药。

配伍特点：寒热互用以和其阴阳，苦辛并进以调其升降，补泻兼施以顾其虚实。

注意事项：本方主治虚实互见之证，若因气滞或食积所致的心下痞满.不宜使用。

23.四神煎（《验方新编》）

组成：生黄芪半斤，远志肉、牛膝各三两，石斛四两，金银花一两。

功用：扶正养阴祛邪，清热解毒，活血通利关节。

主治：鹤膝风。两膝疼痛，膝肿粗大，大腿细，形似鹤膝，步履维艰，日久则破溃之证。痛而无脓，颜色不变，成败症矣。

用法用量：生黄芪、远志肉、牛膝、石斛用水十碗煎二碗，再入金银花一两，煎一碗，一气服之。

方解：黄芪一药重用，味甘性温，为补气圣药，又善祛大风，并可固表止汗，托疮排脓。气乃血帅，气行则血行，血行风自灭。正气充足，邪自易除，重用黄芪，用来扶助正气以统领诸药直达病所，除痹除滞，祛邪外出；牛膝味苦、酸、性平，益阴壮阳，强健筋骨，祛瘀止瘀，善治膝关节屈伸不利；石斛味甘淡，性偏寒，养阴生津清热；远志味辛、苦微温，补益心肾，以杜绝邪气内传之路，预安未受邪之地，又能祛痰消痛肿；金银花甘寒，清热解毒之功颇佳，此可消除因瘀而化热的关节肿痛，且可制约黄芪温热之性。

配伍特点：总观诸药相伍，扶正之功甚强，祛邪之功亦具，真乃补而不滞，清而不寒，大汗而不虚，堪称为妙方也。

注意事项：服后觉两腿如火之热，即盖暖睡，汗出如雨，待汗散后，缓缓去被，忌风。

六、活血化瘀方

阎师常用的活血化瘀方包括四物汤、当归四逆汤、血府逐瘀汤、生化汤、桃核承气汤、补阳还五汤、复元活血汤、失笑散、犀角地黄汤、桂枝茯苓丸等。**四物汤**《仙授理伤续断秘方》，本方主治一切血虚、血热、血燥及妇女月经不调诸证。《医宗金鉴删补名医方论》说："此方能补有形之血于平时，不能生无形之血于仓卒，能调阴中之血，而不能培真阴之本，为血分立法，不专为女科套剂也。"也因此，在风湿病患者出现的血虚、血瘀证候时，也可加减运用于临床。四物汤与归脾汤均能养血，治疗血虚之证。四物汤偏入肝肾，而以治血虚、血热、血燥为主；归脾汤偏入心脾，而以治疗思虑过度，劳伤心脾，心脾血虚，怔忡健忘，惊悸不眠，四肢倦怠为主。四物汤单纯补血，而归脾汤则可气血双补。**当归四逆汤**出自《伤寒论》，主治厥阴伤寒，风寒中于血脉，手足厥寒，脉细欲绝之证。此为阴血内虚，不能荣于脉。阳气外虚，不能温于四末，故手足厥寒，脉细欲绝。临证当归四逆汤加减治疗雷诺病，效果较好。**血府逐瘀汤**出自《医林改错》，为理血剂，具有活血化瘀，行气止痛之功效。本方主治诸症皆为瘀血内阻胸部，气机郁滞所致，即王清任所称"胸中血府血瘀"之证。本方广泛用于因胸中瘀血而引起的多种病证。临床应用以胸痛，头痛，痛有定处，舌暗红或有瘀斑，脉涩或弦紧为辨证要点。**生化汤**出自《傅青主女科》，本方具有和血通滞、养荣消瘀的功用。主用于产后血块腹痛及恶露不行等证。《产宝》曾说："生化者，因药性功用而立名也。产后宿血当消，新血当主，若专消则新血不生，专生则宿血反滞。考诸药性，川芎、当归、桃仁，三品善治宿血，专生新血，佐以黑姜、甘草引三品入于肝脾，生血理气，莫善于此，所谓行中有补，化中有生，实产后圣药也。"自傅氏制订此方后，世人多遵用之，目前产后多种病症，常以此方随症加减治之，成为治产后病常用的方剂，在产后痹的患者中可以加减运用。**桃核承气汤**出自《伤寒论》，"太阳病不解，热结膀胱，其人如狂，血自下，下者愈。其外不解者，尚未可攻，当先解其外；外解已，但少腹急结者乃可攻之，宜桃核承气汤"，本方主治伤寒太阳病不解，邪传入腑，热结膀胱，其人如狂，至夜热甚，谵语不宁之证。**补阳还五汤**出自《医林改错》，为理血剂，具有补气，活血，通络之功效。本方证以气虚为本，血瘀为标，即王清任所谓"因虚致瘀"。本方既是益气活血法的代表方，又是治疗中风后遗症的常用方，也适用于体虚者罹患，或素体虚弱，或过劳伤损，或迁延失治，久病致虚，以致病情缠绵，反复发作，气血两虚，肝肾不足，邪气留恋而致的痹证。**复元活血汤**出自《医学发明》，本方主治跌打损伤、砸伤、扭伤、坠伤等而致瘀血留滞、胸胁疼痛、痛不可忍等症。**失笑散**出自《太平惠民和剂局方》，具有活血祛瘀，散结止痛之功效。本方所治诸症，均由瘀血内停，脉道阻滞所致。本方是治疗瘀血所致多种疼痛的基础方，尤以肝经血瘀者为宜。临床应用以心腹刺痛，或妇人月经不调，少腹急痛等为辨证要点，从现代药理研究证实蒲黄、五灵脂具有抗血小板聚集，增加微循环之功，又能兴奋子宫平滑肌，使瘀血排出。**犀角地黄汤**出自《外台秘要》，用于血热妄行而致的吐血、衄血、咳血、便血、发斑、发疹和外感热病高热神昏，热入营血，及妇女血崩。本方近代常用于急性白血病、急性黄疸肝萎缩、肝昏迷、尿毒症、各种败血症、疔疮肿毒等病出现高热、出血属于血热妄行者。而化斑汤则常用于猩红热、斑疹伤寒、紫癜等急性高热而见皮下出血，属于中医气血两燔证者。**桂枝茯苓丸**《金匮要略》，为理血剂，具有活血、化瘀、消癥之功效。桂枝茯苓丸不单单是只能治疗女性的子宫肌瘤，还可以治疗很多因为气滞血瘀引起的疾病，如痛经、腰肌劳损、痤疮、卵巢囊肿、乳腺增生、前列腺疾病等。

1.四物汤（《仙授理伤续断秘方》）

组成：当归去芦、酒浸炒，川芎，白芍，熟干地黄酒蒸（熟地黄已有成品，干地黄即生地黄晒干各等份。

功用：补血和血。

主治：营血虚滞证。症见头晕目眩，心悸失眠，面色无华，妇人月经不调，量少或经闭不行，脐腹作痛，甚或瘕块硬结，舌淡，口唇、爪甲色淡，脉细弦或细涩。

用法用量：上为粗末。每服三钱，水一盏半，煎至八分，去渣，空心食前热服。

方解：方中以当归辛苦甘温，能入心脾而生血为主药；地黄甘平入心肾，滋阴生血为辅药；白芍酸寒，入肝脾，敛阴养血为佐药；川芎辛温走窜，通上下而行血中之气为使药。四味药二静（地黄、白芍）二动（当归、川芎），动静结合，有补血、和血、活血、调经之效。

配伍特点：补血而不滞血，和血而不伤血，为本方的配伍特点

注意事项：对于阴虚发热，以及血崩气脱之证，则非所宜。

2.当归四逆汤（《伤寒论》）

组成：当归三两，芍药三两，桂枝三两，细辛二两，通草二两，炙甘草二两，大枣二十五枚。

功用：养血散寒，温经通脉。

主治：血虚寒厥证。症见手足厥寒，脉细欲绝；或肠鸣腹痛，下利不止；或阴颓疝气，睾丸掣痛，牵引少腹。

用法用量：上药以水800毫升，煮取300毫升，去滓，分二次温服。

方解：方中当归既能养血，又能和血养血为君；桂枝温通经脉，以畅血行，芍药益阴和营，二味相配，内疏厥阴，调和营卫为臣；细辛散表里内外之寒邪，通草入经通脉为佐；甘草、大枣温养脾气为使。诸药合用，有温养经脉，通畅血行之功。

配伍特点：仲景先师的四逆汤类方，均有附子、干姜，唯独当归四逆汤中不用姜、附，是因诸四逆汤主治阳虚阴盛之证，故须用姜、附。当归四逆汤主治阴血虚甚，乃由阴及阳之证，故不用姜、附。

注意事项：注意四逆散、四逆汤、当归四逆汤三方的异同点。四逆散治阳郁厥逆，传经热邪入里，阳气闭郁不达四末，其冷在肢端，症见四肢欠温，较轻，尚可见身热，脉弦等症；四逆汤、当归四逆汤均治寒厥，但前者主治少阴病阴寒内盛，阳衰之极，肢冷过肘膝，一身虚寒之象；而当归四逆汤是由于肝血不足，血虚寒凝于经脉，其病在经不在脏，其肢厥程度亦较四逆汤为轻，并见血虚舌淡，脉细等。

3.血府逐瘀汤（《医林改错》）

组成：桃仁四钱，红花三钱，当归三钱，生地黄三钱，川芎一钱半，赤芍二钱，牛膝三钱，桔梗一钱半，柴胡一钱，枳壳二钱，甘草一钱。

功用：活血祛瘀，行气止痛。

主治：胸中血瘀证。症见头痛胸痛，胸闷呃逆，失眠不寐，心悸怔忡，瘀血发热，舌质暗红，边有瘀斑或瘀点，唇暗或两目暗黑，脉涩或弦紧。

用法用量：水煎服。

方解：方中桃仁、红花、当归、川芎、赤芍活血祛瘀；当归、生地养血化瘀；柴胡、枳壳疏肝理气；牛膝破瘀通经，引瘀血下行；桔梗开肺气，引药上行；甘草缓急，调和诸药。共奏活血调气之功。

配伍特点：行血分瘀滞，又解气分郁结，活血而不耗血，祛瘀又能生新。

注意事项：由于方中活血祛瘀药较多，故孕妇忌用。

4.生化汤（《傅青主女科》）

组成：全当归八钱，川芎三钱，桃仁去皮尖、研、十四枚，干姜炮黑五分，甘草炙五分。

功用：化瘀生新，温经止痛。

主治：产后瘀血腹痛证。症见恶露不行，小腹冷痛。

用法用量：用黄酒、童便各半煎服。

方解：方中以当归补血、活血、生新血为主药；川芎行血中之气郁，兼防补血药之滞，桃仁行血中之瘀，缓肝气之急，共为辅药；黑姜引血分药入气分而生血，并能温肾暖下元，炙甘草和中缓急，调和百药，童便咸寒直入下焦，降热活瘀，黄酒性热，温经散寒，共为佐使。

配伍特点：寓生新于化瘀之内，使瘀血化。

注意事项：若产后血热而有瘀滞者不宜使用；若恶露过多、出血不止，甚则汗出气短神疲者，当属禁用。

5.桃核承气汤（《伤寒论》）

组成：桃核五十个，大黄四两，桂枝、炙甘草、芒硝各二两。

功用：逐瘀泻热。

主治：下焦蓄血证。症见少腹急结，小便自利，神志如狂，甚则烦躁谵语，至夜发热；以及血瘀经闭，痛经，脉沉实而涩者。

用法用量：以上五味药，除芒硝外，先以水700毫升左右，煮取药汁约400毫升，去滓，加入芒硝，再放火上微沸，即停火。每次服80~120毫升，每日服3次，饭前服，取微泻。

方解：本方以桃仁的甘苦润燥缓急行血，以缓少腹蓄血之急结，为主药；辅以桂枝辛温，行瘀散结；再以调胃承气汤（大黄、芒硝、甘草）荡热去实，共为佐使，取微泻以下蓄血。胃和热去，其病自愈。

配伍特点：桂枝与硝、黄同用，相反相成，桂枝得硝、黄则温通而不助热；硝、黄得桂枝则寒下又不凉遏。

注意事项：伤寒病太阳证热结膀胱，小腹虽觉胀满，但有口渴、小便不利、大便不黑，无如狂等症者，不能投此汤。

6.补阳还五汤（《医林改错》）

组成：黄芪生四两，当归尾二钱，赤芍一钱半，地龙去土、一钱，川芎一钱，红花一钱，桃仁一钱。

功用：补气、活血、通络。

主治：类中风后遗症。症见半身不遂，口眼歪斜，语言謇涩，口角流涎，小便频数或遗尿不禁，舌暗淡，苔白，脉缓。

用法用量：水煎服。

方解：方中重用黄芪大补脾胃之气，益气活血，为君药；当归尾长于活血，且化瘀不伤血，为臣药；川芎、赤芍、桃仁、红花助归尾活血祛瘀；地龙通经活络，均为佐药。

配伍特点：大量补气药与少量活血药相配，使气旺则血行，活血而不伤正，共奏补气活血通络之功。

注意事项：使用本方需久服才能有效，愈后还应继续服用，以巩固疗效，防止复发，王氏谓："服此方愈后，药不可断，或隔三五日吃一付，或七八日吃一付。"但若中风后半身不遂属阴虚阳亢，痰阻血瘀，见舌红苔黄、脉洪大有力者，非本方所宜。

7.复元活血汤（《医学发明》）

组成：柴胡（五钱），当归穿山甲（炮），栝楼根（各三钱），甘草、红花（各二钱）桃仁（去皮、尖，五十个），大黄（酒浸，一两）。

功用：活血祛瘀，疏肝通络。

主治：跌打损伤。症见跌打损伤、砸伤、扭伤、坠伤等而致瘀血留滞、胸胁疼痛、痛不可忍等症。

用法用量：上将桃仁研烂，余药锉，如麻豆大，每服一两。水二盅，酒半盏，煎至七分，去渣，大温，食前服，以利为度。（水煎2次，混匀，分2次服，兑入黄酒为引，以利为度。附注：原方为诸药共为粗末，每服30g，水煎服）。

方解：本方以柴胡引药入肝为主药；当归活血，甘草缓急，共为辅药；以桃仁、红花、炮山甲、天花粉破血润燥为佐药；大黄涤荡败血，推陈致新为使药。瘀血去而痛自止。

配伍特点：诸药配伍，特点有二：一为升降同施，以调畅气血；二是活中寓养，则活血破瘀而不耗伤阴血。瘀祛新生，气行络通，胁痛自平。正如张秉成所言："去者去，生者生，痛自舒而元自复矣"，故名"复元活血汤"。

注意事项：孕妇及无瘀血者忌用。

8.失笑散（《太平惠民和剂局方》）

组成：五灵脂酒研，淘去沙土，蒲黄炒香，各二钱。

功用：活血祛瘀，散结止痛。

主治：瘀血停滞证。心胸刺痛，脘腹疼痛，或产后恶露不行，或月经不调，少腹急痛等。

用法用量：先用酽醋调二钱，熬成膏，入水一盏，煎七分，食前热服。

方解：方中五灵脂苦咸甘温，入肝经血分，功擅通利血脉，散瘀止痛；蒲黄甘平，行血消瘀，炒用并能止血，二者相须为用，为化瘀散结止痛的常用组合。调以米醋，或用黄酒冲服，乃取其活血脉、行药力、化瘀血，以加强五灵脂、蒲黄活血止痛之功，且制五灵脂气味之腥臊。诸药合用，共奏祛瘀止痛，推陈出新之功，使瘀血得去，脉道通畅，则诸症自解。

配伍特点：药简力专。

注意事项：本方孕妇禁用，脾胃虚弱及妇女月经期慎用。

9.犀角地黄汤（《外台秘要》）

组成：犀角（水牛角代），生地黄八两，芍药三两，牡丹皮二两。

功用：清热解毒，凉血散瘀。

主治：热入血分证。热扰心神，身热谵语，舌绛起刺，脉细数；热伤血络，斑色紫黑、吐血、衄血、便血、尿血等，舌绛红，脉数；蓄血瘀热，喜忘如狂，漱水不欲咽，大便色黑易解等。

用法用量：上药四味，㕮咀，以水九升，煮取三升，分三服。

方解：方中苦咸寒之犀角，凉血清心解毒，为君药。甘苦寒之生地，凉血滋阴生津，一助犀角清热凉血止血，以恢复已失之阴血。赤芍、丹皮清热凉血、活血散瘀，故为佐药。

配伍特点：凉血与活血散瘀并用，热清血宁而无耗血动血，凉血止血而不留瘀。

注意事项：阳虚失血、脾胃虚弱者忌用。

10.桂枝茯苓丸（《金匮要略》）

组成：桂枝、茯苓、桃仁、赤芍、牡丹皮各等份。

功用：活血，化瘀，消癥。

主治：用于妇人宿有癥块，或血瘀经闭，行经腹痛，产后恶露不尽等。

用法用量：上为末，炼蜜为丸。每日一丸，食前服。不知，加至三丸。

方解：方中桂枝温通血脉，茯苓渗利下行而益心脾之气，既有助于行瘀血，亦有利于安胎元，共为主药；宿有癥块，郁久多能化热，故又配牡丹皮、赤芍合桃仁以化瘀血，并能清瘀热，共为辅佐药；以蜜为丸，亦取其有缓和诸祛瘀药力，起到缓消的作用，以之为使。诸药合用，共奏活血化瘀，缓消癥块之效。

配伍特点：①桂枝芍药相配，即桂枝汤的核心配伍，调和营卫；②桂枝茯苓相配，是调整水代谢障碍的"苓桂剂"的核心组合。镇气冲而治心悸；③桂枝桃仁相配，通阳化瘀的经典组合，黄煌教授把桂枝、桃仁、大黄的配伍称为活血化瘀的"桃园三结义"，能通调血脉，清除瘀积；④丹皮桃仁相配，化瘀的常用组合，消散瘀血于有形或无形；⑤芍药茯苓相配，养血利水的组合，止痛、定悸。如真武汤、当归芍药散、附子汤都有此药对。

注意事项：素有癥瘕、妊娠后漏下不止、胎动不安者需遵医嘱，以免误用伤胎。

七、燮枢肝胆方

阎师常用的燮枢肝胆方包括逍遥散、小柴胡汤、镇肝熄风汤、天麻钩藤饮、大定风珠、痛泻要方、龙胆泻肝汤、左金丸、吴茱萸汤、四磨汤、越鞠丸、暖肝煎、乌药汤等。**逍遥散**出自《太平惠民和剂局方》，本方为主治肝脾不和的常用方剂，常用于风湿病出现的肝脾不和之证。本方与四逆散皆为疏肝理脾之剂，二方相比，本方偏用于血虚肝燥，木郁克脾；四逆散则偏用于热郁而四肢逆冷，影响脾胃之证。四逆散改枳实为枳壳，再加陈皮、川芎、香附，名柴胡疏肝散，主治肝气郁结，胁肋疼痛，胸脘胀闷，寒热往来等症。逍遥散偏用于血虚肝郁者，柴胡疏肝散偏用于气滞肝郁者。**小柴胡汤**出自《伤寒论》，本方主治伤寒、中风邪入半表半里而出现的少阳证。小柴胡汤去人参、甘草，加白芍、枳实、大黄，名大柴胡汤，主治少阳、阳明合病。主要用于临床症见往来寒热，胸胁苦满，呕不止，郁郁微烦，心下痞硬或心下满痛，大便秘结，或协热下利，大便不畅，舌苔黄厚，脉象弦而有力等。**镇肝熄风汤**出自《医学衷中参西录》，本方主治内风所致的中风病，本方名镇肝熄风汤，是遵《素问·至真要大论》"诸风掉眩，皆属于肝"之旨，本方近些年来多用于治疗高血压病引起的头晕目眩，面色如醉，两脚无根，欲作中风之证。本方与**天麻钩藤饮**均可用于治疗肝风内动所致的头晕、头痛、耳鸣、目花、震颤、麻木甚至半身不遂等症。但本方镇肝熄风、滋养肝肾之力较强，天麻钩藤饮清肝热、安心神、平肝熄风之效较优。**大定风珠**出自《温病条辨》，"热邪久羁，吸烁真阴，或因误表，或因妄攻，神倦瘛疭，脉气虚弱，舌绛苔少，时时欲脱者，大定风珠主之。"本方应用于温病后期，以真阴大亏，虚风内动，而见神倦瘛疭，脉虚弱，舌绛苔少为证治要点。**痛泻要方**出自《丹溪心法》，此方主要功用是扶脾疏肝，缓痛止泻，用于治疗风湿病患者因肝郁犯脾而致的腹泻。这种泄泻的症状特点是每遇生气（情绪问题，在风湿病的患者中尤为常见）则腹痛、腹泻加重，先感腹痛，后即泄泻，泄后腹部略觉舒服，痛一阵，泻一阵，反复发作，时轻时重。本病乃因肝气久郁，肝郁乘脾，脾虚中湿不化，气郁不舒，气湿相搏而作腹痛。故《医方考》说："泻责之脾，痛责之肝；肝责之实，脾责之虚，脾虚肝实，故令痛泻。"所以临床常兼见气滞、烦闷、性情急躁、食欲不振、体倦易疲、女子月经不调等症。现代医学之慢性肠炎、过敏性肠炎、肠功能紊乱、结核性结肠炎、慢性痢疾以及风湿病等病证中，可用本方随症加减治疗。**龙胆泻肝汤**出自《医方集解》，东垣原方本为治疗因饮酒湿热下注于下焦，前阴热痒臊臭等症而设。后世又加黄芩、栀子、生甘草，用来主治肝胆湿热所致的胁痛口苦、耳聋目肿、前阴湿热痒肿、尿赤溲血、筋痿（阳痿）阴汗、妇女黄带臊臭等症。**左金丸**出自《丹溪心法》，为泻火剂，具有泻肝火，行湿，开痞结之功效，本方证乃由肝郁化火犯胃所致，为治疗肝火犯胃证常用方。**吴茱萸汤**出自《伤寒论》，为温里剂，具有温中补虚，降逆止呕之功效。本方常用于肝胃虚寒，浊阴上逆证，临床应用以食后泛泛欲吐，或呕吐酸水，或吐清涎冷沫，畏寒肢冷，舌淡苔白滑，脉沉弦或迟为辨证要点。**四磨汤**出自《济生方》，本方主治情志怫郁，肝气横逆，上犯肺胃，而致上气喘息、胸膈不快、烦闷不食等症。四磨汤、越鞠丸、六郁汤皆能治气郁。四磨汤适用于情志不快而气上喘急，胸闷少食的气逆证；**越鞠丸**则统治六郁胸膈痞闷、吞酸呕吐、饮食不消等症；六郁汤功能消痰行气、化滞消积，适用于六郁而胸闷脘胀者，甚至痰、气、血、食互结为痞为块等症。**暖肝煎**出自《景岳全书》，本方专为肝肾阴寒而致的寒疝偏坠、睾丸胀痛、牵引小腹疼痛、见暖则舒缓、或兼尺脉沉弦而迟缓等病症而设，实为温肾祛寒，养肝理气之方，因肝主疝，故名暖肝煎。**乌药汤**《兰室秘藏》，行气止痛，治血海疼痛，适用于风湿病患者出现的肝气郁结诸症。

1. 逍遥散（《太平惠民和剂局方》）

组成：甘草（微炙赤）半两，当归（去苗微炒）、茯苓（去皮白者）、芍药（白）、白术、柴胡（去苗）各一两。

功用：疏肝解郁，养血健脾。

主治：肝郁脾弱血虚证。症见五心烦热，或往来寒热，肢体疼痛，头目昏重，心悸颊赤，口燥咽干，胸闷胁痛，减食嗜卧，月经不调，乳房作胀，脉弦而虚者。

用法用量：每服6g，用水300毫升，加烧生姜1块切破，薄荷少许，同煎至200毫升，去滓热服，不拘时候。

方解：方中柴胡疏肝解郁；当归、白芍养血柔肝；白术、甘草、茯苓健脾养心；薄荷助柴胡以散肝郁；煨生姜温胃和中。诸药合用，可收肝脾并治，气血兼顾。

配伍特点：本方中柴胡配以少量薄荷使用甚妙。因为中医理论认为胆为甲木，具少阳之气，其性柔嫩，此时若被寒风一郁，则不能上伸而下克脾土。惟得温风一吹，郁气始能得到畅达。本性喜风，寒则摧萎，温则发生。柴胡、薄荷辛能发散，配当归而温入少阳，温风拂郁，木气得伸，土亦得滋，无燥燳之患，金水自能相生，五脏荣泽，气血条畅，阴平阳秘，精神乃治。

注意事项：阴虚阳亢者慎用。

2. 小柴胡汤（《伤寒论》）

组成：柴胡半斤，黄芩三两，人参三两，半夏半升，甘草（炙）、生姜各三两，大枣十二枚。

功用：和解少阳。

主治：①伤寒少阳证。症见往来寒热、恶寒发热交替进行，胸胁苦满，默默不欲饮食，心烦喜呕，呕后觉舒，口苦，咽干，目眩，舌苔薄白，脉弦者；②妇人热入血室胞宫。症见经水适断，寒热发作有时；以及疟疾、黄疸等病而见少阳证者。

用法用量：上药七味，以水1.2升，煮取600毫升，去滓，再煎取300毫升，分两次温服。

方解：方中取柴胡升阳达表，散半表之邪为主药；黄芩降泄退热、清半里之邪为辅药；半夏和胃降逆止呕，人参（党参）、甘草味甘和中，补气扶正，以助抗邪外出，和解转枢，使邪气不得更传入里，共为佐药；生姜、大枣辛甘合化，以和营卫而助和解营卫之功，为使药。

配伍特点：诸药合用，以和解少阳为主，兼补胃气，使邪气得解，枢机得利，胃气调和，则诸症自除。原方"去滓再煎"，使药性更为醇和，药汤之量更少，减少了汤液对胃的刺激，避免停饮致呕。

注意事项：因方中柴胡升散，芩、夏性燥，故对阴虚血少者禁用。

3.四逆散（《伤寒论》）

组成：甘草（炙）、枳实（破，水渍，炙干）、柴胡、芍药各等份。

功用：透邪解郁，疏肝理气。

主治：①阳郁厥逆证，略有气闭之意。症见手足不温，或身微热，或咳，或悸，或小便不利，或腹痛，或泄利，脉弦。②肝脾不和证。症见胁肋胀满，脘腹疼痛，脉弦等。

用法用量：白水饮服3g，一日三次。

方解：本方为疏肝解郁，调和肝脾的祖方。方中柴胡既可疏解肝郁，又可升清阳以使郁热外透，用为君药；芍药养血敛阴，与柴胡相配，一升一敛，使郁热透解而不伤阴，为臣药；佐以枳实行气散结，以增强疏畅气机之效；炙甘草缓急和中，又能调和诸药为使。

配伍特点：本方组方之意是遵照《内经》治热淫之法中要佐以甘苦，以酸收之，以苦发之的精神，用枳实之苦泄里热，以甘草之甘缓逆气，以白芍之酸收阴气，以柴胡之苦发散郁结之邪热、透达表热。以甘苦酸辛之品，表里交治，和合阴阳，使阳气敷布于四末而愈四逆。

注意事项：阳虚阴盛所致四肢逆冷者禁忌使用。

4.镇肝熄风汤（《医学衷中参西录》）

组成：怀牛膝一两，生赭石一两，轧细生龙骨五钱，生牡蛎五钱，生龟板五钱，生杭芍五钱，玄参五钱，天冬五钱，川楝子二钱，生麦芽二钱，茵陈二钱，甘草钱半。

功用：镇肝熄风，滋阴潜阳。

功能主治：类中风。症见头目眩晕，目胀耳鸣，脑部热痛，面色如醉，心中烦热，或时常噫气，或肢体渐觉不利，口眼渐形歪斜；甚或眩晕颠仆，昏不知人，移时始醒，或醒后不能复元，脉弦长有力。

用法用量：水煎服。

方解：急则治其标，故方中重用牛膝引气血下行，虽属治标，在本方中亦当为主药。更以龙骨、牡蛎、龟板、白芍滋肝肾之阴而柔肝、镇肝、潜阳，以熄肝风，而治其本为辅药。佐以赭石降胃气、冲气，玄参、天冬以清肺气，使肺中清肃之气下行，自能镇制肝木。麦芽具有萌芽发越之气，顺肝气条达之性，而不致过于抑郁，且能和胃助消化。甘草和中调百药，且缓其急。又用茵陈具有初春少阳生发之气，与肝同气相求而泻肝热兼舒肝郁；川楝子引肝气下达，二药一升一降而为使药，共达镇肝熄风之效。

配伍特点：重用镇潜药，配伍滋阴之品，镇潜以治其标，滋阴以治其本，标本兼顾，以治标为主。

注意事项：若属气虚血瘀之风，则不宜使用本方。

5.天麻钩藤饮（《中医内科杂病证治新义》）

组成：天麻9g，钩藤12g，生决明18g，山栀、黄芩各9g，川牛膝12g，杜仲、益母草、桑寄生、夜交藤、朱茯神各9g。

功用：平肝熄风，清热活血，补益肝肾。

主治：肝阳偏亢，肝风上扰证。症见头痛，眩晕，失眠多梦，或口苦面红，舌红苔黄，脉弦或数。

用法用量：水煎，分2~3次服。

方解：方中天麻、钩藤平肝熄风，为君药。石决明咸寒质重，功能平肝潜阳，并能除热明目，与君药合用，加强平肝熄风之力；川牛膝引血下行，并能活血利水，共为臣药。杜仲、桑寄生补益肝肾以治本；栀子、黄芩清肝降火，以折其亢阳；益母草合川牛膝活血利水，有利于平降肝阳；夜交藤、朱茯神宁心安神，均为佐药。诸药合用，共成平肝熄风，清热活血，补益肝肾之剂。

配伍特点：本方以平肝息风治标为主，兼以补益肝肾，清热安神。

注意事项：凡痰厥头痛证者皆忌用，痰浊上扰清窍，经络阻塞，清阳不得上达，也可见及头痛眩晕证，但该证因痰属阴无热，而天麻钩藤饮证属阳亢，有热，两者不能混淆，故当忌用。

6. 大定风珠（《温病条辨》）

组成：生白芍六钱，阿胶三钱，生龟板四钱，干地黄六钱，麻仁二钱，五味子二钱，生牡蛎四钱，麦冬连心六钱，炙甘草四钱，鸡子黄生二枚，鳖甲生四钱。

功用：滋阴熄风。

主治：阴虚风动证。症见手足瘈疭，形消神倦，舌绛少苔，脉气虚弱，时时欲脱者。

用法用量：水八杯，煮取三杯，去滓，再入鸡子黄，搅令相得，分三次服。

方解：方中以鸡子黄、阿胶为君，用血肉有形之品重补真阴；配伍白芍、地黄、麦冬滋阴养液；又以醋龟甲、醋鳖甲、牡蛎滋阴潜阳；麻仁、五味子、炙甘草酸甘养阴。

配伍特点：本方配伍，以大队滋阴养液药为主，配以介类潜阳之品，寓熄风于滋养之中，使真阴得复，浮阳得潜，则虚风自熄。

注意事项：若阴液虽亏而邪热尤盛者，则非本方所宜，正如吴鞠通在《温病条辨》（卷3下焦篇）所说："壮火尚盛者，不得用定风珠、复脉。"

7. 大柴胡汤（《金匮要略》）

组成：柴胡半斤，黄芩三两，芍药三两，半夏半升，生姜五两，枳实四枚，大枣十二枚，大黄二两。

功用：和解少阳，内泻热结。

主治：少阳阳明合病。症见往来寒热，胸胁苦满，呕不止，郁郁微烦，心下痞硬，或心下满痛，大便不解或协热下利，舌苔黄，脉弦数有力。

用法用量：上八味，以水一斗二升，煮取六升，去滓，再煮，温服一升，日三服。

方解：方中重用柴胡为君药，配臣药黄芩和解清热，以除少阳之邪；轻用大黄配枳实以内泻阳明热结，行气消痞，亦为臣药。芍药柔肝缓急止痛，与大黄相配可治腹中实痛，与枳实相伍可以理气和血，以除心下满痛；半夏和胃降逆，配伍大量生姜，以治呕逆不止，共为佐药。大枣与生姜相配，能和营卫而行津液，并调和脾胃，功兼佐使。

配伍特点：本方既不悖于少阳禁下的原则，又可和解少阳，内泻热结，使少阳与阳明合病得以双解，可谓一举两得。

注意事项：单纯少阳、阳明者禁用。

8.痛泻要方（《丹溪心法》）

组成：白术炒三两，白芍药炒二两，陈皮炒一两五钱，防风一两。

功用：补脾柔肝，祛湿止泻。

功能主治：脾虚肝旺之痛泻。症见肠鸣腹痛，大便泄泻，泻必腹痛，泻后痛缓，舌苔薄白，脉两关不调，左弦而右缓者。

用法用量：上细切，分作八服，水煎或丸服。

方解：方中以白术苦甘性温，功能健脾燥湿和中为主药；白芍酸微寒，抑肝而扶脾，柔肝缓急而止痛为辅药；防风辛温有香气，能散肝郁，醒脾气，又有风能胜湿的作用而为佐药；陈皮辛温本能利气开胃，炒香则加强燥湿醒脾之效，气行则痛止，为使药。四药相合成为补脾泻肝之剂。

配伍特点：方中白芍、防风配伍使用甚为巧妙。二药相合有抑肝、柔肝、疏肝、扶脾、醒脾、燥脾的作用。李东垣用防风时曾说："若补脾胃，非此引用不能行。"《汤液本草》论白芍时曾说："腹中虚痛，脾经也，非芍药不能除。"前人认为白芍既入肝脾经血分，又为脾虚的引经药。防风不但有风能胜湿的作用，且能升阳气而醒脾，搜肝气而疏肝。可见作者深得白芍、防风之妙用，所制之痛泻要方疗效卓著，广为后人们习用。

注意事项：肠胃湿热所致泄泻的患者忌用本方。

9.龙胆泻肝汤（《医方集解》）

组成：龙胆草酒炒6g，黄芩炒9g，栀子酒炒9g，泽泻12g，木通6g，当归酒炒3g，生地黄酒炒9g，柴胡6g，生甘草6g，车前子9g（原书无用量）。

功用：清肝胆实火，泻下焦湿热。

主治：①肝胆实火上炎证。症见头痛（裂痛）目赤胁痛，口苦，耳聋，耳肿等，舌红苔黄，脉弦数有力。②肝胆湿热下注证。症见阴肿，阴痒，阴汗，小便淋浊，或妇女带下黄臭等，舌红苔黄腻，脉弦数有力。

用法用量：水煎服，亦可制成丸剂，每服6~9g，日2次，温开水送下。

方解：方中以龙胆草泻厥阴肝经之热，柴胡平少阳胆经之热，二药共泻肝胆之热为主药。辅以甘草缓其急且护胃。更以黄芩清泻中上二焦之热；泽泻、木通泻肾与膀胱之湿，大利前阴，为佐药。车前子利湿而不伤阴为使药。尤为妙者，是恐大队泻肝胆利湿之药伤肝阴，而少佐了归、地以养肝血，在泻肝之中设有补肝之品，又寓有战胜之后，兼顾安邦之意。

配伍特点：本方的配伍特点是泻中有补，利中有滋，降中寓升，祛邪而不伤正，泻火而不伐胃，使火降热清，湿浊得利，循经所发诸症皆可相应而愈。

注意事项：方中药多苦寒，易伤脾胃，故对脾胃虚寒和阴虚阳亢之证，皆非所宜。

10.左金丸（《丹溪心法》）

组成：黄连六两，吴茱萸 一两。

功用：清泻肝火，降逆止呕。

主治：肝火犯胃证。症见胁肋疼痛，嘈杂吞酸，呕吐口苦，舌红苔黄，脉弦数。

用法用量：上药为末，水丸或蒸饼为丸，白汤下五十丸。

方解：方中重用黄连为君，清泻肝火，使肝火得清，自不横逆犯胃；黄连亦善清泻胃热，胃火降则其气自和，一药而两清肝胃，标本兼顾。然气郁化火之证，纯用大苦大寒既恐郁结不开，又虑折伤中阳，故又少佐辛热之吴茱萸，一者疏肝解郁，以使肝气条达，郁结得开；一者反佐以制黄连之寒，使泻火而无凉遏之弊；一者取其下气之用，以和胃降逆；一者可引领黄连入肝经。如此一味而功兼四用，以为佐使。二药合用，共收清泻肝火，降逆止呕之效。

配伍特点：方中重用苦寒之黄连清泻心火，心为肝之子，实则泻其子，故以清心火来实现清肝火的目的。但纯用苦寒又恐郁结不开，故又用少量辛而大热的吴茱萸，取其下气之功，助黄连和胃降逆。因有大量黄连的寒性制之，故只保留其降逆止呕的作用，而去其温热之性，"去性存用"也。

注意事项：脾胃虚寒者不适用。

11.吴茱萸汤（《伤寒论》）

组成：吴茱萸一升，人参三两，生姜六两，大枣十二枚。

功用：温中补虚，降逆止呕。

主治：肝胃虚寒，浊阴上逆证。症见食后泛泛欲呕，或呕吐酸水，或干呕，或吐清涎冷沫，胸满脘痛，巅顶头痛，畏寒肢凉，甚则伴手足逆冷，大便泄泻，烦躁不宁，舌淡苔白滑，脉沉弦或迟。

用法用量：上四味，以水七升，煮取二升，去滓。温服七合，日三服。

方解：方中吴茱萸味辛苦而性热，归肝、脾、胃、肾经。既能温胃暖肝以祛寒，又善和胃降逆以止呕，一药而两擅其功，是为君药。重用生姜温胃散寒，降逆止呕，用为臣药。吴茱萸与生姜相配，温降之力甚强。人参甘温，益气健脾，为佐药。大枣甘平，合人参以益脾气，合生姜以调脾胃，并能调和诸药，是佐使之药。四药配伍，温中与降逆并施，寓补益于温降之中，共奏温中补虚，降逆止呕之功。

配伍特点：温中与降逆并施，寓补益于温降之中。

注意事项：胃热呕吐，阴虚呕吐，或肝阳上亢之头痛均禁用本方。

12.四磨汤（《济生方》）

组成：槟榔、沉香、乌药、人参各等份。

功用：行气降逆，宽胸散结。

主治：肝气郁结证。症见情志怫郁，肝气横逆，上犯肺胃，而致上气喘息、胸膈不快、烦闷不食等症。

用法用量：分别水磨浓汁，煎三四沸，温服。

方解：主药槟榔降气，性如铁石；再辅以沉香性沉而降，可使上逆之气下降；佐以人参益气，是降中有升，泻中带补，妨伤正气；更使以乌药顺逆气、舒肝气、和肺胃，自然气机调畅，升降复常。

配伍特点：行气与降气同用，以行气开郁为主；破气与补气相合，郁开逆降而不伤正。

注意事项：本方乃破气降逆之峻剂，胸膈胀满，属脾虚肾亏者慎用。

13.越鞠丸（《丹溪心法》）

组成：香附（醋炒）、苍术（泔浸、炒）、抚芎、神曲、炒栀子，上药等份。

功用：行气解郁。

主治：郁证。胸膈痞闷，脘腹胀痛，嗳腐吞酸，恶心呕吐，饮食不消等。

用法用量：共为细末，水丸如绿豆大。每服6~9g，1日2次。

方解：方中以香附开气郁，苍术燥湿邪，抚芎调血郁，栀子解火郁，神曲消食郁，气畅而郁舒。五味药治六郁，惟无治痰药，是何道理？因痰郁多与脾湿有关，有时也与气、火、食有关。今湿、气、火、食诸郁都解，痰郁随之而解，故方中不另设治痰药。六郁之中又以气郁为主，故气畅而郁舒。

配伍特点：以五药治六郁，贵在治病求本；诸法并举，重在调理气机。

注意事项：本方中所用之"抚芎"为芎䓖之产于江西者。据《中国医学大辞典》载："产于江西旧抚州境者，其中心有孔。辛温无毒，开郁、宽胸、通经络。治胸膈痞满作痛。""与他处所产，迥然不同。"朱丹溪说："抚芎总解诸郁，直达三焦，为通阴阳气血之使。"（《本草纲目》）可见丹溪先生在越鞠丸中选用抚芎，而不用川芎，是有道理的。也可以看出前人注重地道药材，是有临床实践根据的。现在一般多用川芎代之，用量可稍小些。本方药味偏于香燥，故血虚、阴虚、津液不足诸证者禁用。

14. 柴胡疏肝散（《准绳·类方》卷四引《统旨》）

组成：柴胡二钱，陈皮（醋炒）二钱，川芎一钱半，芍药一钱半，枳壳（麸炒）一钱半，甘草（炙）5分，香附一钱半。

功用：疏肝解郁，行气止痛。

主治：肝气郁滞证。症见胁肋疼痛，或寒热往来，嗳气太息，脘腹胀满，脉弦。

用法用量：用水三杯，煎至一杯半，食前分两次服。

方解：本方以柴胡升散疏达，调肝解郁为主药。陈皮理气开胃，枳壳宽中消胀，香附行气舒肝，三药理气为辅药。白芍养血柔肝，川芎行血散郁，二药理血为佐药，甘草缓急，调和百药为使药。

配伍特点：以疏肝理气为主，疏肝之中兼以养肝，理气之中兼以调血和胃。

注意事项：本方对肝阳旺，肝胆有湿热结聚，火热上蒸之证，不适用。

15. 暖肝煎（《景岳全书》）

组成：当归（二三钱），枸杞（三钱），茯苓（二钱），小茴香（二钱），肉桂（一二钱），乌药（二钱），沉香（一钱或木香亦可），生姜三五片。

功用：温补肝肾，行气止痛。

主治：肝肾虚寒证寒疝。症见小腹疼痛，疝气偏坠、睾丸疼痛，畏寒喜暖，舌淡苔白，脉沉迟。

用法用量：水煎服。

方解：方中以当归养血补肝，枸杞子温阳补肾，为主药；配以肉桂助肾阳，小茴香暖肝理气治疝，为辅药；再佐以乌药顺逆气而治疝，茯苓祛湿，生姜散寒；使以沉香引气归肾而达温肾暖肝、行气祛寒之效。

配伍特点：本方补养、散寒、行气并重，运用时应视其虚、寒、气滞三者孰轻孰重，相应调整君臣药的配伍关系，使之更能切中病情。

注意事项：辨证属肝肾虚寒者，才能使用，如系湿热下注而致的睾丸红肿热痛者，忌用之。

16. 乌药汤（《兰室秘藏》）

组成：乌药二钱半，香附二钱，木香五分，当归一钱，炙甘草五分。

功用：行气活血，散寒止痛。

主治：气机郁滞，血行不畅，胸腹胀痛，经前或经期少腹胀痛，胸胁乳房胀痛，月经后期，量少色黯红，或有血块，精神抑郁，苔白，脉弦涩。

用法用量：水煎服。

方解：本方中乌药理气行滞，为君药；香附疏肝理气，木香行脾胃滞气，为臣药；当归养血活血调经，为佐药；甘草调和诸药，为使药。全方达行气调经止痛之效。

配伍特点：方中甘草与木香等行气药配伍，兼防行气药伤气；与乌药配伍，旨在温阳化气。

注意事项：热性证候不宜使用。

八、祛邪利节方

阎师常用的祛邪利节方包括桂枝芍药知母汤、甘露消毒丹、温胆汤、清气化痰丸、小陷胸汤、贝母瓜蒌散、苓甘五味姜辛汤、半夏白术天麻汤、黄连解毒汤、普济消毒饮、仙方活命饮、苇茎汤、泻白散、芍药汤、葛根芩连汤、白头翁汤、八正散、茵陈蒿汤、三子养亲汤、半夏厚朴汤、天台乌药散、定喘汤、旋覆代赭汤、橘皮竹茹汤、阳和汤、川芎茶调散、银翘散、桑菊饮、麻黄杏仁甘草石膏汤、当归六黄汤、竹叶石膏汤、青蒿鳖甲汤、玉女煎、导赤散、涤痰汤、朱砂安神丸、苏子降气汤、消风散、杏苏散、桑杏汤、当归拈痛汤、防风通圣散、小活络丹等。**桂枝芍药知母汤**出自《金匮要略》，本方主治风寒湿三气杂至痹阻经络，气血不通而致的全身关节疼痛，久久难愈，而身体尪羸、脚肿如脱、头眩短气、温温欲吐等症。焦树德教授又把桂枝芍药知母汤和《和剂局方》的虎骨散合用，定名为补肾祛寒治尪汤（组成：补骨脂9~12g，熟地12~24g，续断12~18g，淫羊藿9~12g，制附片6~12g（用15g时，需先煎10~20分钟），骨碎补10~20g，桂枝9~15g，赤、白芍各9~12g，知母9~15g，羌、独活各10~12g，防风12g，麻黄3~6g，苍术6~10g，威灵仙12~15g，伸筋草30g，牛膝9~15g，炮山甲6~9g，土鳖虫6~10g等，还可加用透骨草20g、寻骨风15g、自然铜6~9g），同时把具有肢体关节变形，骨质受损的痹证命名为"尪痹"。**甘露消毒丹**出自《医效秘传》，用于湿温时疫，邪在气分，湿热并重证，三仁汤同治湿热之证，但三仁汤是湿重于热，临床表现方面，甘露消毒丹主治邪在气分，病变以中焦为中心，涉及到上下内外（熏蒸上下内外），而三仁汤无上部热毒症状，在临证中应区别用之。**温胆汤**出自《三因极一病证方论》，温胆汤由二陈汤加枳实、竹茹而来，功能清胆和胃，除烦止呕，主用于痰气互阻，久郁化火，火热扰心而虚烦失眠，或大病之后，胆虚气寒，疏泄不利而致的痰涎不化而胃胀少食、苔腻脘闷等症。**清气化痰丸**出自《医方考》，此方为治热痰的常用方，本方重点在于清气、顺气而达除痰之目的。因为气有余则为火，液有余则为痰，滚随火而升降，故治痰必降火，治火必顺气。**小陷胸汤**出自《伤寒论》，痰热互结之小结胸病，小陷胸汤是个基础方，反应一种清化痰热的基本结构，这种结构往往可以配在其他复方当中。**贝母瓜蒌散**《医学心悟》，体现的化痰药和润燥药的结合，常用于风湿病出现的相关肺损害的辨治之中。**苓甘五味姜辛汤**出自《金匮要略》，是温化寒痰的代表方，是治疗寒饮咳嗽的基础方，反映温化寒饮的基本结构。**半夏白术天麻汤**出自《医学心悟》，《内经》上讲"肥人多痰，肥人气虚"，气虚反映在脾虚不能运化水湿，所以生痰，痰气上逆，上扰清空，造成眩晕、头痛等证，本方体现化痰和治风要相结合运用。**黄连解毒汤**方出《肘后备急方》，名见《外台秘要》引崔氏方，本方名曰解毒，中医学认为热极则称火毒或毒火，解毒即清泻极热之火邪。主用于一切火热狂躁，谵语不眠，面赤心烦，大热干呕，口燥咽干，血溢之吐血、衄血，热甚发斑，或服泻下药后，大便不实而热仍不退，及疮疡疔毒等。黄连解毒汤、清营汤皆可用于治疗谵语狂躁。但黄连解毒汤适用于上、中、下三焦皆热，火热尚未集结于阳明之腑，毒火上扰，神昏谵语，狂躁烦乱，虽身热大便仍通畅，舌苔黄腻者；清营汤则适用于热邪入营，火热炽盛，神明受扰而谵语，身热为夜甚昼轻，大便不利，口反不渴，或身出红疹，舌质绛红者。**普济消毒饮**出自《东垣试效方》，其病机有内外两种因素，内在有蕴热体质，外来有疫毒，如流行性腮腺炎等，中医把它称为大头瘟，本方则是治疗此类疾病的代表方剂。**仙方活命饮**出自《校注妇人良方》，本方功能清热解毒，消肿散结、活血止痛，主治一切疮痈肿毒初起。本方适用于痈肿疮毒初起尚未溃破之前。若已溃破出脓者忌服，阴证疮疽不红不痛者，忌用本方。仙方活命饮是临床常用的处方，无论疮毒大小，或痈或疖，甚或皮肤经常起小疖疮，时发时愈，常年不断者，均可随症加减常能取效。本方与五味消毒饮比较，前者适用于痈疮痈毒初起兼见微恶寒而发热，疮痈之处红肿热痛，证属热邪壅遏不散而成疮、疖、痈者；后者也为临床治疮痈常用之方，但主用于痈疔疖肿，红肿热痛，疮形如粟，坚硬根深如铁丁状者。前者偏于宣散清热，解毒化瘀，主治痈疖疮毒；后者偏于解毒消疔，主治疔毒疖疮。两种方剂都可以运用于风湿病出现的热性结节的辨治之中。**苇茎汤**出自《外台秘要》引《古今录验方》，主治肺痈。**泻白散**出自《小儿药证直诀》，出在《小儿药证直诀》，就要考虑到小儿的特点，小儿易虚易实，易寒易热，脏腑娇嫩，元气未充，泻白散在原书中治疗肺中伏火，小孩至阳之体，容易热化，时即产生这种伏火、伏热，伏热郁结在肺，肺失清肃，可出现气喘咳嗽，由肺热、肺和皮毛相表里，肺热外发，熏蒸皮毛，出现皮肤蒸热，日晡尤盛。在风湿病的辨治中，阎师常用此方治疗肝肺经热而出现的眼疾，临证取效较佳。**芍药汤**出自《素问病机气宜保命集》，为临床常用治疗湿热痢的方剂，临床常用于治疗急性细菌性痢疾，表现为湿热证者。**葛根芩连汤**也用于治疗急性菌痢出现温热证者，但其特点是可用于兼表证和泄泻者。芍药汤则主用于湿热痢，腹痛明显，里急后重，大便带脓血者，前者功能解表清热，后者功能调中和血，理气化滞，燥湿清热。**白头翁汤**出自《伤寒论》，白头翁汤用于阳明病协热下利，大便带脓血。白头翁汤性寒，寒性证候不宜选用。**八正散**《太平惠民和剂局方》，本方功能清热泻火，利水通淋，以泻利下焦湿热为主。主治湿热下注，蓄闭于膀胱，小便赤涩，尿频疼痛，淋沥不畅，小腹胀满，口燥咽干，淋痛尿血，大便干燥，甚至小便癃闭疼痛。现代多用此方治疗急性泌尿系感染、膀胱炎、急性肾炎、尿道炎、肾盂炎、泌尿系结石等症。**茵陈蒿汤**出自《伤寒论》，主治湿热黄疸（也称阳黄）。本汤也可预防发黄，例如《伤寒论》中所说"阳明病，发热，……但头汗出，身无汗，齐颈而还，小便不利，渴饮水浆者，此为瘀热在里，身必发黄，茵陈蒿汤主之"。仲师指出"身必发黄"，可见尚未发黄，用此汤使阳明瘀热从小便而去，则可预防发黄，或减轻发黄。**三子养亲汤**出自《韩氏医通》，此方主治老年人中运力弱，湿滞生痰，或兼生气，痰壅气实而痰盛喘咳，胸闷懒食，舌苔厚腻，脉滑有力之证，故名"养亲"，在老年人的风湿病证治中常用此方。**半夏厚朴汤**出自《金匮要略》，是治疗梅核气的一个常用方，《金匮要略》中言"妇人咽中如有炙脔，半夏厚朴汤主之"，常用于妇人的风湿病辨治之中。**天台乌药散**出自《医学发明》，治疗寒疝腹痛。天台乌药散和暖肝煎都是治疗寒疝的常用方，这两个方比较起来，从证候特点，天台乌药散实证为主，主要是散寒止痛，而暖肝煎，存在肝肾不足，肝肾阴寒之候，虚实夹杂。**定喘汤**出自《摄生众妙方》，临床治疗表里同病，外有风寒，内有痰热的一个常用方。**旋覆代赭汤**出自《伤寒论》，本方原为治疗"伤寒发汗，若吐、若下，解后，心下痞硬，噫气不除者"而设，具有调补胃虚、和降逆气、升清降浊的功效。伤寒病经过汗、吐、下各法的治疗，虽然寒邪已解，但胃气已虚弱未能自和，升降失调而虚气上逆，故心下痞硬闷堵，时时暖气而痞闷不得除去。此为胃虚气逆证，宜用此汤降虚气之逆而和胃安中。现代常用本方治疗由于胃失和降而致的气逆呕吐、反胃、噫膈、呃逆等病症。旋覆代赭汤适用于伤寒经汗、吐、下、解之后，心下痞硬堵闷，噫（嗳）气不除之证。**橘皮竹茹汤**出自《太平惠民和剂局方》，为理气方，橘皮竹茹汤和旋覆代赭汤相同的地方，一则都是以胃气上逆为主的，二则都有误治以后，胃气虚弱。**阳和汤**出自《外科证治全生集》，主治阴疽，虽阳和汤原为营血亏虚、寒凝痰滞、痹阻肌肉血脉所致的阴疽而设，具有温补和阳、散寒通滞之效，但根据"异病同治"之理，久痹气血不足，寒湿凝聚，痰瘀阻滞之证可化裁治疗，临床报道很多，疗效颇佳。**川芎茶调散**出自《太平惠民和剂局方》，外风头痛，外邪属风，风邪循经上犯，"伤于风者，上先受之。"适用于风湿病患者外感风邪而致的头痛诸证。**银翘散**出自《温病条辨》，本方为辛凉平剂，可广泛地用于温病初起，邪在肺卫证候。**桑菊饮**《温病条辨》本方为辛凉解表剂中的轻剂，根据前人"轻可去实"和"上焦如羽，非轻不举"的理论，本方主治风温犯肺，邪在卫分。正如叶天士所说："温邪上受，首先犯肺"，"在卫汗之可也"。本方与银翘散相比较，本方长于疏风散热而治咳，银翘散长于辛凉透表，清热解毒。**麻黄杏仁甘草石膏汤**出自《伤寒论》，治疗外感风邪，邪热壅肺证，在《伤寒论》，用于外伤寒邪，由表入里，由太阳到阳明，由表入里过程当中，要化热，邪正斗争化热，就造成了伤寒由表入里，由太阳到阳明，郁而化热，邪热壅肺，进而出现的身热不解，咳逆气急，鼻煽，口渴，有汗或无汗，舌苔薄白或黄，脉滑而数等证。**当归六黄汤**出自《兰室秘藏》，是常用的治疗阴虚盗汗的著名方剂，当归六黄汤则偏用于阳虚火旺之证。当归六黄汤则妙在苦寒胜热，苦能坚之，且有在大苦大寒之中，倍用黄芪固表止汗，使诸药相得益彰，而收滋阴清热、固表止汗之功。**竹叶石膏汤**出自《伤寒论》，本方主治伤寒解后，气阴两伤，虚羸少气，气逆欲呕，及虚烦者。也可用于治疗伤暑发渴，脉虚，气阴不足者。**青蒿鳖甲汤**出自《温病条辨》，可滋阴清热，但主要用于治疗高热病后期，阴液已伤，余邪未尽，深伏阴血之分，而症见朝凉暮热或低热不退，口干食少，脉象细数者。**玉女煎**出自《景岳全书》，其病机是少阴不足，阳明有余。《成方便读》言："人之真阴充足，水火均平，决不致有火盛之病。若肺肾真阴不足，不能濡润于胃，胃汁干枯，一受火邪，则燎原之势而为似白虎之证矣；方中熟地、牛膝以滋肾水，麦冬以保肺金，知母上益肺阴，下滋肾水，能治阳明独胜之火，石膏甘寒质重，独入阳明，清胃中有余之热。虽然，理虽如此，而其中熟地一味，若胃火炽盛者，尤宜斟酌用之，即虚火之证，亦宜改用生地为是，在用方者神而明之，变而通之可也。"**导赤散**出自《小儿药证直诀》，导赤散原书开始用于心经有热，心热移热于小肠而出现的证候。**涤痰汤**出自《奇效良方》，二陈汤加炒枳实、竹茹、胆星、菖蒲、远志、党参而名涤痰汤，功能化痰开窍。主治中风痰迷心窍之舌强不语、神蒙错乱、手足不遂等症。**朱砂安神丸**出自《内外伤辨惑论》，亦治惊悸、怔忡、失眠等症，但适用于心肝血虚，心热神浮，魂魄不宁，神明昏乱，寤寐不安之证。药性偏于重镇安神、清热养血。**苏子降气汤**出自《太平惠民和剂局方》，是临床治疗上实下虚的常用方剂。**消风散**出自《外科正宗》，本方主用于治疗风邪上攻，头痛目眩，项背拘急，鼻塞声重，喷涕流泪，皮肤风疹瘙痒，或皮肤干癣，痒疹难消，以及妇女行经期间被风邪所袭等症。**杏苏散**出自《温病条辨》，杏苏散只适用于风寒咳嗽。桑菊饮则适用于风温、风热咳嗽、风温咳嗽如误用杏苏散类辛温之剂，消铄肺液，伤耗肺津，可致久嗽成痨。**桑杏汤**出自《温病条辨》，用于肺燥咳嗽。但桑杏汤轻宣解表之力偏大，润肺降气之力偏小，且无补肺救肺之力，适用于燥邪伤肺，初起表证重而燥邪较轻者。**当归拈痛汤**出自《医学启源》，治疗湿热相搏，湿重于热之证。**防风通圣散**出自《宣明论方》，本方应用甚广，为解表通里、疏风清热之剂，凡属气血怫郁、表里三焦俱实、风火壅盛诸证，皆可应用。近代常应用于流行性感冒、急性扁桃体炎、疖痈、败血症、胆囊炎、胰腺炎、阑尾炎、荨麻疹、过敏性紫癜等病而出现前述证候者，对于风湿病患者出现的难治性头痛、偏头痛属于实证者，均有效果。**小活络丹**出自《太平惠民合剂局方》，小活络丹祛邪为主，本方是以祛除筋骨经络湿痰、死血为重点。适合于痹证日久，关节功能受限的病证。

1.桂枝芍药知母汤（《金匮要略》）

组成：桂枝四两，芍药三两，甘草二两，麻黄二两，知母三两，生姜五两，白术五两，防风四两，附子两枚。

功用：通阳行痹，祛风逐湿，和营止痛。

主治：诸肢节疼痛，身体尪羸，脚肿如脱，头眩短气，温温欲吐者。

用法用量：上九味，以水700毫升，煮取210毫升，每次温服70毫升，日三服。

方解：方中桂、麻、防风温散风寒，芍药、知母和阴防热燥，生姜、甘草调胃和中。白术配附子温经散寒，祛寒湿痹痛。诸药共奏祛风寒湿、温经脉、止疼痛之效。

配伍特点：祛邪为主，兼顾养阴，寒药与热药同行，阴药与阳药并用。

注意事项：《本经逢原》中指出：外感表证未除、泻痢燥渴忌之。脾胃虚热人误服，令人作泻减食，故虚损大忌。

2.甘露消毒丹（《医效秘传》）

组成：飞滑石十五两，淡黄芩十两，绵茵陈十一两，石菖蒲六两，川贝母、木通各五两，藿香、连翘、白蔻仁、薄荷、射干各四两。

功用：清热化湿，理气和中。

主治：湿温时疫，邪在气分，湿热并重证。发热倦怠，胸闷腹胀，肢酸咽痛，身目发黄，颐肿口渴，小便短赤，泄泻淋浊，舌苔白或厚腻或干黄，脉濡数或滑数。

用法用量：生晒研末，每服三钱，开水调下，或神曲糊丸，如弹子大，开水化服亦可。

方解：方中重用滑石、茵陈、黄芩，其中滑石利水渗湿，清热解暑，两擅其功；茵陈善清利湿热而退黄；黄芩清热燥湿，泻火解毒。三药相合，正合湿热并重之病机，共为君药。湿热留滞，易阻气机，故臣以石菖蒲、藿香、白豆蔻行气化湿，悦脾和中，令气畅湿行；木通清热利湿通淋，导湿热从小便而去，以益其清热利湿之力。热毒上攻，颐肿咽痛，故佐以连翘、射干、贝母、薄荷，合以清热解毒，散结消肿而利咽止痛。

配伍特点：纵观全方，利湿清热，两相兼顾，且以芳香行气悦脾，寓气行则湿化之义；佐以解毒利咽，令湿热疫毒俱去，诸症自除。

注意事项：若湿热入营、谵语舌绛者，则非本方所宜。

3.温胆汤（《三因极一病证方论》）

组成：半夏汤洗七次，竹茹，枳实麸炒，去瓤，各二两，陈皮三两，炙甘草一两，茯苓一两半。

功用：理气化痰，清胆和胃。

主治：胆郁痰扰证。症见胆怯易惊，头眩心悸，心烦不眠，夜多异梦；或呕恶呃逆，眩晕，癫痫。苔白腻，脉弦滑。

用法用量：上锉为散。每服四大钱，水一盏半，加生姜五片，大枣一枚，煎七分，去滓，食前服。

方解：方中半夏辛温，燥湿化痰，和胃止呕，为君药。臣以竹茹，取其甘而微寒，清热化痰，除烦止呕。半夏与竹茹相伍，一温一凉，化痰和胃，止呕除烦之功备；陈皮辛苦温，理气行滞，燥湿化痰；枳实辛苦微寒，降气导滞，消痰除痞。陈皮与枳实相合，亦为一温一凉，而理气化痰之力增。佐以茯苓，健脾渗湿，以杜生痰之源；煎加生姜、大枣调和脾胃，且生姜兼制半夏毒性。以甘草为使，调和诸药。

配伍特点：综合全方，半夏、陈皮、生姜偏温，竹茹、枳实偏凉，温凉兼进，令全方不寒不燥，理气化痰以和胃，胃气和降则胆郁得舒，痰浊得去则胆无邪扰，如是则复其宁谧，诸症自愈。

注意事项：脾胃虚弱者慎用本方。

4.清气化痰丸（《医方考》）

组成：陈皮去白，杏仁去皮尖，枳实麸炒，黄芩酒炒，瓜蒌仁去油，茯苓各一两，胆南星、制半夏各一两半。

功用：清热化痰，理气止咳。

主治：痰热咳嗽。症见咳嗽气喘，咯痰黄稠，胸膈痞闷，甚则气急呕恶，烦躁不宁，舌质红，苔黄腻，脉滑数。

用法用量：姜汁为丸，温开水送下。

方解：方中以胆星清热化痰为主药；黄芩、瓜蒌仁清热化痰为辅药；陈皮、枳实顺气除痰，茯苓健脾渗湿，杏仁肃肺降气（二药体现着脾为生痰之源、肺为贮痰之器的理论），半夏燥湿化痰，共为佐使，而组成清热顺气、降火消痰之剂。

配伍特点：本方重点在于清气、顺气而达除痰之目的。因为气有余则为火，液有余则为痰，痰随火而升降，故治痰必降火，治火必顺气。半夏、南星可燥湿气，黄芩、蒌仁可平热气，陈皮可顺里气，杏仁可降逆气，枳实可破积气，茯苓可行水气。水湿火热均为生痰之本，人体之气亢则为害，气亢为火，火退则还为正气，而各安其所归，所以化痰必以清气为先，故本方名清气化痰丸。

注意事项：脾胃虚寒者慎用。

5.小陷胸汤（《伤寒论》）

组成：黄连一两，半夏半升，洗瓜蒌实大者一枚。

功用：清热化痰，宽胸散结。

主治：痰热互结证。症见胸脘痞闷，按之则痛，或心胸闷痛，或咳痰黄稠，舌红苔黄腻，脉滑数。

用法用量：上三味，以水六升，先煮瓜蒌，取三升，去滓，内诸药，煮取二升，去滓，分温三服。

方解：方中全瓜蒌甘寒，清热涤痰，宽胸散结，用时先煮，意在"以缓治上"；而通胸膈之痹。臣以黄连苦寒泄热除痞，半夏辛温化痰散结。两者合用，一苦一辛，体现辛开苦降之法；与瓜蒌相伍，润燥相得，是为清热化痰，散结开痞的常用组合。

配伍特点：苦辛润相合，辛开苦降，润与燥相得，消痰除痞，药简效专。

注意事项：便溏、舌淡者慎用。

6.贝母瓜蒌散（《医学心悟》）

组成：贝母一钱五分，瓜蒌一钱，花粉、茯苓、橘红、桔梗各八分。

功用：润肺清热，理气化痰。

主治：燥痰咳嗽。症见咳嗽呛急，咯痰不爽，涩而难出，咽喉干燥哽痛，苔白而干。

用法用量：水煎服。

方解：方中贝母苦甘微寒，润肺清热，化痰止咳；瓜蒌甘寒微苦，清肺润燥，开结涤痰，与贝母相须为用，是为润肺清热化痰的常用组合，共为君药。臣以天花粉，既清降肺热，又生津润燥，可助君药之力。痰因湿聚，湿自脾来，痰又易阻滞气机，无论湿痰抑或燥痰，皆须配伍橘红理气化痰、茯苓健脾渗湿，此乃祛痰剂配伍通则，但橘红温燥、茯苓渗利，故用量颇轻，少佐贝母、瓜蒌、花粉于寒性药中，则可去性存用，并能加强脾运，输津以润肺燥。桔梗宣肺化痰，且引诸药入肺经，为佐使药。

配伍特点：全方清润宣化并用，肺脾同调，而以润肺化痰为主，且润肺而不留痰，化痰又不伤津，如此则肺得清润而燥痰自化，宣降有权而咳逆自平。

注意事项：肺肾阴虚，虚火上炎之干咳、咳血、潮热、盗汗者，不宜应用本方。

7.苓甘五味姜辛汤（《金匮要略》）

组成：茯苓四两，甘草三两，干姜三两，细辛三两，五味子半升。

功用：温肺化饮。

主治：寒饮咳嗽。症见咳痰量多，清稀色白，或喜唾涎沫，胸满不舒，舌苔白滑，脉弦滑。

用法用量：上五味，以水八升，煮取三升，去滓，温服半升，日三服。

方解：方以干姜为君，既温肺散寒以化饮，又温运脾阳以化湿。臣以细辛，取其辛散之性，温肺散寒，助干姜温肺散寒化饮之力；复以茯苓健脾渗湿，化饮利水，一以引导水饮之邪从小便而去，一以杜绝生饮之源，合干姜温化渗利，健脾助运。为防干姜、细辛耗伤肺气，又佐以五味子敛肺止咳，与干姜、细辛相伍，一温一散一敛，使散不伤正，敛不留邪，且能调节肺司开合之职，为仲景用以温肺化饮的常用组合。使以甘草和中调药。

配伍特点：综观全方，具有温散并行、开合相济、肺脾同治、标本兼顾的配伍特点，堪称温化寒饮之良剂。

注意事项：凡肺燥有热、阴虚咳嗽、痰中带血者，忌用本方。

8.半夏白术天麻汤（《医学心悟》）

组成：半夏一钱五分，天麻、茯苓、橘红各一钱，白术三钱，甘草五分。

功用：燥湿化痰，平肝熄风。

主治：风痰上扰证。症见眩晕，头痛，胸膈痞闷，恶心呕吐，舌苔白腻，脉弦滑。

用法用量：生姜一片，大枣二枚，水煎服。

方解：方中以半夏燥湿化痰，降逆止呕，天麻平肝熄风，而止头眩，两者合用，为治疗风痰眩晕的要药；臣以白术健脾燥湿；佐以茯苓健脾渗湿，橘红理气化痰；甘草调中和药，煎加姜枣以调和脾胃。

配伍特点：综观全方，风痰并治，标本兼顾，但以化痰熄风治标为主，健脾祛湿治本为辅。

注意事项：阴虚阳亢，气血不足所致之眩晕，不宜使用。

9.黄连解毒汤（方出《肘后备急方》，名见《外台秘要》引崔氏方）

组成：黄连三两，黄芩、黄柏各二两，栀子十四枚擘。

功用：泻火解毒。

主治：三焦火毒证。症见大热烦躁，口燥咽干，错语不眠；或热病吐血、衄血；或热甚发斑，或身热下利，或湿热黄疸；或外科痈疡疔毒，小便黄赤，舌红苔黄，脉数有力。

用法用量：上四味切，以水六升，煮取二升，分二服。

方解：方中用黄连直泻心经毒火为主药，黄芩泻肺火为辅药，黄柏泻肾火为佐药，栀子通泻三焦之火从膀胱而出为使药。此方集中大苦大寒之品，为苦寒直折之药，能泻其盛已极之火，而救被火炽之阴。

配伍特点：苦寒直折，三焦之火邪去而热毒解。

注意事项：本方为大苦大寒之剂，久服或过量易伤脾胃，非火盛者不宜使用。

10.普济消毒饮（《东垣试效方》）

组成：黄芩酒炒、黄连酒炒各五钱，陈皮去白、甘草生用、玄参、柴胡、桔梗各二钱，连翘、板蓝根、马勃、牛蒡子、薄荷各一钱，僵蚕、升麻各七分。

功用：清热解毒，疏风散邪。

主治：大头瘟。症见恶寒发热，头面红肿焮痛，目不能开，咽喉不利，舌燥口渴，舌红苔白兼黄，脉浮数有力。

用法用量：上药为末，汤调，时时服之，或蜜拌为丸，噙化。

方解：方中重用酒连、酒芩清热泻火，祛上焦头面热毒为君。以牛蒡子、连翘、薄荷、僵蚕辛凉疏散头面风热为臣。玄参、马勃、板蓝根有加强清热解毒之功；配甘草、桔梗以清利咽喉；陈皮理气疏壅，以散邪热郁结，共为佐药。升麻、柴胡疏散风热，并引诸药上达头面，且寓"火郁发之"之意，功兼佐使之用。

配伍特点：升麻、柴胡疏散风热，并引诸药上达头面，且寓"火郁发之"之意。

注意事项：阴虚及脾虚便溏者慎用。

11.仙方活命饮（《校注妇人良方》）

组成：白芷六分，贝母、防风、赤芍药、当归尾、甘草节、皂角刺炒、穿山甲炙、天花粉、乳香、没药各一钱，金银花、陈皮各三钱。

功用：清热解毒，消肿溃坚，活血止痛。

主治：阳证痈疡肿毒初起。症见红肿焮痛，或身热凛寒，苔薄白或黄，脉数有力。

用法用量：用酒一大碗，煎五七沸服。

方解：方中以金银花为君，清热解毒；又以当归尾、赤芍凉血散瘀、乳香、没药、橘皮行气通络，活血祛瘀，消肿止痛为臣；白芷、防风透达营卫，疏风解表，又可散结消肿；穿山甲、皂角刺通行经络，溃坚决痈，可使脓成即溃；花粉、贝母清热化痰排脓，可使未成即消，共为佐；甘草为使，清热解毒，调和诸药。煎药加酒者，借其通瘀而行周身，助药力直达病所。

配伍特点：本方为"疮疡之圣药，外科之首方"。脓未成者，服之可消；脓已成者，服之可溃。

注意事项：本方属于"消"法的代表方剂。本方与普济消毒饮均属清热解毒方剂。但普济消毒饮所致为大头瘟，系肿毒发于头面者，以清热解毒，疏风散邪为治法，并佐以升阳散火，发散郁热。本方则通治阳证肿毒，于清热解毒中，伍以行气活血，散结消肿之品，对痈疮初起更宜。

12.苇茎汤（《外台秘要》引《古今录验方》）

组成：苇茎切，二升，薏苡仁半升，瓜瓣半升，桃仁三十枚。

功用：清肺化痰，逐瘀排脓。

主治：肺痈，热毒壅滞，痰瘀互结证。症见身有微热，咳嗽痰多，甚则咳吐腥臭脓血，胸中隐隐作痛，舌红苔黄腻，脉滑数。

用法用量：咬咀，内苇汁中，煮取二升，服一升，再服，当吐如脓。

方解：方中苇茎甘寒轻浮，善清肺热，《本经逢源》谓："专于利窍，善治肺痈，吐脓血臭痰"，为肺痈必用之品，故用以为君。瓜瓣清热化痰，利湿排脓，能清上彻下，肃降肺气，与苇茎配合则清肺宣壅，涤痰排脓；薏苡仁甘淡微寒，上清肺热而排脓，下利肠胃而渗湿，二者共为臣药。桃仁活血逐瘀，可助消痈，是为佐药。方仅四药，结构严谨，药性平和，共具清热化痰、逐瘀排脓之效。

配伍特点：集清热、化痰、逐瘀、排脓于一方，体现肺痈内消法。

注意事项：脾胃虚寒者慎用。

13.泻白散（《小儿药证直诀》）

组成：地骨皮、桑白皮炒，各一两，甘草炙，一钱。

功用：清泻肺热，平喘止咳。

主治：清泻肺热，止咳平喘。肺热喘咳证。症见气喘咳嗽，皮肤蒸热，日晡尤甚，舌红苔黄，脉细数。

用法用量：上药锉散，入粳米一撮，水二小盏，煎七分，食前服。

方解：本方主治肺有伏火郁热之证。肺主气，宜清肃下降，火热郁结于肺，则气逆不降而为喘咳；肺合皮毛，肺热则外蒸于皮毛，故皮肤蒸热；此热不属于外感，乃伏热渐伤阴分所致，故热以午后为甚，其特点是轻按觉热、久按若无，与阳明之蒸蒸发热、愈按愈盛者有别；舌红苔黄，脉象细数是热邪渐伤阴分之候。治宜清泻肺中郁热，平喘止咳。方中桑白皮甘寒性降，专入肺经，清泻肺热，平喘止咳，故以为君。地骨皮甘寒入肺，可助君药清降肺中伏火，为臣药。君臣相合，清泻肺热，以使金清气肃。炙甘草、粳米养胃和中以扶肺气，共为佐使。四药合用，共奏泻肺清热，止咳平喘之功。

配伍特点：本方之特点是清中有润、泻中有补，既不是清透肺中实热以治其标，也不是滋阴润肺以治其本，而是清泻肺中伏火以消郁热，对小儿"稚阴"之体具有标本兼顾之功，与肺为娇脏、不耐寒热之生理特点亦甚吻合。

注意事项：本方药性平和，尤宜于正气未伤，伏火不甚者。风寒咳嗽或肺虚喘咳者不宜使用。

14. 芍药汤（《素问病机气宜保命集》）

组成：芍药一两，当归半两，黄连半两，槟榔、木香、甘草炒各二钱，大黄三钱，黄芩半两，官桂二钱半。

功用：清热燥湿，调气和血。

主治：湿热痢疾。症见腹痛，便脓血，赤白相兼，里急后重，肛门灼热，小便短赤，舌苔黄腻，脉弦数。

用法用量：上药㕮咀，每服半两，水二盏，煎至一盏，食后温服。

方解：方中黄芩、黄连性味苦寒，入大肠经，功擅清热燥湿解毒，以除致病之因，为君药。重用芍药养血和营、缓急止痛，配以当归养血活血，体现了"行血则便脓自愈"之义，且可兼顾湿热邪毒熏灼肠络，伤耗阴血之虑；木香、槟榔行气导滞，"调气则后重自除"，四药相配，调和气血，是为臣药。大黄苦寒沉降，合芩、连则清热燥湿之功著，合归、芍则活血行气之力彰，其泻下通腑作用可通导湿热积滞从大便而去，体现"通因通用"之法。方以少量肉桂，其辛热温通之性，既可助归、芍行血和营，又可防呕逆拒药，属佐助兼反佐之用。炙甘草和中调药，与芍药相配，又能缓急止痛，亦为佐使。诸药合用，湿去热清，气血调和，故下痢可愈。

配伍特点：方中白芍，酸敛而使用量大，故不怕大黄泻下之性，相辅相成是也；且白芍止痛之力尤佳。方中肉桂可制约本方中大量的寒凉药物中和其辛热之性，去性存用。

注意事项：痢疾初起有表证者忌用。

15.白头翁汤（《伤寒论》）

组成：白头翁二两，黄柏三两，黄连三两，秦皮三两。

功用：清热解毒，凉血止痢。

主治：热毒痢疾。症见腹痛，里急后重，肛门灼热，下痢脓血，赤多白少，渴欲饮水，舌红苔黄，脉弦数。

用法用量：上药四味，以水七升，煮取二升，去滓，温服一升，不愈再服一升。

方解：方用苦寒而入血分的白头翁为君，清热解毒，凉血止痢。黄连苦寒，泻火解毒，燥湿厚肠，为治痢要药；黄柏清下焦湿热，两药共助君药清热解毒，尤能燥湿治痢，共为臣药。秦皮苦涩而寒，清热解毒而兼以收涩止痢，为佐使药。四药合用，共奏清热解毒，凉血止痢之功。

配伍特点：本病病证已深陷厥阴血分，故用黄柏清之。

注意事项：虚寒泻痢忌服。

16.五味消毒饮（《医宗金鉴》）

组成：金银花三钱，野菊花、蒲公英、紫花地丁、紫背天葵子各一钱二分。

功用：清热解毒，消散疔疮。

主治：疔疮初起，发热恶寒，疮形如粟，坚硬根深，状如铁钉，以及痈疡疖肿，红肿热痛，舌红苔黄，脉数。

用法用量：水一盅，煎八分，加无灰酒半盅，再滚二三沸时，热服，被盖出汗为度。

方解：方中金银花、野菊花，清热解毒散结，金银花入肺胃，可解中上焦之热毒，野菊花入肝经，专清肝胆之火，二药相配，善清气分热结；蒲公英、紫花地丁均具清热解毒之功，为痈疮疔毒之要药；蒲公英兼能利水通淋，泻下焦之湿热，与紫花地丁相配，善清血分之热结；紫背天葵能入三焦，善除三焦之火。

配伍特点：气血同清，三焦同治，兼能开三焦热结，利湿消肿。

注意事项：脾胃虚弱、大便溏薄者慎用；阴疽肿痛者忌用。

17.葛根黄芩黄连汤（《伤寒论》）

组成：葛根半斤，炙甘草二两，黄芩二两，黄连三两。

功用：解表清里。

主治：本方为解表清里之剂。主治伤寒头痛发热，恶风自汗，本应用桂枝汤解表，医者误用下法，致虚其肠胃，热邪乘虚入里，而造成病人下利不止，脉促（为表邪仍未解），喘而汗出（里热气逆）之证。

用法用量：上四味，以水八升，先煮葛根，减二升，内诸药，煮取二升，去滓，分温再服。

方解：方中用葛根专解阳明之肌表，又能升阳明清气，而治泻利，作为主药。辅佐以芩、连，寒清里热，苦坚里虚，并燥肠胃之湿。使以甘草甘缓和中，协调诸药。四药相合而成解肌表、清里热之方，表解里和，不治热，热自退，不治利，利自止，不治喘，喘自平。此为太阳阳明，表里两解之变法。

配伍特点：本方功能解表清里，然从药物配伍作用来看，显然以清里热为主，正如尤怡所云："其邪陷于里者十之七，而留于表者十之三。"由于葛根能清热升阳止利，汪昂称之"为治泻主药"，故本方对热泻、热痢，不论有无表证，皆可用之。

注意事项：寒湿下利及里虚寒下利者，均禁用本方。

18.八正散（《太平惠民和剂局方》）

组成：车前子、瞿麦、萹蓄（亦名地竹）、滑石、山栀子仁、甘草（炙）、木通、大黄（面裹、煨、去面、切、焙），各一斤。

功用：清热泻火，利水通淋。

主治：湿热淋证。尿频尿急，淋漓不畅，尿色浑赤，甚则癃闭不通，小腹急满，口燥咽干，舌苔黄腻，脉滑数。

用法用量：水煎服。

方解：方中瞿麦清心热，利小肠与膀胱湿热；萹蓄清利下焦湿热，降火通淋，共为主药。木通导心经湿热由小便而出；车前子利水通淋，兼能益肾，使利水而不伤肾阴，为辅药。栀子兼清三焦之火，使由膀胱而出，使全方主治下焦而不专治下焦，上中二焦邪热清，三焦通利而主决渎水道之能才可执行无误；滑石利湿热兼能滑窍通淋，共为佐药。生草稍可直达前阴尿道，缓急止痛；大黄苦寒下行，泻火热从后阴谷道而出，共为使药。

配伍特点：清利与清泻合法；组方用药侧重于苦寒通利。

注意事项：虚寒病者忌用。

19.茵陈蒿汤（《伤寒论》）

组成：茵陈六两，栀子十四枚，大黄二两。

功用：清热利湿退黄。

主治：湿热黄疸（也称阳黄）。症见全身发黄如橘子色，目睛发黄，其黄色鲜明，身热（或不热），口渴，腹部微满，小便不利而短赤，舌苔黄腻，脉数。

用法用量：水煎分3次服。

方解：方中以茵陈蒿苦寒清热、利湿退黄为主药；栀子苦寒清三焦之热，并使从小便出而退瘀热发黄为辅药；大黄下泄瘀热而除黄为佐使药。三药共奏清热利湿退黄之功。

配伍特点：利湿与泄热并进，通利二便，前后分消，湿邪得除，瘀热得去，黄疸自退

注意事项：气血亏虚者慎用。

20.三子养亲汤（《韩氏医通》）

组成：炒苏子（打碎）、炒白芥子（打碎）、炒莱菔子（打碎），或用同量。

功用：温肺化痰，降气消食。

主治：痰壅气逆食滞证。此方主治老年人中运力弱，湿滞生痰，或兼生气，痰壅气实而痰盛喘咳，胸闷懒食，舌苔厚腻，脉滑有力之证。

用法用量：上药各洗净，微炒，击碎。看何证多，则以所主者为君，余次之。每剂不过9g，用生绢小袋盛之，煮作汤饮，代茶水啜用，不宜煎熬太过。。

方解：方中紫苏子降气，白芥子除痰，莱菔子消食兼降气。三药合用气降则痰消。气逆不顺为主证者可用苏子为主药，用量为9~10g，余药稍减。食滞为主证者，可重用莱菔子为主药。痰积为主证者，可重用白芥子为主药。但三药皆为行气豁痰之成，用之太过则恐伤正气，故药后诸症皆平后，则宜转入治本之方，或加调补之品，以免过服而伤中气。

配伍特点：三药相伍，各有所长，白芥子长于豁痰，苏子长于降气，莱菔子长于消食，临证当视痰壅、气逆、食滞三者之孰重孰轻而定何药为君，余为臣佐。

注意事项：老年人气虚而喘者则忌用。

21.半夏厚朴汤（《金匮要略》）

组成：半夏一升，厚朴三两，茯苓四两，生姜五两，苏叶

二两。

功用：行气散结，降逆化痰。

主治：梅核气。症见咽中如有物阻，咯吐不出，吞咽不下，胸膈满闷，或咳或呕，舌苔白润或白腻，脉弦缓或弦滑。

用法用量：以水七升，煮取四升，分温四服，日三夜一服。

方解：方中半夏辛苦温燥，化痰散结，降逆和胃为君；厚朴行气开郁，下气除满，助半夏散结降逆为臣；茯苓甘淡渗湿健脾，助半夏以化痰；生姜辛散温通，助半夏和胃止呕，共为佐；苏叶芳香疏散，宣肺疏肝，助厚朴行气宽胸，宣通郁结之气，为使。

配伍特点：生姜一味，一物三用，和胃降逆止呕；辛散水气以消痰；振奋脾阳加强运化。

注意事项：本方用药多苦温辛燥，故津伤较重或阴虚者不宜使用。

22.天台乌药散（《医学发明》）

组成：天台乌药、木香、小茴香（微炒）、青皮（汤浸，去白，焙）、高良姜（炒）各15g、槟榔（锉）2个，川楝子10个、巴豆70粒。

功用：行气疏肝，散寒止痛。

主治：小肠疝气。症见少腹引控睾丸而痛，偏坠肿胀，或少腹疼痛，苔白，脉弦。

用法用量：上八味，先将巴豆微打破，同川楝子用麸炒黑，去巴豆及麸皮不用，合余药共研为末，和匀，每服3g，温酒送下。

方解：方中乌药辛温，行气疏肝，散寒止痛，为君；青皮疏肝理气，木香行气止痛，小茴香暖肝散寒，良姜散寒止痛，共为臣；用槟榔下气导滞，直达下焦而破坚；取苦寒之川楝子与辛热之巴豆同炒，去巴豆而用川楝子，是为增强川楝子行气散结之功，又可制其苦寒之性，"去性存用"者也，共为佐使。

配伍特点：本方主治疝气为寒凝肝脉，气机阻滞所致。"诸疝皆归肝经"，"治疝必先治气。"

注意事项：本方药性温散，疝痛属肝肾阴虚气滞或湿热下注者均不宜使用。

23.定喘汤（《摄生众妙方》）

组成：白果去壳，砸碎炒黄，二十一枚，麻黄三钱，苏子二钱，甘草一钱，款冬花三钱，杏仁一钱五分，桑白皮蜜炙三钱，黄芩微炒一钱五分，法制半夏三钱，如无，用甘草汤泡七次，去脐用。

功用：宣肺降气，清热化痰。

主治：哮喘。症见咳嗽痰多气急，痰稠色黄，微恶风寒，舌苔黄腻，脉滑数。

用法用量：水三盅，煎二盅，作二服，每服一盅，不用姜，不拘时候，徐徐服。

方解：白果、麻黄配伍，麻黄解表宣肺化痰，白果敛肺止咳定喘，二者配伍，散收结合，既可加强其平喘之功，又能防麻黄疏散太过伤气。杏仁、苏子、款冬花、半夏皆能降气平喘，化痰止咳；因痰为热痰，故用桑白皮、黄芩；甘草调和药性为使。

配伍特点：本方宣肺药与降肺药相配，以适肺宣降之性；宣降药与敛肺药相伍，以利肺司开阖之职。

注意事项：若新感风寒，虽恶寒发热、无汗而喘，但内无痰热者；或哮喘日久，肺肾阴虚者，皆不宜使用。

24.旋覆代赭汤（《伤寒论》）

组成：旋覆花三两，人参二两，生姜五两，代赭石一两，甘草炙三两，半夏洗半升，大枣擘12枚。

功用：降逆化痰，益气和胃。

主治：胃气虚弱，痰浊内阻证。症见心下痞硬，噫气不除，或反胃呕逆，吐涎沫，舌淡，苔白滑，脉弦而虚。

用法用量：以水一斗，煮取六升，去滓再煎，取三升，温服一升，日三服。

方解：方中以旋覆花下气除痰，并且咸能软坚，以治心下痞硬为主药；以生赭石重剂而镇浮逆之气为辅药；生姜、半夏辛而且降以除痞逆之气，人参、大枣甘能缓中，补胃气之虚弱，共为佐药；甘草甘缓入胃，补虚安中为使药。胃虚得补，痞硬得散，逆气得降，浊降清升，故痞噫诸症均除。

配伍特点：诸药配合，共成降逆化痰，益气和胃之剂，使痰涎得消，逆气得平，中虚得复，则心下之痞硬除而嗳气、呕呃可止。

注意事项：胃虚有热之呕吐、呃逆、嗳气者不宜使用本方。因方中代赭石、半夏有降逆作用，妊娠呕吐者不宜用之。

25.橘皮竹茹汤（《太平惠民和剂局方》）

组成：薄荷叶不见火，八两，川芎、荆芥去梗，各四两，细辛去芦，一两，防风去芦，一两半，白芷、羌活、甘草炙，各二两。

功用：降逆止呃，益气清热。

主治：胃虚有热之呃逆。症见呃逆或干呕，舌红嫩，脉虚数。

用法用量：上为细末。每服二钱，食后，茶清调下。

方解：方中橘皮辛温，行气和胃以止呃；竹茹甘寒，清热安胃以止呕，皆重用为君药。人参甘温，益气补虚，与橘皮合用，行中有补；生姜辛温，和胃止呕，与竹茹合用，清中有温，共为臣药。甘草、大枣助人参益气补中以治胃虚，并调药性，是为佐使药。

配伍特点：诸药合用，补胃虚，清胃热，降胃逆，且补而不滞，清而不寒，对于胃虚有热之呃逆、干哕，最为适宜。

注意事项：呕逆因实热或虚寒而致者，非本方所宜。

26.阳和汤（《外科证治全生集》）

组成：熟地黄一两，麻黄五分，鹿角胶三钱，白芥子二钱，肉桂一钱，生甘草一钱，炮姜炭五分。

功用：温阳补血，散寒通凝。

主治：阴疽。患处漫肿无头，皮色不变，酸痛无热，口不渴，舌淡苔白，脉沉细或沉迟；或脱疽、贴骨疽、流注、鹤膝风、痰核、瘰疬等属于阴证者。

方解：本证虚是"本"，寒是"标"，故方中重用熟地，大补阴血，填精益髓；配以血肉有情之鹿角胶，补肾助阳，强壮筋骨，两者合用，养血助阳，以治其本，共为君药。臣以姜炭、肉桂温热之品以温通寒凝湿滞。佐以麻黄，辛温达卫，宣通经络，引阳气，开寒结；白芥子祛寒痰湿滞，可达皮里膜外，两味合用，既能使气血宣通，又可令熟地、鹿角胶补而不滞。甘草生用为使，解毒而调诸药。

配伍特点：本方为"善补阳者，必于阴中求阳"法的代表。

注意事项：阳证疮疡红肿热痛，或阴虚有热，或疽已溃破者，不宜使用本方。马培之云："此方治阴证，无出其右，用之得当，应手而愈。乳岩万不可用，阴虚有热及破溃日久者，不可沾唇。"

27.川芎茶调散（《太平惠民和剂局方》）

组成：薄荷叶不见火、八两，川芎、荆芥去梗，各四两，细辛去芦、一两，防风去芦、一两半，白芷、羌活、甘草炙，各二两。

功用：疏风止痛。

主治：风邪头痛。症见偏正头痛或巅顶作痛，恶寒发热，目眩鼻塞，舌苔薄白，脉浮者。用法用量：上为细末。每服二钱，食后，茶清调下。

方解：方中川芎、羌活、白芷可以疏风止痛，分别用于少阳、厥阴头痛（头顶或两侧痛），太阳头痛（后脑牵连项痛），阳明头痛（前额及眉心痛）；细辛散寒止痛，用于少阴头痛；防风辛散风邪，为治风之要药；薄荷，荆芥解表疏风，清利头目；炙甘草益气和中，调和诸药。

配伍特点：本方集上行升散诸药于一方，故祛风止头痛之效明显。用时以清茶调下的作用：取茶叶的苦寒之性，既可上清头目，又能制约风药的温燥升散之性，使升中有降。

注意事项：导致头痛的原因很多，有外感与内伤的不同，对于气虚、血虚、或肝肾阴虚、肝阳上亢、肝风内动等引起的头痛，均不宜使用。

28.银翘散（《温病条辨》）

组成：金银花一两，连翘一两，桔梗六钱，薄荷六钱，竹叶四钱，生甘草五钱，荆芥穗四钱，淡豆豉五钱，牛蒡子六钱。

功能主治：本方为辛凉平剂，可广泛地用于温病初起，邪在肺卫的证候。主治太阴风温、温热、温疫、冬温初起，但发热不恶寒，口渴咽痛，头痛咳嗽，舌苔薄白或薄黄，脉浮数之证。或初起时微恶风寒，如伤寒太阳表虚证，经服用桂枝汤后，恶风寒全无，仍有发热、口渴、咽痛、咳嗽等症者。

用法用量：上药"杵为散，每服六钱，鲜苇根汤煎，香气大出，即取服，勿过煮。肺药取轻清，过煮则味厚而入中焦矣。病重者，约二时一服，日三服，夜一服。轻者三时一服，日二服，夜一服。病不解者，作再服。盖肺位最上最高，药过重，则过病所，少用又有病重药轻之患，故从普济消毒饮时时轻扬法。"以上是《温病条辨》银翘散用量、制法、煎服法的原文介绍。但现在临床上常把银翘散作为汤剂水煎服。

方解：本方以银花辛凉解表，连翘清热解表，共为主药；荆芥、薄荷、豆豉辛凉发散，透邪外出，为辅药；牛蒡子辛凉散风，桔梗宣肺疏解，配生甘草入上焦更能利咽解毒，竹叶轻清，清热除烦，共为佐药；芦根甘寒入肺，清热生津为使药。诸药共达辛凉解表、清热解毒之功。

配伍特点：本方配伍特点有二：一是辛凉之中配伍少量辛温之品，既有利于透邪，又不悖辛凉之旨。二是疏散风邪与清热解毒相配，具有外散风热、内清热毒之功，构成疏清兼顾，以疏为主之剂。

注意事项：凡外感风寒及湿热病初起者禁用。因方中药物多为芳香轻宣之品，不宜久煎。

29.桑菊饮（《温病条辨》）

组成：桑叶二钱五分，菊花一钱，杏仁二钱，连翘一钱五分，薄荷八分，苦桔梗二钱，甘草八分，苇根二钱。

功能主治：本方主用于风温初起，咳嗽，身不甚热，口微渴，咽干或咽痛，舌苔薄白或微黄，脉象浮数。

用法用量：每剂用水两杯，煎取一杯，每日可服二三剂。

方解：此方以桑叶、菊花辛凉轻清，疏散肺经风热，是为主药；薄荷辛凉宣散，可助桑、菊疏解上焦风温热邪，桔梗宣肺，杏仁肃降，三药并为辅药；连翘辛寒味苦但质轻，能入心、肺散热透表，芦根甘寒，清肺热生津液，并为佐药；甘草味甘，调和百药，有"国老"之称，合桔梗能利咽喉，为使药。

配伍特点：本方从"辛凉微苦"立法，其配伍特点：一以轻清宣散之品，疏散风热以清头目；二以苦辛宣降之品，理气肃肺以止咳嗽。

注意事项：银翘散与桑菊饮的异同：前者解表清热之力强；后者配伍杏仁，故宣肺止咳之力强。

30.麻黄杏仁甘草石膏汤（《伤寒论》）

组成：麻黄去节，四两，杏仁去皮尖，五十个，甘草炙，二两，石膏碎，绵裹，半斤。

功用：辛凉宣肺，清热平喘。

主治：表邪未解，肺热咳喘证。症见身热不解，咳逆气急鼻煽，口渴，有汗或无汗，舌苔薄白或黄，脉浮而数者。

用法用量：上四味，以水七升，煮麻黄，减二升，去上沫，内诸药，煮取二升，去滓。温服一升。

方解：麻黄辛苦温，宣肺解表而平喘；石膏辛甘大寒，清泻肺胃之热以生津，两药相辅，共为君药。石膏倍于麻黄制麻黄温热之性，使整方不失为辛凉之剂，麻黄得石膏则宣肺平喘而不助热。杏仁味苦，降利肺气而平喘，与麻黄升降相因。甘草和诸药。

配伍特点：麻黄与石膏相制为用。

注意事项：风寒咳喘，痰热壅盛者，非本方所宜。

31. 当归六黄汤（《兰室秘藏》）

组成：当归9g，生地黄12g，熟地黄12g，黄芩9g，黄连6g，黄柏9g，黄芪18g。

功用：滋阴泻火，固表止汗。

主治：阴虚火旺盗汗。症见发热盗汗，面赤心烦，口干唇燥，大便干结，小便黄赤，舌红苔黄，脉数。

用法用量：水煎服。

方解：本方以当归养血荣心为主药；二地滋阴凉血为辅药；佐以芩、柏泻火而坚阴，阴坚则汗不外泄，热清则火不内扰，黄芪益气固表，既能补卫表之阳，又能摄外泄之液（配当归则养血益心之功更著）；以黄连入心清火，以安心之所主为使药。诸药合用，滋阴清热，固表止汗，而达阴平阳秘，精神乃治之目的。

配伍特点：一是养血育阴与泻火彻热并进，标本兼顾，使阴固而水能制火，热清则耗阴无由；二是益气固表与育阴泻火相配，育阴泻火为本，益气固表为标，以使营阴内守，卫外固密。

注意事项：因本方苦寒伤中的药味较多，故对兼有脾胃虚弱、纳少便溏者忌用。

32.竹叶石膏汤（《伤寒论》）

组成：竹叶二把，石膏一升，半夏半斤（洗），麦门冬一升（去心），人参二两，甘草二两（炙），粳米半升。

功用：清热生津，益气和胃。

功能主治：伤寒、温病、暑病（热性病）余热未清，气津两伤证。身热汗多，心胸烦闷，气逆欲呕，口干喜饮，或虚烦不寐，舌红苔少，脉虚数。

用法用量：水煎服。

方解：方中以竹叶清心、利水、除烦为主药；生石膏清肺胃之热，麦冬养肝胃之阴，为辅药；人参、半夏益气和胃而降逆为佐药；甘草、粳米甘缓入胃而和中为使药。

配伍特点：全方清热与益气养阴并用，祛邪扶正兼顾，清而不寒，补而不滞，为本方的配伍特点。

注意事项：本方清凉质润，如内有痰湿，或阳虚发热，均应忌用。

33.青蒿鳖甲汤（《温病条辨》）

组成：青蒿二钱，鳖甲五钱，细生地四钱，知母二钱，丹皮三钱。

功用：养阴透热。

主治：温病后期，邪伏阴分证。症见夜热早凉，热退无汗，舌红苔少，脉细数

用法用量：水五杯，煮取二杯，日再服。

方解：方中用鳖甲入至阴之分，滋阴退热，入络搜邪；青蒿芳香，清热透络，引邪外出，两味相合，共为君药。"有先入后出之妙，青蒿不能直入阴分，有鳖甲领之入也；鳖甲不能独出阳分，有青蒿领之出也。"生地甘凉，滋阴凉血；知母苦寒，滋阴降火，为臣。佐以丹皮辛苦性凉，泻阴中之伏火，使火退而阴生

配伍特点：知母与丹皮：一泻气分之热，一泻血分之热。

注意事项：阴虚欲作动风者不宜使用。

34. 清营汤（《温病条辨》）

组成：犀角三钱（水牛角代），生地黄五钱，玄参三钱，竹叶心一钱，麦冬三钱，丹参二钱，黄连一钱五分，银花三钱，连翘二钱。

功用：清营解毒，透热养阴。

主治：热入营分证。身热夜甚，神烦少寐，时有谵语，目常喜开或喜闭，口渴或不渴，斑疹隐隐，脉细数，舌绛而干。

用法用量：作汤剂，水牛角镑片先煎，后下余药。

方解：方中犀角清解营分之热毒，故为君药。生地黄凉血滋阴，麦冬清热养阴生津，玄参滋阴降火解毒，三药共用，既清热养阴，又助清营凉血解毒，共为臣药。温邪初入营分，故用银花、连翘、竹叶清热解毒、营分之邪外达，此即"透热转气"的应用。黄连清心解毒，丹参清热凉血、活血散瘀。以上五味药为佐药。

配伍特点：清营解毒为主，配以养阴生津和"透热养阴"，使入营之邪透出气分而解。

注意事项：使用本方应注意舌诊，原著说："舌白滑者，不可与也"，并在该条自注中说："舌白滑，不惟热重，湿亦重矣，湿重忌柔润药"，以防滋腻而助湿留邪。

35. 玉女煎（《景岳全书》）

组成：石膏三至五钱，熟地黄三至五钱或一两，麦冬二钱，知母、牛膝各一钱半。

功用：清胃热，滋肾阴。

主治：胃热阴虚证。头痛，牙痛，齿松牙衄，烦热干渴，舌红苔黄而干。亦治消渴，消谷善饥等。

用法用量：水煎服。

方解：方中石膏辛甘大寒，清胃火，故为君药。熟地黄甘而微温，以滋肾水之不足，故为臣药。君臣相伍，清火壮水，虚实兼顾。知母苦寒质润、滋清兼备，一助石膏清胃热而止烦渴，一助熟地滋养肾阴；麦门冬微苦甘寒，助熟地滋肾，而润胃燥，且可清心除烦，二者共为佐药。牛膝导热引血下行，且补肝肾，为佐使药，以降上炎之火，止上溢之血。

配伍特点：清热与滋阴共进，虚实兼治，以治实为主，使胃热得清，肾水得补，则诸症可愈。

注意事项：大便溏泄，脾胃阳虚者不宜使用。

36.导赤散（《小儿药证直诀》）

组成：生干地黄、木通、甘草（生），各等份。

功用：清心养阴，利水通淋。

主治：心经火热证。心胸烦热，口渴面赤，意欲冷饮，以及口舌生疮；或心热移于小肠，小便赤涩刺痛，舌红，脉数。

用法用量：上药为末，每服9g，水一盏，入竹叶同煎至五分，食后温服。

方解：方中生地甘寒，凉血滋阴降火；木通苦寒，入心与小肠经，上清心经之火，下导小肠之热，两药相配，滋阴制火，利水通淋，共为君药。竹叶甘淡，清心除烦，淡渗利窍，导心火下行，为臣药。生甘草梢清热解毒，尚可直达茎中而止痛，并能调和诸药，还可防木通、生地之寒凉伤胃，为方中佐使。

配伍特点：甘寒、苦寒相合，滋阴利水为主；滋阴不恋邪，利水不伤阴，泻火不伐胃。

注意事项：方中木通苦寒，生地阴柔寒凉，故脾胃虚弱者慎用。

37.涤痰汤（《奇效良方》）

组成：南星（姜制）、半夏（汤洗七次）各二钱半，枳实（麸炒）二钱，茯苓（去皮）二钱，橘红一钱半，石菖蒲、人参各一钱，竹茹七分，甘草半钱。

功用：豁痰清热，利气补虚。

主治：中风，痰迷心窍，舌强不能言。

用法用量：水煎服。

方解：人参、茯苓、甘草补心益脾而泻火；陈皮、南星、半夏利气燥湿而祛痰；菖蒲开窍通心，枳实破痰利膈，竹茹清燥开郁，使痰消火降，则经通而舌柔矣。

配伍特点：方中石菖蒲与化痰药配伍，旨在开窍化痰；与理气药配伍，旨在理气化痰；与益气药配伍，旨在益气开窍。

注意事项：寒痰证候者慎用。

38.朱砂安神丸（《内外伤辨惑论》）

组成：朱砂五钱另研，水飞为衣；黄连去须，净，酒洗，六钱；炙甘草五钱半；生地黄一钱半；当归二钱半。

功用：镇心安神，清热养血。

主治：心火亢盛，阴血不足证。失眠多梦，惊悸怔忡，心烦神乱，或胸中懊恼，舌尖红，脉细数。

用法用量：上药除朱砂外，四味共为细末，汤浸蒸饼为丸，如黍米大。以朱砂为衣，每服十五丸或二十丸（3~4g），津唾咽之，食后服。

方解：方中朱砂甘寒质重，专入心经，寒能清热，重可镇怯，既能重镇安神，又可清心火，治标之中兼能治本，是为君药。黄连苦寒，入心经，清心泻火，以除烦热为臣。君、臣相伍，重镇以安神，清心以除烦，以收泻火安神之功。佐以生地黄之甘苦寒，以滋阴清热；当归之辛甘温润，以补血，合生地黄滋补阴血以养心。使以炙甘草调药和中，以防黄连之苦寒、朱砂之质重碍胃。

配伍特点：合而用之，标本兼治，清中有养，使心火得清，阴血得充，心神得养，则神志安定，是以"安神"名之。

注意事项：不宜久服。

39. 苏子降气汤（《太平惠民和剂局方》）

组成：紫苏子、半夏（汤洗七次）各二两半，川当归（去芦）一两半，甘草二两，前胡（去芦）、厚朴（去粗皮，姜汁拌炒）各一两，肉桂（去皮）一两半，（一本有陈皮去白一两半）。

功用：降气平喘，祛痰止咳。

主治：上实下虚喘咳证。痰涎壅盛，胸膈满闷，喘咳短气，呼多吸少，或腰疼脚弱，肢体倦怠，或肢体浮肿，舌苔白滑或白腻，脉弦滑。

用法用量：水煎服。

方解：方中紫苏子降气平喘，祛痰止咳，为君药。半夏燥湿化痰降逆，厚朴下气宽胸除满，前胡下气祛痰止咳，三药助紫苏子降气祛痰平喘，共为臣药。君臣相配，以治上实。肉桂温补下元，纳气平喘，以治下虚；当归既治咳逆上气，又养血补肝润燥，同肉桂以增温补下虚之效；略加生姜、苏叶以散寒宣肺，共为佐药。甘草、大枣和中调药，是为使药。本方原书注"一方有陈皮去白一两半"，则理气燥湿祛痰之力增强。《医方集解》载："一方无桂，有沉香"，则温肾之力减，纳气平喘之效增。

配伍特点：诸药合用，标本兼顾，上下并治，而以治上为主，使气降痰消，则喘咳自平。

注意事项：本方药性偏温燥，以降气祛痰为主，对于肺肾阴虚的喘咳以及肺热痰喘之证，均不宜使用。

40. 消风散（《外科正宗》）

组成：当归、生地黄、防风、蝉蜕、知母、苦参、胡麻仁、荆芥、苍术、牛蒡子、石膏各一钱，甘草、木通各五分。

功用：疏风除湿，清热养血。

主治：风疹、湿疹。皮肤瘙痒，疹出色红，或遍身云片斑点，抓破后渗出津水，苔白或黄，脉浮数。

用法用量：水煎服。

方解：方中荆芥、防风、牛蒡子、蝉蜕之辛散透达，疏风散邪，使风去则痒止，共为君药。配伍苍术祛风燥湿，苦参清热燥湿，木通渗利湿热，是为湿邪而设；石膏、知母清热泻火，是为热邪而用，以上俱为臣药。然风热内郁，易耗伤阴血；湿热浸淫，易瘀阻血脉，故以当归、生地、胡麻仁养血活血，并寓"治风先治血，血行风自灭"之意为佐。甘草清热解毒，和中调药，为佐使。

配伍特点：以祛风为主，配伍祛湿、清热、养血之品，祛邪之中，兼顾扶正，使风邪得散、湿热得清、血脉调和，则痒止疹消，为治疗风疹、湿疹之良方。

注意事项：若风疹属虚寒者，则不宜用。

41.杏苏散（《温病条辨》）

组成：苏叶、杏仁、半夏、茯苓、前胡各9g，陈皮、桔梗、枳壳各6g，甘草3g，生姜3片，大枣3枚（原书未注用量）。

功用：轻宣凉燥，理肺化痰。

主治：外感凉燥证。恶寒无汗，头微痛，咳嗽痰稀，鼻塞咽干，苔白脉弦。

用法用量：水煎服。

方解：方中苏叶辛温不燥，发表散邪，宣发肺气，使凉燥之邪从外而散；杏仁苦温而润，降利肺气，润燥止咳，二者共为君药。前胡疏风散邪，降气化痰，既协苏叶轻宣达表，又助杏仁降气化痰；桔梗、枳壳一升一降，助杏仁、苏叶理肺化痰，共为臣药。半夏、橘皮燥湿化痰，理气行滞；茯苓渗湿健脾以杜生痰之源；生姜、大枣调和营卫以利解表，滋脾行津以润干燥，是为佐药。甘草调和诸药，合桔梗宣肺利咽，功兼佐使。

配伍特点：本方乃苦温甘辛之法，发表宣化，表里同治之方，外可轻宣发表而解凉燥，内可理肺化痰而止咳嗽，表解痰消，肺气调和，诸症自除。

注意事项：风热感冒禁用。

42.桑杏汤（《温病条辨》）

组成：桑叶一钱，杏仁一钱五分，沙参二钱，象贝（浙贝）一钱，香豉一钱，栀皮一钱，梨皮一钱。

功用：清宣温燥，润肺止咳。

主治：外感温燥证。身热不甚，口渴，咽干鼻燥，干咳无痰或痰少而黏，舌红，苔薄白而干，脉浮数而右脉大者。

用法用量：水煎服。

方解：方中桑叶清宣燥热，透邪外出；杏仁宣利肺气，润燥止咳，共为君药。豆豉辛凉透散，助桑叶轻宣透热；贝母清化热痰，助杏仁止咳化痰；沙参养阴生津，润肺止咳，共为臣药。栀子皮质轻而入上焦，清泄肺热；梨皮清热润燥，止咳化痰，均为佐药。

配伍特点：本方乃辛凉甘润之法，轻宣凉润之方，使燥热除而肺津复，则诸症自愈。

注意事项：因本方证邪气轻浅，故诸药用量较轻，且煎煮时间也不宜过长。

43.当归拈痛汤（《医学启源》）

组成：羌活半两，防风3钱，升麻1钱，葛根2钱，白术1钱，苍术3钱，当归身3钱，人参2钱，甘草5钱，苦参（酒浸）2钱，黄芩1钱（炒），知母3钱（酒洗），茵陈5钱（酒炒），猪苓3钱，泽泻3钱。

功用：利湿清热，疏风止痛。

主治：湿热相搏，外受风邪证。遍身肢节烦痛，或肩背沉重，或脚气肿痛，脚膝生疮，舌苔白腻微黄，脉弦数。

用法用量：水煎服。

方解：方中重用羌活、茵陈为君。羌活辛散祛风，苦燥胜湿，且善通痹止痛；茵陈善能清热利湿，《本草拾遗》尚言其能"通关节，去滞热"。两药相合，共成祛湿疏风，清热止痛之功。

臣以猪苓、泽泻利水渗湿；黄芩、苦参清热燥湿；防风、升麻、葛根解表疏风。分别从除湿、疏风、清热等方面助君药之力。佐以白术、苍术燥湿健脾，以运化水湿邪气；本证湿邪偏胜，所用诸除湿药性多苦燥，易伤及气血阴津，以人参、当归益气养血；知母清热养阴，能防诸苦燥药物伤阴，使祛邪不伤正。使以炙甘草调和诸药。

配伍特点：发散风湿与利湿清热相配，表里同治；苦燥渗利佐以补气养血，邪正兼顾。

注意事项：关节疼痛证属寒性证候者不宜使用。

44.防风通圣散（《宣明论方》）

组成：防风半两，川芎半两，当归半两，芍药半两，大黄半两，薄荷叶半两，麻黄半两，连翘半两，芒硝半两，石膏1两，黄芩1两，桔梗1两，滑石3两，甘草2两，荆芥1分，白术1分，栀子1分。

功用：发汗达表，疏风退热。

主治：风热郁结，气血蕴滞证。憎寒壮热无汗，口苦咽干，二便秘涩，舌苔黄腻，脉数。

用法用量：每服4钱，水1盏，加生姜3片，煎至6分，去滓温服，不拘时候，每日3次。病甚者，5~7钱至1两；极甚者，可下之，多服2两或3两，得利后，却当服3~5钱，以意加减。病愈，更宜常服，则无所损，不能再作

方解：方中防风、荆芥、薄荷、麻黄轻浮升散，解表散寒，使风热从汗出而散之于上；大黄、芒硝破结通幽，栀子、滑石降火利水，使风热从便出而泄之于下。风淫于内，肺胃受邪，桔梗、石膏清肺泻胃。风之为患，肝木受之，川芎、当归、芍药和血补肝。黄芩清中上之火，连翘散结血凝，甘草缓峻而和中，白术健脾而燥温。

配伍特点：上下分消，表里交治，而能散泻之中犹寓温养之

意，所以汗不伤表，下不伤里也。

注意事项：本方汗、下之力峻猛，有损胎气，虚人及孕妇慎用。若时毒饥饿之后胃气亏损者，须当审察，非大满大实不用。荆芥、麻黄、防风疏风解表，使在皮肤的风热之邪得汗而泄，但麻黄量不宜太大，少用即可。

45. 小活络丹（《太平惠民合剂局方》）

组成：制川乌、制草乌、制南星、地龙各六两，乳香、没药各二两二钱。

功用：祛风除湿，化痰通络，活血止痛。

主治：①风寒湿痹证。肢体筋脉疼痛，麻木拘挛，关节屈伸不利，疼痛游走不定，舌淡紫，苔白，脉沉弦或涩；②中风。手足不仁，日久不愈，腰腿沉重，或腿臂间作痛。

用法用量：研细末，加炼蜜制成大蜜丸，每丸重3g，每次1丸，每日2次，空腹时用陈酒或温开水送服；亦可作汤剂，用量按原方比例酌减，川乌、草乌先煎30分钟。

方解：方中制川乌、制草乌辛热峻烈，善祛风散寒，除湿通痹，止痛力宏，故用以为君。天南星辛温燥烈，祛风散寒，燥湿化痰，能除经络之风湿顽痰而通络，为臣药。乳香、没药行气活血止痛，以化经络中之瘀血；地龙善行走窜，功专通经活络，共为佐药。诸药合用，相辅相成，使经络之风寒湿得除，痰瘀得去，则经络通畅而诸症自解，故以"活络"名之。

配伍特点：综观全方，有药峻力宏，功专止痛的配伍特点。

注意事项：阴虚有热者、孕妇禁用。方中川乌、草乌毒性较大，不宜过量；若作汤剂，宜久煎。

九、滋阴润燥方

阎师常用的滋阴润燥方包括增液汤、清燥救肺汤、沙参麦冬汤、生脉散、炙甘草汤、酸枣仁汤、二至丸等。**增液汤**出自《温病条辨》，为治燥剂，具有增水行舟之功效。本方是为阳明温病，阴津大伤，大便秘结者而设，即所谓"无水行舟"之剂。本方为治疗津亏肠燥所致大便秘结的常用方，又是治疗多种内伤阴虚液亏病证的基础方。现代常用于温热病津亏肠燥便秘，以及习惯性便秘、慢性咽喉炎、复发性口腔溃疡、糖尿病、皮肤干燥综合征、肛裂、慢性牙周炎等证属阴津不足者。**清燥救肺汤**出自《医门法律》，喻氏所创此方，是对《内经》病机十九条中有关治肺燥理论的补充，很受后人重视和尊崇。依法使用，确有良效。《医宗金鉴》解释本方时说："经云：损其肺者益其气。肺主诸气故也。然火与元气不两立，故用人参、甘草甘温而补气，气壮火自消，是用少火生气之法也。若夫火燥膹郁于肺，非佐甘寒多液之品，不足以滋肺燥，而肺气反为壮火所食，益助其燥矣。"喻氏自己也说："今拟此方名清燥救肺汤，大约以胃为主。胃土为肺金之母也。"本方可用于肺系疾病和风湿病症见咳嗽少痰，证属肺燥伤肺者。**沙参麦冬汤**也用于治肺燥咳嗽，但适用于肺胃阴伤，燥邪偏重者。清燥救肺汤偏用于燥邪伤肺，燥热偏重，肺气受损者。前者润燥养胃之力大，补气之力小；后者清热、补气、降逆力大，生津润燥之力不如前者。**生脉散**出自《医学启源》，因肺为心之华盖而朝百脉，生脉散能补肺生脉而养心，并寓有使肺气下降之意。《世医得效方》中的天王补心丹方还有百部润肺降气，菖蒲使心气通灵，杜仲配远志而交通心肾，甘草甘缓调百药，则更为全面。**炙甘草汤**出自《伤寒论》，本方主治伤寒病后或重病恢复期阴血不足，血不荣心，虚羸少气，心慌心悸，虚烦少眠，大便干涩，舌质略红少苔，脉象结代不整。或肺痿久咳，吐涎沫稀痰，量多，咽燥而渴，或痰中带血，心悸气短，心中温温液液，失眠多汗，脉虚细而数，或偶见结代。今人用此方治疗阴血不足，心阳不振而致的心律不齐、频发的期前收缩、室性早搏，甚至出现二联律、三联律者，随症加减，都能取得良好效果。**酸枣仁汤**出自《金匮要略》，为安神剂，具有养血安神，清热除烦之功效。本方证皆由肝血不足，阴虚内热而致，是治风湿病患者因心肝血虚而致虚烦失眠之常用方。**二至丸**出自《医便》，具有补肾养肝的功效，本方乃平补肝肾之剂。临床应用以治疗风湿病患者因肝肾亏虚而出现腰膝酸软，眩晕耳鸣，须发早白，舌红少苔，脉稍细等证。

1.增液汤（《温病条辨》）

组成：玄参一两，麦冬连心八钱，细生地八钱。

功用：增液润燥。

主治：阳明温病，津亏便秘证。大便秘结，口渴，舌干红，脉细数或沉而无力者。

用法用量：用水八杯，煮取三杯，口干则与饮进。

方解：方中重用玄参，苦咸而凉，滋阴润燥，壮水制火，启肾水以滋肠燥，为君药。生地甘苦而寒，清热养阴，壮水生津，以增玄参滋阴润燥之力；又肺与大肠相表里，故用甘寒之麦冬，滋养肺胃阴津以润肠燥，共为臣药。三药合用，养阴增液，以补药之体为泻药之用，使肠燥得润、大便得下，故名之曰"增液汤"。

配伍特点："增水行舟"法之代表。

注意事项：实热所致便秘者慎用。

2.清燥救肺汤（《医门法律》）

组成：桑叶（经霜者得金气而柔润不凋取之为君去枝梗净叶三钱），石膏（禀清肃之气极清肺热二钱五分），甘草（和胃生金一钱），人参（生胃之津养肺之气七分），胡麻仁（炒研一钱），真阿胶（八分），麦门冬（去心一钱二分），杏仁（泡去皮尖炒黄七分），枇杷叶（一片刷去毛蜜涂炙黄）。

功用：清燥润肺。

主治：温燥伤肺证重证。头痛身热，干咳无痰，气逆而喘，咽喉干燥，口渴鼻燥，胸膈满闷，舌干少苔，脉虚大而数。

用法用量：水一碗，煎六分，频频二三次，滚热服。

方解：方中重用桑叶质轻性寒，轻宣肺燥，透邪外出，为君药。温燥犯肺，温者属热宜清，燥胜则干宜润，故臣以石膏辛甘而寒，清泄肺热；麦冬甘寒，养阴润肺。石膏虽沉寒，但用量轻于桑叶，则不碍君药之轻宣；麦冬虽滋润，但用量不及桑叶之半，自不妨君药之外散。君臣相伍，宣中有清，清中有润，是为清宣润肺的常用组合。《难经·十四难》云："损其肺者，益其气"，而土为金之母，故用人参益气生津，合甘草以培土生金；胡麻仁、阿胶助麦冬养阴润肺，肺得滋润，则治节有权；《素问·藏气法时论》曰："肺苦气上逆，急食苦以泄之"，故用少量杏仁、枇杷叶苦降肺气，以上均为佐药。甘草兼能调和诸药，是为使药。

配伍特点：全方宣、清、润、降四法并用，气阴双补，且宣散不耗气，清热不伤中，滋润不腻膈，是为本方配伍特点。

注意事项：凡虚火上炎及温燥伤肺之咳嗽者，皆忌用。

3.沙参麦冬汤（《温病条辨》）

组成：沙参三钱，玉竹二钱，生甘草一钱，冬桑叶一钱五分，麦冬三钱，生扁豆一钱五分，花粉一钱五分。

功能主治：甘寒生津，清养肺胃。

用法用量：水五杯，煮取二杯，每日服二次。

方解：沙参、麦门冬清养肺胃，玉竹、天花粉生津液，生扁豆、生甘草益气培中、甘缓和胃，以甘草能生津止渴，配以桑叶，轻宣燥热，合而成方，有清养肺胃、生津润燥之功。

配伍特点：以甘寒养阴药为主，配伍辛凉清润和甘平培土药品，全方药性平和，清不过寒，润不呆滞，而清养肺胃之功甚宏，真乃王道之制。

注意事项：外感咳嗽及脾胃虚寒者忌用。

4.生脉散（《医学启源》）

组成：人参五分，麦门冬五分，五味子七粒。

功用：益气生津，敛阴止汗。

主治：①温热、暑热，耗气伤阴证。症见汗多神疲，体倦乏力，气短懒言，咽干口渴，舌干红少苔，脉虚数。②久咳肺虚，气阴两伤证。症见干咳少痰，短气自汗，口干舌燥，脉虚细。

用法用量：水煎，不拘时服。

方解：方中人参甘温，益气生津以补肺，肺气旺则四脏之气皆旺，为君；麦冬甘寒，养阴清热，润肺生津，为臣；参麦合用，则益气养阴之功相得益彰。五味子酸温，敛肺止汗，生津止渴，为佐。三药合用，一补一清一敛，共奏益气养阴，生津止渴，敛阴止汗之效。

配伍特点：生脉散主治气阴不足之证，用药虽仅三味，但一补养（人参）、一清润（麦冬）、一收敛（五味子），使得气复津回，汗止阴存，气阴充于脉道，其脉可生可复。

注意事项：若属外邪未解，或暑病热盛，气阴未伤者，均不宜用。久咳肺虚，亦应在阴伤气耗，纯虚无邪时，方可使用。

5.炙甘草汤（《伤寒论》）

组成：炙甘草四两，生姜三两，人参二两，生地黄一斤，桂枝三两，阿胶二两，麦门冬半升，麻仁半升，大枣三十枚。

功用：滋阴养血，益气温阳，复脉止悸。

主治：①阴血不足，阳气虚弱证。脉结代，心动悸，虚羸少气，舌光少苔，或质干而瘦小者。②虚劳肺痿。咳嗽，痰唾多，形瘦短气，虚烦不眠，自汗盗汗，咽干舌燥，大便干结，脉虚数。

用法用量：水煎服（原方以清酒和水各半同煎，阿胶烊化，日分3服，但其用量大，今折合为一剂汤药量）。

方解：方中重用炙甘草甘温益脾，脾属土为心之子，补子而实母，缓心脾之急而复脉为主药；生地滋阴生血，麦冬益阴养心以利复脉，为辅药；用人参（党参）益气以生阳，桂枝助心阳而通脉，阿胶养血滋阴，麻仁润肠缓中，得生姜之辛，滋而不腻，共为佐药；生姜和大枣调和营卫为使药。诸药相合，具有滋阴养血、益气复脉的功能。

配伍特点：本方重用生地还配以麦冬、阿胶、麻仁，并以炙甘草为君药，可见是一滋阴养血之剂，善补阴者必于阳中求阴，故又配以人参、桂枝、生姜、益气辛通而助阳、伤寒重证或大病久病之后，阴血耗伤，心血不足，心阳不振，而见心动悸、脉结代之症，本方最为适用。仲景这一滋阴养心血、益气助心阳而复脉之法，给后人极大启发。今人用此方治疗阴血不足，心阳不振而致的心律不齐、频发的期前收缩、室性早搏，甚至出现二联律、三联律者，随症加减，都能取得良好效果。

注意事项：虚劳肺痿属气阴两伤者，使用本方，是用其益气滋阴而补肺，但对阴伤肺燥较甚者，方中姜、桂、酒减少用量或不用，因为温药毕竟有耗伤阴液之弊，故应慎用。

6.天王补心丹（《校注妇人良方》）

组成：生地黄酒洗，四两，人参去芦、丹参微炒、玄参微炒、白茯苓去皮、远志去心，炒桔梗各五钱，五味子、当归身酒洗、天门冬去心、麦门冬去心、柏子仁、炒酸枣仁各一两。

功用：滋阴养血，补心安神。

主治：阴虚血少，神志不安证。心悸失眠，虚烦神疲，梦遗健忘，手足心热，口舌生疮，舌红少苔，脉细数。

用法用量：上药为末，炼蜜丸如梧子大，朱砂三、五钱为衣，临卧竹叶煎汤下三钱，或龙眼肉煎汤。忌胡荽、大蒜、萝卜、鱼腥、烧酒。

方解：方中以生地入心肾，滋阴而泻火，使心神不为虚火所扰，为主药；玄参、天冬、麦冬助生地以加强滋阴清热之功，丹参、当归生心血而安神，共为辅药；人参、茯苓益心气，柏子仁、远志安心神，五味子、酸枣仁酸以收之而敛心气之耗散，共为佐药；以桔梗清气利膈、载药上行，朱砂为衣取其入心重镇以安心神，共为使药。

配伍特点：本方配伍，滋阴补血以治本，养心安神以治标，标本兼治，心肾两顾，但以补心治本为主，共奏滋阴养血、补心安神之功。

注意事项：本方滋阴之品较多，对脾胃虚弱、纳食欠佳、大便不实者，不宜长期服用。

7. 酸枣仁汤（《金匮要略》）

组成：酸枣仁炒二升，甘草一两，知母二两，茯苓二两，芎䓖（即川芎）二两。

功用：养血安神，清热除烦。

主治：虚烦不眠证。症见失眠心悸，虚烦不安，头目眩晕，咽干口燥，舌红，脉弦细。

用法用量：上五味，以水八升，煮酸枣仁得六升，内诸药，煮取三升，分温三服。

方解：本方证治皆由肝血不足，阴虚内热而起。方中重用酸枣仁，其性味甘平，入心肝经，养血补肝，宁心安神为君；茯苓（神）健脾宁心安神，知母滋阴清热，为臣；佐以川芎调畅气机，疏达肝气；甘草生用，和中缓急，为使。诸药相伍，一则养肝血以宁心神，一则清内热以除虚烦。

配伍特点：方中以知母之苦寒之性制约川芎之辛温，使之保留活血行气之功而无辛温之性。

注意事项：凡心火上炎之心悸不寐者，皆不宜使用。

8. 二至丸（《医便》）

组成：冬青子（即女贞子，冬至日采，不拘多少，阴干，蜜酒拌蒸，过一夜，粗袋擦去皮，晒干为末，瓶收贮，或先熬干，旱莲草膏配用），旱莲草（夏至日采，不拘多少，捣汁熬膏，和前药为丸）。

功用：补肾养肝。

主治：肝肾阴虚，口苦咽干，头昏眼花，失眠多梦，腰膝酸软，下肢痿软，遗精，早年发白等。

用法用量：临卧酒服。

方解：方中女贞子，甘苦而凉，善能滋补肝肾之阴；旱莲草甘酸而寒，补养肝肾之阴，又凉血止血。二药性皆平和，补养肝肾，而不滋腻，故成平补肝肾之剂。

配伍特点：本方药性温和，补而不滞，深谙平补之旨。

注意事项：脾胃虚寒，大便溏薄者忌用。

十、扶正固表方

阎师常用的扶正固表方包括黄芪桂枝五物汤、牡蛎散、玉屏风散等。**黄芪桂枝五物汤**出自《金匮要略》，黄芪桂枝五物汤主要是在桂枝汤的基础上加黄芪，主要功能是补气，有活血、温通作用。可用于风湿病症见气虚血瘀，寒邪内侵的证候。**牡蛎散**出自《太平惠民和剂局方》，本方为固表止汗之剂，为临床常用方。**玉屏风散**适用于气虚自汗，本方则自汗、盗汗都能用，且具有敛涩收固作用，玉屏风散则无涩固作用。

1.黄芪桂枝五物汤（《金匮要略》）

组成：黄芪三两，桂枝三两，芍药三两，生姜六两，大枣十二枚。

功用：益气温经，和血通痹。

主治：血痹。症见肌肤麻木不仁，脉微涩而紧。

用法用量：上药，以水六升，煮取二升，温服七合，日三服。

方解：方中黄芪为君，甘温益气，补在表之卫气。桂枝散风寒而温经通痹，与黄芪配伍，益气温阳，和血通经。桂枝得黄芪益气而振奋卫阳；黄芪得桂枝，固表而不致留邪。芍药养血和营而通血痹，与桂枝合用，调营卫而和表里，两药为臣。生姜辛温，疏散风邪，以助桂枝之力；大枣甘温，养血益气，以资黄芪、芍药之功；与生姜为伍，又能和营卫，调诸药，以为佐使。

配伍特点：固表而不留邪，散邪而不伤正，邪正兼顾。

注意事项：所用药物多属温燥，不可久服、过服；阴虚有热者忌服。

2.玉屏风散（《医方类聚》）

组成：黄芪30g，防风30g，炒白术50g。

功用：益气固表止汗。

主治：表虚自汗。症见汗出恶风，面色㿠白，舌淡，苔薄白，脉浮虚。亦治虚人腠理不固，易于外感风邪。

用法用量：共为粗末，每服9g，加生姜3片，水煎服，每日2次。

方解：本方以黄芪补气，实卫固表为主药；白术健脾补气而壮肌腠，以助黄芪益气固肌表之力作为辅药；防风本为风药，善走全身皮表，黄芪得防风而固表之功更为增强，且疏而不留邪，防风得黄芪可祛全身之风邪而不伤正，故用为使药。三药相合，有黄芪固表而外有所卫；有白术固里而内有所据；防风遍行周身既驱已有之风邪，又防再来之风邪。表里皆固，风邪不得入侵，使人体如得屏风之围护，固以"玉屏风"名之。

配伍特点：本方配伍特点是以补气固表药为主，配合小量祛风解表之品，使补中寓散。

注意事项：卫气不虚，表有实邪的感冒，不可使用。

3.牡蛎散（《太平惠民和剂局方》）

组成：黄芪（去苗土）、麻黄根（洗）、牡蛎（米泔浸刷去土火烧通赤），各一两。

功用：益气固表，敛阴止汗。

主治：自汗，盗汗。症见常自汗出，夜卧更甚，心悸惊惕，短气烦倦，舌淡红，脉细弱。

用法用量：每服三钱，水一盏半，小麦百余粒，同煎至八分，去渣，热服，日二服，不拘时候。

方解：方中以锻牡蛎敛阴潜阳，固涩止汗，兼除虚烦而安神为主药；以黄芪益卫气而固表为辅药；以麻黄根收汗涩固为佐，合黄芪共走肌表而固卫；小麦为心之谷，养心气而敛心阴，故能止汗为使药。诸药相合，共奏敛阴潜阳，养心安神，敛涩止汗之功。

配伍特点：本方补敛并用，兼潜心阳，共奏益气固表，敛阴止汗之功，可使气阴得复，汗出自止

注意事项：该方剂收敛固涩之功较著，故凡汗多因实邪所致者，皆禁用。

第二章　阎师经验方

一、补肾强督方

功效：补肾强督，养肝荣筋，活血通络。

药物组成：狗脊20~40g、骨碎补15~20g、补骨脂12~18g、续断15~30g、桑寄生15~30g、鹿角片6~10g、杜仲15~20g、桂枝9~15g、知母9~15g、赤、白芍各6~12g、防风9~12g、片姜黄10~15g、醋延胡索10~15g、羌活12g、独活10g等。

其中狗脊为坚肾益血、壮督脉、利俯仰之要药，故为君药，用量可达30~40g。骨碎补配补骨脂，骨碎补性温味苦，主入肝肾，坚肾壮骨，行血补伤，止痛消肿。《本草述》曰："止腰痛行痹"。补骨脂苦辛大温，入脾肾之经，气味香浓，补命门，纳肾气，益肾温阳尤有显效，两药相合，既益肝肾精血，又温化肾阳而达壮骨强督之用，凡见筋肉关节疼痛、酸软、僵硬，无论病位在大小关节、病程早晚，均可选用。续断配桑寄生，续断苦辛甘微温，可补肝肾、强腰膝，为"疏利气血筋骨第一药"，补而不滞，行而不泄，桑寄生苦甘微温、气平和，既能补肝肾、强筋骨，又可祛风湿、调血脉，两药相须为用，使补肾壮腰、强健筋骨之力大增，兼可驱邪通脉，无论病之急性期或缓解期均可使用，尤以腰、脊背、髋、膝等大关节更为适合。杜仲黄配鹿角胶，杜仲甘而微温，入肝肾经，补益肝肾而通利下肢关节，鹿角片味甘咸性温，益肾生精、壮督强腰，两药并用，阴阳双补，益肾养肝荣筋，对久痹骨损筋挛肉削、屈伸不利、关节变形者最适合，以上药物均为臣药。风湿痹病初起，常可见发热、汗出、关节肿痛甚至周身酸楚，治疗必祛邪外出，首当调和营卫，而桂芍相配也是遵仲景先师之旨。方中桂枝配芍药，桂枝辛甘而温，气薄升浮，可解肌通阳、助卫实表、祛除外邪，芍药味酸性寒，敛阴液、养营血，两药相合，调阴阳、和气血、一散一收、开阖相济，营卫畅则郁闭之风寒湿邪可解。且慢性风湿病，伴见多汗或局部汗出，其病机为邪气日久营卫失和所致，故佐桂、芍调营卫，时时保持营卫通畅使邪有出路是治疗风湿病的重要环节。羌活配独活，羌活散风除湿为太阳经药，主治督脉为病，脊强而厥，独活辛散通达，胜湿活络、除痹止痛，两药相合祛风除湿而止颈项、脊柱疼痛功效尤佳。方中反佐知母滋肾阴制约温补药物的燥热之性，随证佐以防风、薏苡仁、泽泻等祛风除湿之品共奏扶正驱邪之功。

加减：若腰痛显著，则加桑寄生30g、杜仲12~15g，并加重续断及金毛狗脊的用量，且随药嚼服2枚炙胡桃肉；若项背痛明显加葛根12~18g，并加重羌活的用量；若寒盛痛重者可加重制附子的用量并加草乌6~9g、七厘散1/3管随汤药冲服；若身体拘挛、脊背发僵，则可加片姜黄9~12g，僵蚕9~12g，生薏苡仁30~40g，苍耳子6~9g；若腰脊僵硬如石者，可再加急性子3~5g；若舌苔厚腻者可减少熟地黄、去鹿角胶，加鹿角霜10g，砂仁3~5g；若脾虚不运，脘胀纳呆者，可去熟地黄，加陈皮10~12g，焦麦芽15~30g，焦神曲12~15g，或加千年健12~15g；若有低热或药后咽痛口干，便干，口渴者，去干姜，减少桂枝、附子用量，加黄柏12~15g（黄酒浸3~4小时，取朱丹溪"潜行散"之意），生地黄15~20g，地骨皮10~12g，秦艽15~20g；若骨质受损严重、关节僵化，已成"尻以代踵、脊以代头"之势者，则可加透骨草20g，寻骨风15g，自然铜（醋淬、先煎）6~9g，用其代替虎骨以强骨祛风；对于病程缠绵、久而不愈痰湿重者，可加白芥子6~9g以化顽痰搜风邪，苍耳子辛通窜透以引药入骨；髋关节活动受限，两腿屈伸不利者，加伸筋草30g，生薏苡仁30g。

二、补肾清热育阴方

功效：滋养肝肾、清热润燥。

药物组成：生地黄，山茱萸，生山药，茯苓，牡丹皮，泽泻，泽兰，麦冬，天冬，玄参，天花粉，砂仁等。

方中以生地黄滋补肾阴，山萸肉补肝养肾而涩精，山药补益脾阴，亦能固肾，泽泻利水渗湿，牡丹皮泄虚热，凉肝且能泻阴中伏火，并制山萸肉之温涩，茯苓渗湿健脾，既助山药补脾，又与泽泻共泻肾浊，助真阴得复其位。辅以麦冬润肺清热，金水相生，天冬养阴润燥，玄参滋肾降火为臣，佐用天花粉清热泻火，生津止渴，三药滋补肺胃之阴。泽兰利水消肿，且能活血化瘀，青风藤通经络，祛风湿，以砂仁为使，防滋腻碍脾，并引药入肾。本方以滋补肝肾之阴为主，同时兼顾肺胃之阴。阎师根据燥痹患者的临床表现，辨别五液的虚损程度，在此方的基础之上灵活加减：常用的补益脏腑阴液的药物有入肝经的女贞子、旱莲草、决明子、枸杞子；入心经的百合、远志；入脾经的黄精、玉竹、太子参；入肺经的沙参、石斛、玉竹、石膏、知母、芦根；入肾经的黄精、女贞子、旱莲草、枸杞子。如遇肺胃之阴亏甚者，可加增液汤，方中重用玄参，苦咸而凉，滋阴润燥，壮水制火，启肾水以滋阴润燥，为君药。生地黄甘苦而寒，清热养阴，壮水生津，以增玄参滋阴润燥之力，正如《本草纲目》中所说："肾水受伤，真阴失守，孤阳无振，发为火病，法宜壮水以制火，玄参治胸中氲氲之火，真圣剂也"。麦冬甘寒，滋养肺胃阴津共为臣药。三药合用，养阴增液。对于心阴不足导致的心悸，失眠多梦等症状，阎师常使用百合，远志等药物。百合甘，微寒，归心，肺二经，可养阴润肺，清心安神。远志苦辛，微温，入心、肺、肾经，有安神益智之功效。若临床见筋脉拘挛、关节变形、活动不利等，此乃肝肾亏虚，外邪，风寒湿等邪气乘虚而入，痹阻于内，不通则痛。久而筋骨失养，甚者还可见骨质受损。阎师多用青风藤、徐长卿等药祛邪除痹通达关节。除此之外，阎师常用山茱萸与甘草相配，取酸甘化阴之意。阎师强调在治疗时不能一味滋阴，寒凉滋腻之品，以防碍脾，反而使津液化生失源。同时，鉴于津液与瘀血的病理关系，如《丹溪心法》所说："燥结血少，不能润泽，理宜养阴"，养阴之时应适当搭配运用活血化瘀之药。阎师常用醋延胡索、泽兰、泽泻等行血、利水。另《血证论》中有述："胞中有瘀血，则气为血阻，不得上升，水津因不得随气上升"，故在养阴之时可配伍补气之品，如党参，麸炒白术，生山药，茯苓等，皆有健脾益气，顾护脾胃之功效。为使补而不滞，又常须配伍理气之药，如陈皮，砂仁等。阎师常搭配使用推气散一方，其中枳壳、姜黄、防风三药行气活血，使全方"动起来"，防止一味地滋阴，导致全方"静中无动"，疗效欠佳。

三、骨痹通方

功效：补肾壮骨，活血通络。

药物组成：骨碎补18~20g，杜仲20~30g，狗脊25~30g，补骨脂10~15g，土贝母15~20g，青风藤20~30g，鸡血藤20~30g，仙灵脾10~15g等。

加减法：见畏寒恶风，得热则舒，夜间痛重，兼见纳谷欠馨，或大便稀溏，小便清长，舌淡暗、苔薄白或白滑，沉弦紧或涩属于肾寒证候者，酌加仙灵脾、桂枝、羌活、独活；见关节红肿热痛，屈伸不利，痛处拒按，痛有定处，兼见口黏不爽，口干不欲饮，脘闷纳差，大便偏干或不爽，小便涩黄，舌暗红，黄苔兼腻，沉弦滑或弦细滑属于肾虚湿热证候者，酌加苍术、黄柏、苡米、牛膝、知母。

四、补肾壮督祛寒汤

功效：补肾祛寒、壮督除湿、散风活瘀、强壮筋骨。

药物组成：狗脊25~40g，熟地15~20g，制附片9~12g，鹿角9~12g，骨碎补15~20g，杜仲15~20g，桂枝9~15g，白芍9~15g，知母9~15g，独活9~13g，羌活9~15g，续断15~20g，防风9~12g，威灵仙9~15g，川牛膝9~15g，炮山甲6~15g。

用于肾虚督寒证。腰、臀、胯疼痛，僵硬不舒，牵及膝腿痛或酸软无力，畏寒喜暖，得热则舒，俯仰受限，活动不利，甚则腰脊僵直或后凸变形，行走坐卧不能，或兼男子阴囊寒冷，女子白带寒滑，舌苔薄白或白厚，脉多沉弦或沉弦细。

五、补肾壮督清热汤

功效：补肾清热、壮督通络。

药物组成：狗脊20~40g，生地15~20g，知母9~15g，鹿角霜6~10g，骨碎补15~20g，醋龟甲20~30g，秦艽9~15g，羌活9~12g，独活9~12g，桂枝6~9g，白芍9~15g，黄柏6~12g，土鳖虫6~9g，杜仲15~20g，桑寄生15~20g，炮山甲9~15g。

用于邪郁化热证。腰骶臀胯僵痛、困重，甚则牵及脊项，无明显畏寒喜暖，反喜凉爽，伴见口干、咽燥、五心烦热、自汗盗汗，发热或午后低热，甚者关节红肿热痛，屈伸不利，纳呆倦怠、大便干、小便黄，舌偏红，舌苔薄黄或黄白相兼少津，脉多沉弦细数，尺脉弱小。

六、补肾壮督清化汤

功效：清热除湿、祛风通络、益肾壮督。

药物组成：狗脊20~30g，苍术9~12g，黄柏9~12g，牛膝

9~15g，苡米20~40g，忍冬藤20~30g，桑枝20~30g，络石藤15~30g，白蔻仁6~10g，藿香9~12g，防风9~12g，防己9~12g，萆薢9~12g，泽泻9~15g，桑寄生15~20g，炮山甲6~9g。

用于湿热伤肾证。腰臀胯酸痛、沉重、僵硬不适、身热不扬、绵绵不解、汗出心烦、口苦黏腻或口干不欲饮、脘闷纳呆、大便溏软，或黏滞不爽，小便黄赤或伴见关节红肿灼热焮痛，或有积液，屈伸活动受限，舌质偏红，苔腻或黄腻或垢腻，脉沉滑、弦滑或弦细数等。

七、补肾壮督利节汤

功效：补肾壮督利节。

药物组成：狗脊20~30g，骨碎补15~20g，鹿角片6~10g，青风藤10~15g，络石藤15~20g，海风藤10~15g，桂枝9~12g，白芍9~15g，制附片6~10g，知母9~15g，秦艽9~15g，独活9~12g，威灵仙9~15g，续断15~20g，桑寄生15~20g，炮山甲6~12g。

用于邪痹肢节证。病变初起表现为髋、膝、踝、足跟、足趾及上肢肩、肘等关节疼痛、肿胀、沉重、僵硬，渐见腰脊颈僵痛不舒、活动不能或除腰背胯尻疼痛外，并可累及以下肢为主的大关节，畏寒、疼痛、肿胀，伴见倦怠乏力、纳谷欠馨等。病处多见畏寒喜暖（亦有无明显畏寒、反喜凉爽、发热者）舌淡红暗、苔白，脉沉弦或沉细弦。治疗法则：益肾壮督、疏风散寒、祛湿利节。

八、补肾壮督燮理汤

功效：燮理肝肺、益肾壮督、通络利节。

药物组成：狗脊20~30g，骨碎补15~20g，鹿角9~12g，延胡索10~15g，香附9~12g，苏梗9~12g，姜黄9~12g，枳壳9~12g，

桂枝9~15g，白芍9~15g，续断15~30g，杜仲15~20g，羌活9~15g，独活6~10g，防风9~12g，炮山甲6~15g。

用于邪及肝肺证。腰、脊、背部疼痛、僵硬、屈伸受限、心烦易怒、胸锁关节、胸肋关节、脊肋关节疼痛、肿胀感，或伴有压痛，或伴有胸闷、气短、咳嗽、多痰等，或伴有腹股沟处、臀部深处疼痛及坐骨结节疼痛，或伴有双目干涩疼痛且可牵及头部、双目白睛红赤或红丝缕缕，发痒多眦，大便或干或稀，脉象多为沉弦，舌苔薄白或微黄。

---第三篇---
实践篇

第一章　内治法

　　阎师秉承其恩师焦树德教授旨意，进一步发扬焦老学术思想的同时，结合自己多年的临床经验，不断探索，推陈出新。阎师在临证时中西汇通，博古通今，尊古而不泥古，独创阎氏风湿大法。下文拟将阎师在辨治风湿病时的内治方法和学术思想进行归纳和总结。

一、脏腑辨证

　　人体是个有机的整体，这个整体是以五脏为中心，以气血精津液作为物质基础，在六腑的协同配合下，在经络的沟通下，脏与脏、脏与腑、腑与腑之间相互密切联系，在外与五官九窍、四肢百骸相合。只有脏腑功能正常运行，机体才能运行正常的生命活动。脏腑辨证，是指根据脏腑的生理功能及病证表现，对疾病所呈现的特点进行归纳总结，进而判断病变的病因、病机、病位、病性等情况的一种辨证方法。阎师在诊治风湿病的过程中，重视脏腑辨证，通过审明脏腑的不同生理功能和病理特点，对临床出现的征象予以有所侧重的辨证施治，在临证中，阎师从以下几个方面着手，在治疗不同风湿病时有所侧重。

（一）补肾以壮骨，以强督

肾主骨理论源于《内经》，《素问·宣明五气》说："肾主骨"。《素问·阴阳应象大论》说："肾生骨髓""在体为骨"。《素问·六节脏象论》说：肾"其充在骨"，都是说肾中精气充盈，才能充养骨髓，骨的生长发育有赖于骨髓的充盈。髓乃肾中精气所化生。故肾中精气的盛衰影响骨的生长发育。清代唐宗海《中西医经精义·脏腑所合》在总结前人基础上指出："肾藏精，精生髓，髓生骨，故骨者肾之所合也；髓者，肾精所生，精足则髓足，髓在骨内，髓足则骨强"是对肾主骨理论精辟的概括。所以历代医家在骨痹、骨痿等疾病的病因病机论述中均强调了肾虚受邪是发病的关键。《素问·痿论》曰："肾气热则腰脊不举，骨枯而髓减，发为骨痿"。《中藏经·五痹》说："骨痹者。乃嗜欲不节，伤于肾也"。由此，说明骨的生长发育与肾的精气充足密切相关，肾精足则髓强而骨壮；骨之受损，其治本乎肾，补肾填精乃壮骨之基础。

肾与督脉关系亦非常密切，督脉起于胞中，行于脊里，并从脊里分出属肾，故督脉的充盛亦与肾密切相关。《医学衷中参西录》说："凡人之腰疼，皆脊梁处作疼，此实督脉主之。督脉者，即脊梁中之脊髓袋，下连命门穴处，为人之副肾脏。肾虚者，其督脉必虚，是以腰疼。治斯证者，当用补肾之剂，而引以入督之品。"肾虚亦可致督脉受损，阳气不足，邪气易袭。邪气深侵肾督又使得肾精更为亏虚。特别是在强直性脊柱炎的辨治中，阎师十分重视补肾以壮督脉。

在药物方面，补肾之品又可细分为温肾阳、滋肾阴、平补肝肾三类。

常用温肾阳药物：狗脊补肾益血，强督脉，利仰俯。在《神农本草经》言其"主腰背强，关机缓急，周痹，寒湿膝痛"；《本草正义》言："能温养肝肾，通调百脉，强腰膝，坚脊骨，利关节，而驱痹着，起痿废；又能固摄冲带，坚强督任……且温中而不燥，走而不泄，尤为有利无弊，颇有温和中正气象。"制附子温肾助阳，补益元阳，逐风寒湿，并可治脊强拘挛；元代王好古《阴证略例》称其"治督脉为病，脊强而厥"。淫羊藿除冷风劳气，温壮肾阳，《本草纲目》有云："淫羊藿，性温不寒，能益精气，真阳不足者宜之。"仙茅辛温，温肾阳，壮筋骨。鹿角胶（片或霜）为血肉有情之品，益肾生精，壮督强腰。续断甘温助阳，辛温散寒。

常用滋肾阴药物：熟地黄，滋阴、补血，为滋补肾阴的要药。枸杞子甘平，滋肾、润肺、补肝、明目。《本草经疏》有云："枸杞子，润而滋补，兼能退热，而专于补肾、润肺、生津、益气，为肝肾真阴不足，劳乏内热补益之要药"。

常用平补肝肾的药物：桑寄生可以补肝肾，强筋骨，兼以祛风化湿。牛膝益肾活血，引药入肾，治腰膝骨痛。杜仲可以补肝肾能直达下部气血，使骨健筋强；《本草汇言》有云"凡下焦之虚，非杜仲不补；下焦之湿，非杜仲不利……腰膝之痛，非杜仲不除"，与兼可补益肝肾的续断相配合使用，增强了补肝肾、强筋骨的作用。

（二）养肝以荣筋，疏肝以燮理气机

肝为魂之处、血之藏、筋之宗，在五行属木，主动主升。肝主疏泄，表现在调畅情志上。肝主疏泄，肝胆的疏泄有常，有助于气血的运行，筋脉得以濡养。且肝肾同源，肝藏血、肾藏精，精血存在相互滋生和相互转化的关系。风湿病属中医学"痹证"范畴，阎师认为痹证在本质上属于本虚标实。本虚乃肝肾亏虚或肾督阳虚。标实乃贼风、寒湿、痰浊、瘀血等互相交阻，凝结不散。然气为津帅、气为血帅，若厥阴枢机畅达则人体之气血、津

液自能流行敷布、润泽周身，而痰浊、瘀血诸邪亦无由生，正如《血证论》所谓"肝属木，木气冲和条达，不致遏郁，则血脉得通"。风湿病患者其脉象多带有弦、涩之意，弦即主肝气不柔，涩亦是痰瘀阻络、气机不畅之征。再者，肝藏血而主筋，肾藏精髓而充骨，故肝肾精血充盈则筋骨方能荣养，关节功能自然强健自如。

阎师认为由肝胆的生理特性可以看出，燮和肝胆，例如对于强直性脊柱炎的治疗中，该类病人，有以双髋、臀部以及坐骨结节的反复交替性疼痛为临床表现，阎师认为其属于肝胆经的病变。而且由临证所见，强直性脊柱炎的病人多发病年龄较早，多数病人存在情志不畅、抑郁状态，多有肝气郁结的情况，故在治疗过程中注意燮和肝胆，可以达到良好的治疗效果。阎师常用燮和肝胆药物如郁金、香附、白芍、青皮、川楝子等。又如潼蒺藜、白蒺藜二药同用，既可补肝肾精血之虚，又可祛肝肾经之邪，理气通络止痛，对强直性脊柱炎中疼痛部位属肝胆经者，可加用。

（三）健脾和胃，顾护中洲

脾与胃在消化食物、吸收、输布津液方面，虽各有所主，却又是相互合作，彼此影响着的。因为脾为阴土，其性湿而主升；胃为阳土，其性燥而主降。故胃燥脾湿相互作用，饮食乃能消化。胃性主降，故水谷得以下行；脾性主升，故津液赖以上输。燥与湿，升与降，既相反，又相成，所以脾胃相互合作，才能完成运化水谷的整个过程。所以在临证辨治脾胃之疾时，必须从"强调脾健"、"重视胃和"两个方面去全面思考之。

脾胃为后天之本、气血生化之源，脾主运化，分为运化水谷和运化水液。脾在体合肌肉、主四肢，脾升胃降，脾胃调和则运化受纳功能正常，气血生化有源，肢体脏腑可得以濡养。如果脾胃失司、损伤，则不能生化营卫气血，而少阳三焦阳气不足，其机体抗病能力降低，则容易感受外邪之侵袭。如果脾胃功能失和，则可产生"致脾不能为胃行其津液"，表现出"脾病而四肢不用"的病变。《素问·痿论》提出"治痿者独取阳明"的原则，就是以此为理论依据而制定的，因此对于临床上肢体不能随意运动的痿证，运用调和脾胃、滋养后天的方药治疗，常有良好的疗效。

阎师秉承了历代医家对脾胃的认识，认为脾胃为后天之本，气血生化之源，脾土旺盛则能健运，而气血津液得以生成、疏布；脾土旺盛则能胜湿，适当选用健脾和胃药物对治疗有一定作用。加之脾胃为后天之本，培补后天，可以翼助先天，间接补益肾精。阎师采用直接调理脾胃的常用药物有茯苓、苍术、白术、砂仁、薏苡仁等。阎师还经常采用间接方法调理脾胃。如补益肾阳以助脾阳，常用补骨脂（苦、辛、温，归肾、脾经）滋补肾阳，温暖丹田，有壮肾阳、暖脾阳的作用；或用菟丝子补肾益脾，以达间接调理脾胃之功。

二、调和营卫

《素问·痹论》中言："风寒湿三气杂至，合而为痹，其风气胜者为行痹，寒气胜者为痛痹，湿气胜者为着痹也"。表明了风湿病发病的病因，同时也指出风湿病的致病因素较多，且极为复杂，因此造成了风湿病的病情缠绵，易愈后复发并逐渐加重，而感受风寒湿热诸邪最重要的原因和前提就是《黄帝内经》所云"邪之所凑，其气必虚。"这个虚，就是卫气衰弱，营阴不足，营卫失和而造成的风寒湿热诸邪趁虚入侵致病，也因此阎师辨治风湿病时认为营卫在痹证发病与发展过程中具有重要的作用。

营行脉中，是具有营养和滋养作用的物质，又称为营血，在脉中营运不休，故又称之为营气；卫行脉外，是具有卫外护体作用的物质；营气与卫气从性质、功能和分布进行比较，则营属阴，卫属阳，所以又常常称为"营阴"。卫气与营气相对而言属于阳，故又称为"卫阳"。营气的生理功能有化生血液和营养两个方面。《灵枢·邪客》说："营气者，泌其津液，注之于脉，化以为血。"营气亦或营阴，其与气血的生成十分密切，可化生血液，濡养全身，是人体正常生理功能运行的物质基础。如《灵枢·营卫生会》说："此所受气者，泌糟粕，蒸津液，化其精微，上注于肺脉，乃化而为血，以奉生身，莫贵于此，故独得行于经隧，命曰营气。"营气化生血液和营养全身的生理作用是互相关联的，若营气亏少，则会引起血液亏虚以及全身脏腑组织因得不到足够营养而造成生理功能减退的病理变化。

《素问·痹论》说："荣者水谷之精气也，和调于五脏，洒陈于六腑，乃能入于脉也。故循脉上下贯五脏，络六腑也。卫者水谷之悍气也。其气慓疾滑利，不能入于脉也。故循皮肤之中，分肉之间，熏于肓膜，散于胸腹。"《素问·调经论》说："取血于营，取气于卫。"《灵枢·本脏》在描述营卫功能时以血代营："经脉者，所以行血气而营阴阳、濡筋骨、利关节者也；卫气者，所以温分肉，充皮肤，肥腠理，司开阖者也。"接着经文又言"是故血和则经脉流行，营复阴阳，筋骨劲强，关节清利矣"，即以血代营，二者相互指代，可见营卫与气血有着天然的不可分割的关系。人生赖以气血，气血既司新陈代谢之职，又司保卫身体之功。气血的功用即是营卫，营卫之体即是气血。气血通畅，营卫协调，则身体健康安和。

《内经》论营卫之行与痹病的关系，"营行脉中，卫行脉外"（《灵枢·营卫生会》），"阴阳相随，内外相贯，如环无端"（《灵枢·卫气》），不但能濡养四肢百骸、脏腑经络，而且具有卫外防御之功。营卫和调，则卫外御邪能力强，邪气不易侵入人体；若营卫不和，腠理疏松，防御功能减退，则风寒湿邪侵袭，易使脉络闭阻，气血凝滞，而形成痹病。故《素问·痹论》所说"风寒湿三气杂至，合而为痹"，实含风寒湿之气与营卫相搏，阻闭经络，而生痹病之意，故本篇又特别指出"逆其气则病，从其气则愈"，即强调营卫之气的逆调与否，与痹病的发生有着密切关系。(《伤寒论·平脉法》) 论历节病时又说："荣气不通，卫不独行，荣卫俱微，三焦无所御，四属断绝，身体羸瘦，独足肿大，黄汗出，胫冷。假令发热，便为历节也。"(《金匮要略·中风历节病脉证并治》) 其认为痹病疼痛发作的原因是营卫不和，气血不利。要之，痹病之内因本于营卫气血不足，营卫失调是发病的内在因素。

阎师治疗风湿痹症时，以桂芍为主的调和营卫法起到的是基石样作用，桂枝配白芍，是取仲景桂枝汤之意。桂枝辛温解肌发表，散外感风寒，配用芍药酸甘益阴敛营，桂、芍相合，一治卫强，一治营弱，合则调和营卫，相须为用，正如《伤寒论附翼》赞桂枝汤"为仲景群方之魁，乃滋阴和阳，调和营卫，解肌发汗之总方也"。但是对于肝肾阴虚，相火妄动，阴分伏热所致之盗汗，仅仅是桂芍显然不足，阎师多以知柏，甚或醋鳖甲、青蒿之类以清阴分伏热。对于那些顽疾固证，正气不足者，则以玉屏风散辅助，以固藩篱，但应灵活应用，以不至于闭门留邪为要。

三、注重"治未病"

"治未病"思想在中国古代就已被提及，在《黄帝内经》有关于"治未病"的论述，未病一词首见于《素问·四气调神论》篇，"是故圣人不治已病治未病，不治已乱治未乱，此之谓也。夫病已成而后药之，乱已成而后治之，譬犹渴而穿井，斗而铸锥，不亦晚乎！"体现出古人在很早以前就有了"未病先防"、

"既病防变"的思想。阎师在风湿病诊治过程中，非常重视中医经典理论对临床实践的指导作用，尤其对《黄帝内经》《难经》《伤寒论》《金匮要略》等著作推崇备至，每以经典为据，诊法思路清晰，条理分明。阎师认为风湿病诊治的关键在于"治未病"，即指要防患于未然，在疾病尚未发生和形成之时就采取相关措施，防止疾病的发生、发展和传变，正如《刺法论》言"正气存内，邪不可干"及《评热病论》曰"邪之所凑，其气必虚"，"治未病"可在根本上杜绝或延缓风湿病的发生和发展。"治未病"主要体现在四个方面，即未病先防、既病防变、愈后防复、防治药毒以及其他未病。

（一）未病先防

风湿性疾病大多病因未明，有些与遗传、感染、环境、外伤等因素有一定相关性，如临床中常见大偻（强直性脊柱炎）患者因身处风寒湿热之地、外感风寒湿邪、触冒风雨、跌仆损伤等病因而发病，故做好疾病预防工作有重要的临床意义；另外强直性脊柱炎有一定的家族聚集性，有一定的遗传因素，所以临证中还应密切询问患者的家族史。

（二）已病防变

《金匮要略·脏腑经络先后病篇》记载"问曰：上工治未病，何也？师曰：夫治未病者，见肝之病，知肝传脾，当先实脾，四季脾旺不受邪，即勿补之。中工不晓相传，见肝之病，不解实脾，惟治肝也。"因木克土，肝已病，肝木乘脾土，则脾脏有受病之危，须在肝病之时先行健脾补脾，可使脾脏免于受病，此即在某脏腑未病之时提旱预防治疗之，阻断传变途径，防治已病脏腑累及未病脏腑。因此阎师非常重视在强直性脊柱炎患者发病之初，髋关节尚未受累之前，应积极进行相关体征及检查，早期用药防治，加之体育医疗操锻炼，保护好患肢关节及脊柱关节功能，防止或减轻强直性脊柱炎患者的致残率，在本病治疗过程中具有极其重要的意义。

（三）愈后防复

阎师在治骨痹缓解期注重补肾壮骨、调和营卫，减少疾病反复，因为在疾病未复阶段，卫气虚弱而营卫失调致风寒湿热之邪深侵，而卫气根于肾，卫阳来源于肾阳，故阎师临证处方中常加淫羊藿、补骨脂、杜仲和附子、桂枝等温补肾阳，另外阎师临证常见经常感冒而风湿病加重，常用调和营卫，益气固表之桂枝、赤芍、白芍、黄芪、防风等固护藩篱。同时在"欲尪"诊治过程中，早用补肾壮骨之品，如骨碎补、补骨脂、续断、桑寄生、鹿角片、仙灵脾、熟地等，防治关节变形、骨质受损、筋缩肉卷等顽固性的症状。阎师长期临床发现了尪痹早期就发生了骨质疏松和骨质破坏等问题，如类风湿关节炎文献报道两年内就可发生骨质疏松破坏和关节变形，故阎师早期使用补肾壮骨，未病先防，防治关节软骨、骨头和关节囊破坏以及关节畸形和功能丧失。

（四）防治药毒以及其他未病

在尪痹诊治过程中，阎师注重健脾和胃，用药平和，少用损伤脾胃之品，以绝生湿之源，因尪痹病程日久，缠绵难愈，且尪痹的中西药易损伤脾胃，如经常服用非甾类消炎止痛药、糖皮质激素和免疫抑制剂，还有祛风湿通经络活血除痰及苦寒清热之药。此外因风湿病经久不愈，患者常心理压力大，情志不遂而肝郁乘脾，损伤脾胃。因此阎师注重健运祛湿，防止尪痹的缠绵难愈的原因之湿邪，脾虚为生湿之源，健脾乃治湿之本，阎师临床上在使用羌活、独活、防风等祛除外湿致病的同时还常用莲肉、砂仁、茯苓、白术、薏苡仁、山药等健运中土以绝内湿。

此外，阎师在尪痹诊治过程中，常予方剂之配伍、药物之牵制、剂量之加减等注重寒热并用，使祛寒而不增内热、清热而不加内寒。尪痹患者大多在肾阳虚寒的基础上，得风寒湿邪气，病情迁延郁而化热，所以风湿病临床表现寒热之象可同时存在。如素体阳盛或阴虚有热，感邪之后从阳化热；此外，尪痹诊治过程中，由于寒性尪痹缠绵难愈，长期服用热性的补肾壮骨剂时，易出现化热之象；或由于医者给予大剂寒凉之品以除其热，而寒凉之药久而伤人之阳气，致患者关节热尚未消，反增四末不温，出现寒热错杂之象。故阎师根据"治未病"则以寒热并用，注意寒热之太过不及。在疾病尚未化热时用桑枝、青风藤等性平之品，不治已病治未病；当已出现从阳化热之时，方中又及时加用了络石藤、豨莶草、忍冬藤等性凉之品等寒热药物并用，使热除、肿消、痛止。又如尪痹肾虚寒盛证若见邪欲化热之势时，则须减少温热之品，加入苦坚清热之品；遇已化热者，则宜暂投以补肾清热法，待标热得清后，逐渐转为补肾壮骨祛寒之法以治其本。

（五）关注窗口期的早治疗，以防终期之变

疾病发生后，应早期诊断，早期治疗，防止疾病的发展与传变，使疾病在初期阶段即被治愈，减轻其对人体的伤害。如《素问·八正神明论》曰："上工救其萌芽，必先见三部九候之气，尽调不败而救之。"徐大椿曰："善医者，知病势之盛而必传也，预为之防，无使结聚，无使泛滥，无使并合，此上工治未病之说也。"

阎师在辨治"尪痹"时，莫待"痹已成尪"方治之，而是要抓住"痹欲成尪"的治疗时间窗，而及早及时地予以"补肾、养肝、健脾、活络利节除痹"以防其"痹病成尪"；若痹已成尪时，更要加强"补肾壮骨、养肝荣筋、健脾利节"以防止、减缓骨质

破坏、关节损伤、功能障碍，改善"尪"的程度。

四、活血通络

风湿病是一类由于风、寒、湿、热诸邪侵袭人体，造成关节痹阻疼痛，病程日久，可出现"骨损"、"筋挛"、"肉削"、"形尪"的严重证候。风湿病多病程迁延，日久难愈，病势缠绵，因此阎师在运用健脾和胃之法辨治风湿病时不忘活血通络，并常将活血通络贯穿风湿病治疗之始终。活血通络治痹之法早于《金匮要略》中即有相关论述，《素问·痹论》中有"痹在于脉则血凝而不流"的论述；而在《医林改错》中"痹有瘀血说"，这些都说明"瘀"在痹病的发生、发展过程中扮演着重要的角色，而"久病入络"说为清代名医叶桂首倡，最早见于清代叶天士的《临证指南医案》，叶氏所说的"络"是指血络而言，"久病入络"是指某些慢性疾患迁延日久，病邪深入，血络受病。其言："初病湿热在经，久则瘀热入血"；"其初在经在气，其久在络在血。"可以看出，"初病在经，久病入络"，虽然叶氏所指为脾胃病，可是阎师认为在风湿病中亦是如此，风湿病的根本病因病机为肾虚，在肾虚加寒湿之邪深侵入肾的寒性证候中。因寒湿为阴邪，易伤阳气，可致寒邪内生，复感外寒，内外之寒均可致寒凝血瘀络阻而见血瘀的证候；在肾虚加湿热之邪入侵蕴结或寒湿郁久转化所致的热性证候中，热为阳邪，易伤津耗血。热炼津血，致血凝血瘀阻络。在风湿病患者，病程缠绵，病久入络，瘀血内生阻滞经络，更见瘀血证候，故阎师提出"活血通络"应贯穿风湿病治疗的始终。

（一）风湿病与"瘀"

血是运行于脉中的营养物质，其循脉运行于周身发挥濡养的功能，因此血的功能正常与否首先依赖于血之运行的是否畅通。其中血之运行迟缓、阻抑称为血郁；其甚则出现血液的瘀滞、凝结则称为血瘀。活血法就是通过调整气血关系、达到"血以畅为和"的目的，消除已经存在的瘀滞状态，同时也可防止新瘀的形成，这同时也是对中医"治未病"的重要体现。活血常用的中药包括"气中血药"之郁金、"血中气药"之川芎，"功同四物"之丹参，也包括养血活血的当归、赤芍；活血祛瘀的蒲黄、红花；活血止痛的乳香、没药、延胡索等等；活血法常用的治法则包括，行气活血法、活血化瘀法、益气活血法、活血通络法等治法，其中行气活血的方剂如丹参饮、旋覆花汤；活血化瘀的方剂较多，其中最具代表性的当属王清任创立的系列活血名方，诸如通窍活血汤、血府逐瘀汤、膈下逐瘀汤、身痛逐瘀汤、少腹逐瘀汤等；益气活血的方剂如黄芪桂枝五物汤、补阳还五汤等。另外，如上文所言，活血法常与行气法联合运用，在临床中方可取得较好的临床效果。而活血通络法的用药则主要分两大类，一是活血化瘀类药如川芎、丹参、红花、桃仁等；二是通络作用较强的枝藤类药如青风藤、忍冬藤、桑枝、雷公藤等。

　　阎师辨治风湿病注重脏腑辨证，在脏腑中与"瘀"关系最为密切的是肝、脾。肝主藏血，具有储存血液，调节血量的功能，使血行脉中，血藏于肝，阴充阳涵，阴阳平和，气固血调，另一方面，肝主疏泄，调畅气机，气能行血，血能载气，气行则血行，肝的疏泄功能正常发挥，可以使气机畅达，使血液正常运行，或藏于肝，或输注于诸经之中；脾运化水谷精微化生气血，并能协调脾之统血功能，若气血虚弱，都会导致气不摄血而出现各种出血证或瘀血证，如《灵枢·天年》云："血气虚，脉不能"。又如张景岳所言："凡人之气血，犹源泉也，盛则流畅，少则壅滞，故气血不虚则不滞，虚则无有不滞者"。因此生血可以祛瘀，而祛瘀也可以生血。肝藏血，主疏泄，脾统血，可生血，两脏的正常生理功能有助于血液的正常运行，故治疗瘀血之证时，常配伍行气之品，方如血府逐瘀汤、活络效灵丹；血虚而瘀证则加入健脾之品，以促进血液化生，养血活血，方如黄芪桂枝五物汤、生化汤、当归芍药散等。

（二）辨治风湿病不忘活血通络贯穿始终

阎师在具体临床诊疗过程中根据血液瘀滞状态的程度不同，治血可分为行血、活血、破血等治法。行血是指用于瘀血状态较轻，或者瘀血作为病证的兼证出现时常运用的治法，常用的中药主要包含当归、丹参、鸡血藤等，方剂如丹参饮、佛手散；活血所治血瘀状态较甚，切中经络阻滞不通之病机，发挥宣通气血、活血化瘀作用，常用桃仁、红花、乳香、没药等，方如桃红四物汤，达到活血化瘀的目的；破血主要用于血液郁滞日久不愈，经络不通、脏腑失和等瘀血证候，消瘀的作用较强，常用中药如炮山甲、土鳖虫、三棱、莪术等以祛瘀通络，方剂可用下瘀血汤、大黄䗪虫丸。另外，在治疗瘀血所致疾患的过程中，应注意气之与血，血之与气，阴阳相随，互为依存的关系，在临证治疗中气证注意调血，血证注意调气，气血同治，临证配伍中于活血中加入行气之品，方在临床中取得较好的效果。方中药味多兼活血通络之用，如骨碎补除"入肾补肾"外，"行血疗伤"是其主要功能之一；桂枝则具"温经通脉"之功；川牛膝能"通经、活血、利节"；穿山甲"善走窜，专能行散，通经络"，且其性善走窜可引药达病所；醋延胡索活血行气，可"行血中气滞、气中血滞"，临床中关节疼痛明显者常选此药，以其可理一身内外上下诸痛；泽兰可行血、利水，其补而不滞，行而不峻，性质平和，临床遇兼有关节肿胀者常选用之。

而具体到活血通络方面，阎师常注重温阳通络，养血通络，祛湿通络、补肾以通络、行气通络，藤类以通达四肢等等。如桂枝配附子、鹿角等"温阳"以"通脉"；熟地配白芍等"养血"

以"通脉"，当归、川芎养血活血，通经活络；泽兰、泽泻"利湿以通络""利水消肿以通络，"泽兰配泽泻，泽兰苦辛微温，为肝脾经之药，功能活血祛瘀，辛散通经，行水消肿，力缓不峻。《本经》曰："主骨节中水"；《日华子本草》云："通九窍，利关节，养血气"。泽泻甘淡寒，归肾膀胱经，淡则利水渗湿，寒则清泻相火。两药为对，一以活血化瘀通经利关节为长，一以淡渗水湿入肾为长，水血同治，相得相助。关节肿胀红热是风湿病各期均较多见的症状，常反复发作，久不消散，此药对善入肾肝脾走骨行关节，利水湿，化瘀血，兼可清解郁热，以达活血消肿止痛之功，临证多能很快取效。热邪较重时可加寒水石助药力，病在腰间、下肢者可配牛膝合泽兰加强其去顽痰死血之功。骨碎补配川牛膝等"补肾"以"通脉"，仙灵脾配玄参，仙灵脾性温而味辛甘，入肝肾经，补肾壮阳，祛风除湿，兼有强筋骨，行血脉的作用。《日华子本草》曰其："治一切冷风劳气，补腰膝"。玄参苦甘咸寒，色黑主入肾及肺胃经，清热养阴，解毒散结。两药均入肾，性寒质润的玄参，可使仙灵脾虽辛温而燥但不致太过，并滋阴津，使刚柔相济，补阳而顾阴，但扬主药之强。并可针对性治疗久痹之人多见的咽干燥痛、口舌生疮等虚火上炎之证。牛膝配泽兰，牛膝能"通经、活血、利节"，正如《医学衷中参西录》所言："牛膝，原为补益之品，而善引气血下注，是以用药欲其下行者，恒以之为引经。故善治肾虚腰疼、腿疼，或膝疼不能屈伸，或腿痿不能任地。"泽兰味苦、辛，性微温，行而不峻，散不伤正，配合牛膝以助"引经通脉"，杜仲、续断伍用，名曰"杜仲丸"，出自《赤水玄珠》，用于治疗腰背痛。《本草汇言》云："凡下焦之虚，非杜仲不补；下焦之湿，非杜仲不利；足胫之酸，非杜仲不去；腰膝之痛，非杜仲不除。"该论述虽有言过其实之嫌，但杜仲确能补肝肾、强筋骨，善走经络关节之中；而续断补肝肾、强筋骨，通利血脉于筋节气血之间，为"疏利气血筋骨第一药"，且"补而不滞，行而不泄"。二者均归肝、肾经，性味温和，二药伍用，其功益彰。川楝子、穿山甲行气止痛，贯彻经络，透达关窍。炒川楝配醋延胡索，川楝子性寒味苦，炒用则性缓，入肝胃膀胱小肠经，可疏肝行气、降逆止痛、兼理胃气。醋延胡索辛苦温，归心肝脾经，活血行气止痛。《本草纲目》云"行血中气滞，气中血滞，故专治一身上下诸痛，用之中的，妙不可言。"因此《素问》将两药合方，称为金铃子散，用于气滞血瘀之脘腹胸胁诸痛。虽非专为风湿病而设，但在治疗时凡见髋关节、鼠蹊部、胸胁及肢体等部位之疼痛，病属肝肾两经循行区域，即取两药直达肝经，且川楝又行膀胱走脊背，相协同用，气血并行，通络止痛。痛甚时还可以活血化瘀的郁金助醋延胡索，理气舒肝的香附助川楝，以加强止痛之力。姜黄配枳壳，姜黄性味辛散、苦泄、温通，为肝脾经之药，既入血分活血祛瘀，又入气分行散滞气，重在血分，善活血通痹止痛。枳壳味苦性微寒而缓，为利气要药，气行则痞胀消，气通则痛自止，重在气分。二药相伍深寓"推气散"之意，气血并治，功能调和肝经气血、化瘀解郁、疏散肝风，是治肝肺气血郁滞而胁痛的有效药物，对于痹证之胸肋、胁肋胀痛效极佳。与利湿舒筋之薏苡仁、祛风散邪走太阳经的羌活相合，又可解脊背腰部之僵痛、困重不适。若胸部闷痛重者还可加苏梗、藿香梗、香附开宣胸肺，利气活血止痛加强疗效。善用藤类通达四肢以活血通络，青风藤、络石藤、鸡血藤等以蔓达节，祛风除湿，补血行血，疏筋活络，如偏于祛风通络选用青风藤、海风藤、络石藤、丝瓜络；偏于清热通络者用忍冬藤、桑枝；祛湿消肿用天仙藤、松节；补虚养血通络用鸡血藤、石楠藤，取"藤蔓达肢节"的涵义。络石藤配鸡血藤，络石藤苦微寒，归心肝肾经，有祛风通络，凉血消肿之功。《要药分剂》曰："络石之功，专于舒筋活络，凡病人筋脉拘挛，不易伸屈者，服之无不获效，不可忽之也"；《名医别录》曰：

"除邪气，养肾，主腰髋痛，坚筋骨，利关节"。鸡血藤，性苦微甘而温，归肝肾经，功能补血行血，疏筋活络。《本草纲目拾遗》言其"壮筋骨，已酸痛……手足麻木瘫痪等证"。两藤相用寒热同施，疏通经络之功大增，并能养血益肝柔筋。治疗顽痹，无论病势急缓，凡关节筋骨肌肉挛缩屈伸不利者，皆可用之。热邪不甚者，减络石藤用量；若有肌肉萎缩者可加大鸡血藤用量，或加黄芪、白术、熟地黄等。此外土鳖虫性寒味咸，主入肝经，功专活血逐瘀，续筋接骨。正如《本草经疏》所云"咸寒能入血软坚……血和而营以通畅，寒热自除经脉调匀"；穿山甲性微寒味咸，善窜专能行散，具有活血化瘀通络之功，又治风湿痹痛，筋骨拘挛。两药相辅，使化瘀通络、宣痹止痛之力倍增，穿山甲还可引药直达病所。凡见关节痛甚、畸变、肿胀、屈伸不利及功能受限者，用之都可获显效。若兼风邪可加祛风解痉止痛的白僵蚕、秦艽，兼湿邪者加淡渗利湿舒筋之薏苡仁。

五、循经辨证

人体是由五脏六腑、四肢百骸、五官九窍、皮肉脉筋骨等组成的，它们虽各有不同的生理功能，但又共同进行着有机的整体活动，使肌体内外、上下保持协调统一，构成一个有机的整体。这种有机配合、相互联系，主要依靠经络的沟通、联络作用实现的。《灵枢·海论》曰："夫十二经脉者，内属于腑脏，外络于肢节。"通过十二经脉及其分支的纵横交错，入表出里，通上达下，相互络属于脏腑；奇经八脉联系沟通于十二正经；十二经筋、十二皮部联络筋脉皮肉，从而使人体的各个脏腑组织器官有机地联系起来，构成了一个表里、上下彼此间紧密联系，协调共济的统一体。人体各个组织器官，均需气血以濡养，才能维持其正常的生理活动。而气血之所以能通达全身，发挥其营养脏腑组织器官，抗御外邪，保卫肌体的作用，则必须赖于经络的传输。而经络有一定的循行部位和络属脏腑，人体的各种生理病理现象均可通过经络传送到外部肌肤诸窍等。

循经辨证理论是以经络学说和脏象学说为指导理论，以经络循行及生理、病理功能为主要依据的辨证方法，其主要是根据经络的循行分布（包括经络的交接、交叉、交汇）、络属脏腑、联系器官、生理功能、证候特点等来确定疾病的经络及脏腑归属，从而选择相应的针刺腧穴和处方用药等治疗方法。

（一）经络学说与循经辨证

经络学说是循经辨证的理论基础之一，亦是祖国医学理论体系的重要组成部分，与脏象学说有着不可分割的关系。生理上，经络是运行全身气血、联络脏腑肢节、沟通上下内外的通路，《灵枢·海论》曰："夫十二经脉者，内属于腑脏，外络于肢节"。病理上，经络则是外邪入侵的道路及驱邪外出的途径，《素问·皮部论》："邪客于皮，则腠理开，开则邪入客于络脉，络脉满，则注于经脉，经脉满，则入舍于腑脏也"。所以消灭病邪必须从通畅经脉入手，正如《灵枢·经脉》所说："经脉者，所以能决生死，处百病，调虚实，不可不通也"。此外，经络有一定的循行部位和络属脏腑，可以反映所属脏腑的病证，《灵枢·卫气》篇曰："能别阴阳十二经者，知病之所生，候虚实之所在者，能得病之高下"，《灵枢·官能》篇曰："察其所痛，左右上下，知其寒温，何经所在"。

脏腑功能失调，外感内伤，在不同的穴位会有不同的表现，产生感觉、温度、形态、色泽的不同变化，可以辨别寒热虚实、病邪性质。经脉所过，主治所及，同时，经脉所过可以反映本经的生理病理状况，例如《灵枢·经脉》曰：胃经、大肠经循行分别"入上齿中"和"入下齿中"可以治疗上下牙痛；三焦经、小肠经循行分别"从耳后入耳中，出走耳前，过客主人，前交颊，至目锐眦"及"至目锐眦，却入耳中"，故可以治疗耳目病。经脉循行路线上的不同病理反应，可以据此来辨证归经。同时，经络系统中经筋皮部理论很好地把人体在表的肌肤有了划归，这就意味着在表面肌肤腠理出现的任何表现都可以通过皮部理论找到归属，而不简单地只考虑经脉所过的路线区域；另一方面，穴位的立体层次分布，在不同时间季节都有不同的感官反应。因此，患者在某个部位疼痛的深度性质都可以与其当时所处的环境紧密联系起来，即人体的内部小环境以应自然界大环境，生物内部的小稳态以契合外界大稳态，从而达到"天人相应"。

经络是运行全身气血，联络脏腑肢节，沟通上下内外的通路，《灵枢·海论》说其"夫十二经脉者，内属于腑脏，外络于肢节。"人体的五脏六腑、五官九窍、四肢百节、皮肉筋骨等器官和组织，依靠经络系统的联络、沟通而相互联系、协调统一，构成一个有机的整体。当各种致病因素使有关经络的生理功能失常，则其循行、联系部位，如脏腑、五官、九窍、四肢、筋肉、皮肤等会出现相应的病理变化，即经络病候。经络有一定的循行部位和络属脏腑，可以反映所属脏腑的病证，因而可根据疾病症状出现的部位，结合经络循行的部位及所联系的脏腑，作为疾病诊断的依据，如根据体表的某一部位所出现的疼痛等症状，便可以明确其为某经、某脏和某腑的病变。正如《灵枢·卫气篇》说："能别阴阳十二经者，知病之所生。"《灵枢·官能篇》说："察其所痛，左右上下，知其寒温，何经所在。"

（二）"药物归经"与"循经取穴"

"药物归经"与"循经取穴"都是经络学说在临床治疗中的经典应用。归经是中药药性理论的重要组成部分，它用来表示药物的作用部位。归即归属，经即脏腑经络，归经就是药物对机体不同部位的选择作用。换言之药物进入人体后，并非对所有脏腑或经络都发生同等强度的作用，大多数药物在适当剂量时，只对某些脏腑经络发生明显作用，而对其他脏腑经络则作用很小或无明显影响。临床用药遣方时，要根据病变的性质和部位，除斟酌选择相应性、味外，更主要是根据药物的归经，以增强该方剂的定向性、定位性，提高整个方剂的选择性作用，药病相得，才能收取捷效。正如徐灵胎所言："因其能治何经之病，后人即指为何经之药"。否则便如徐灵胎所言："不知经络而用药，其失也乏，必无捷效"。如以脏补脏疗法是利用动物种属间器官的形似名同在维持有机体生命活动上的生理功能相同，更主要的是尽管种属有差异，但是组成相同器官的蛋白质分子等的生化结构具有相似性，所以这些器官的组成成分进入体内就更容易被相同器官吸收和利用。《珍珠囊》书中还列举了各经的引经报使药，其中有桔梗、葱白、陈皮、川芎、细辛、牛膝等。

（三）循经辨证在风湿病中的运用

阎教授辨治风湿病时认为，应该循其病症发生部位来判断病在何经何脏何腑，首先切中脏腑经络病机，再根据药物固有的归经属性来循经选药，使药到病所获取良效。如腰背与足跟为肾与膀胱经循行部位；脊柱及背部为督脉与膀胱经循行部位；鼠溪部与耻骨联合为肝经循行部位；胯骨、臀部、坐骨结节和下肢外侧属胆经；胸胁部属肝肺经，目赤肿痛亦属肝肺经受累所致。

阎教授认为，循经辨证取药是脏腑经络辨证与药物归经理论的有机结合，是对药物归经的进一步细化和灵活运用。药物因能够治疗某经某脏的疾病或症状而具备其归经属性，我们在临床应用过程中，可以先辨证定其病位属何经何脏何腑，再选择具备该经归经属性的药物，关键在于切中脏腑经络病机即可选取该经药物而施有效的治疗。如治疗肾虚督寒证于补肾强督中不忘加羌独活、防风走肾督膀胱经，驱除脊背风湿之邪，兼顾表里经络之通畅。邪痹肢节外周关节表现突出者加藤类药物以通达四肢，祛风止痛。邪及肝肺者治宜燮理肝肺、通经活络、气血分走，如胸痛，随证加青陈皮、苏梗、杏仁、郁金等；目赤者加霜桑叶、白菊花、炒黄芩、桑白皮、地骨皮、潼白蒺藜等；腹股沟疼痛属肝经受累加炒川楝子、香附、潼白蒺藜、川芎等；臀深处痛牵及下肢外侧者属胆经受累加柴胡、炒黄芩、桑枝、制延胡索等。强直性脊柱炎男性少年儿童发病较多，兼见皮肤红色丘疹者每用连翘以清心经郁热，"诸痛痒疮皆属于心"是也。

第二章　外治法

中医外治是以突出"中医外治"为特色的中医技术，中医外治疗效独特、作用迅速、历史悠久，具有简、便、廉、验之特点。包括针灸、按摩、熏洗、针刀、敷贴、膏药、脐疗、足疗、耳穴疗法、物理疗法等百余种方法。治疗范围遍及内、外、妇、儿、骨伤、皮肤、五官、肛肠等科，与内治法相比，具有"殊途同归，异曲同工"之妙，对"不肯服药之人，不能服药之症"，尤其对危重病症，更能显示出其治疗之独特，故有"良丁不废外治"之说。外治这一名词的出现由来已久，早在《素问·至真要大论》便有"内者内治，外者外治"的说法，其后历代医家著作中多有涉及，但其研究范围及概念一直不十分明确。至清中期，《急救广生集》《理瀹骈文》相继刊行，至此外治理论趋向成熟，中医外治的发展也达到一个鼎盛时期，但关于外治仍无确切的定义。

风湿病是一类病因复杂、病程漫长、极易复发的常见多发病，也是疑难病，治疗较为棘手，多数患者抱病日久，重者终生残疾，丧失劳动能力，甚至威胁生命。

中药外治法的治疗原理概括起来有3个方面：①局部的刺激作用。即利用具有一定刺激作用的因子，可使局部血管扩张，促进血液循环，改善周围组织的营养，从而起到行气活血、消炎止肿的作用；②药物的直接渗透作用。通过药物外用的方法，能直接透过皮肤，切近病灶，增加局部药物的强度，起到活血化瘀、运行气血、清营凉血、消肿止痛、促进血管新生、吸收死骨、形成新骨等功效；③调和脏腑和经络的作用。在体表给药，通过经络血脉或信息传递，通过不同的药物之性味作用，由经脉入脏腑，输布全身，直达病所，借以达到补虚泻实、协调阴阳等作用而达到脏腑调和治疗全身性疾病的目的。而中医外治方法是历史上治疗风湿病最早的有效方法。随着现代科技的发展，医疗技术水平的不断提高，人们对医学古籍的发掘和研究的加深，促进了外治方法的进一步发展。这使得在临床上辨治风湿病有了更多的选择，临证时应依患者不同的病情、体质、地域、经济状况、生活习惯等合理选用。

一、敷贴疗法

敷贴疗法又称"外敷"疗法，是将经过制作的药物直接敷贴在人体体表特定部位以治疗疾病的一种外治方法。早在春秋战国时期，对穴位贴敷疗法的作用和疗效已有一定的认识，并逐步运用于临床。在《灵枢·经脉篇》记载："足阳明之筋……颊筋有寒，则急，引颊移口，有热则筋缓，不胜收放僻，治之以马膏，膏其急者，以白酒和桂，以涂其缓者……"，被后世誉为膏药之治，开创了现代膏药之先河。东汉时期的医圣张仲景在《伤寒杂病论》中记述了烙、熨、外敷、药浴等多种外治之法，而且列举的各种贴敷方，有证有方，方法齐备，如治劳损的五养膏、玉泉膏，至今仍有效地指导临床实践。宋代《太平圣惠方》中记载："治疗腰腿脚风痹冷痛有风，川乌头三个去皮脐，为散，涂帛贴，须臾即止"。《圣济总录》中指出："膏取其膏润，以祛邪毒，凡皮肤蕴蓄之气，膏能消之，又能摩之也"，初步探讨了膏能消除"皮肤蕴蓄之气"的中药贴敷治病的机理。清代，可以说是穴位贴敷疗法较为成熟的阶段，出现了不少中药外治的专著，其中以《急救广生集》、《理瀹骈文》最为著名。《急救广生集》又名《得生堂外治秘方》，是程鹏之经数十年精心汇聚而成，详细地记载了清代嘉庆前千余年的穴位外敷治病的经验和方法，并强调在治疗过程中应注意"饮食忌宜"、"戒色欲"等，是后世研究和应用外治的经典之作。

具体而言，敷贴所用物品是按不同的方法将药物制成的固体、半固体，依其性质和制法分为药膏及膏药。药膏是以适宜的基质如植物油、蜂蜜，醋、蛋清等加入所需药末，调成糊状敷用。而且根据中医经络系统，对特定的穴位进行贴敷治疗，也就是穴位贴敷疗法，在风湿病中，尤其是关节症状明显时，临床中常用（穴位）贴敷疗法。古今有很多治疗风湿病的敷贴疗法，如《外科正宗》以回阳玉龙膏治皮痹、《外科大成》以全蝎乳香散治诸风湿、《医学从众录》以九汁膏治鹤膝风、《痹证治验》以痹证膏治风寒湿痹、《中国膏药学》以羌白膏治疗风湿热痹等。

在贴敷疗法中除了穴位贴敷疗法，还包括药物贴脐疗法，它是利用少量中草药敷贴于脐中穴，通过脐部对药物的吸收，激发经络之气，以疏通经脉，调和气血，调节脏腑阴阳平衡，从而达到治疗目的的一种治疗方法。治疗风湿病时可以采用此治法，已使药物通过脐部的吸收发挥作用，也可以通过神经反应和经络效应发挥作用，而且具有缓慢、持久、无不良反应的优点。

此外，还有三伏贴，三伏贴是一种膏药，也是一种传统中医的治疗法，结合中医中的针灸、经络与中药学，以中药直接贴敷于穴位，经由中药对穴位产生微面积化学性、热性刺激，从而达到治病、防病的效果。它根据中医"冬病夏治"的理论，对一些在冬季容易产生、复发或加重的疾病，在夏季进行扶正培本的治疗，以鼓舞正气，增加机体抗病能力，从而达到防治疾病的目的。可以疏通经络，调理气血，宽胸降气，健脾和胃，鼓舞阳气，调节人体的肺脾功能，使机体的免疫功能不断增强，从而达到振奋阳气、促进血液循环、祛除寒邪、提高卫外功能的效果。在风湿病中，三伏贴也有着重要的应用价值，因"三伏贴"是在人体阳气最旺盛时，通过温阳散寒祛风的药物的刺激，旨在达到扶正培本，使体内阴寒之气易解的作用，对一些特别在寒冷天气经常反复发作的关节疼痛类的风湿病患者效果较好。

二、外搽疗法

外搽，一般与涂搽、搽擦同义，外搽疗法是将药物作成酒剂或是油剂，利用手部的来回擦涂动作令局部温度升高，促进所含药物吸收的一种方法。药物可以是"正红花油"、"风湿止痛擦剂"等。白酒和涂擦动作令局部温度升高，根据药物动力学原理药物容易吸收。油剂可以充分溶解药物的有效成分，并软化角质层，在皮肤表面形成保护膜，药物也是容易吸收的。吸收后局部的温度升高，形成相互的促进。温度的升高和药物的共同作用可以更好地发挥作用。本法许多古籍中都有记载。在清代吴尚先的《理瀹骈文》中就有涂、搽方药近200首。除治疗外科、皮肤科、五官科等许多局部病变外，还用于治疗内、妇、儿等科的病证。

《素问·血形志篇》曰："形数惊恐，经络不通，病生于不仁，治之以按摩醪药。"外搽药物有祛风湿、镇痛、消肿等作用，使用时若再加以搓擦，不但起到了按摩作用，又可增加药物的通透性，为治疗风湿病的常用外治方法。水剂，油剂、酒剂是常用制剂。古今有很多治疗风湿病的外搽疗法，如《万病回春》以立患丹治湿气两腿作痛、《娄多峰论治风湿病》以消肿定痛搽剂治疗关节肿痛、《痹证通论》以红灵酒治皮痹等。

三、膏摩疗法

膏摩疗法是将中药膏剂涂于体表的治疗部位上，再施以推拿按摩等手法，以发挥推拿按摩和药物的综合治疗作用来防治疾病的一种方法。膏摩之名，始见于汉代张仲景《金匮要略》，后在武威出土的汉代医药简牍以及西晋王叔和《脉经》、晋代葛洪《肘后备急方》、隋代巢元方《诸病源侯论》、唐代孙思邈《千金要方》和《千金翼方》、唐代王焘《外台秘要》、宋代王怀隐《太平圣惠方》和《圣济总录》、明代朱棣《普济方》、明代王肯堂《证治准绳》、清代赵学敏《串雅内外编》、清代吴尚先《理瀹骈文》等历代医著以及推拿专著中均有记载。其操作方法是先按处方配制成软膏，然后将膏少许涂抹于体表穴位上，再进行按摩治疗。一般多用擦法、摩法、平推法和按揉法。膏摩所用处方的组成，以活血化瘀、温经散寒、健筋壮骨等药物为主。本疗法适用范围很广，广泛用于内、外、妇、儿、伤及五官等科，治疗风湿痹痛、中风偏瘫、口眼㖞斜、痛风、骨损肿痛、伤筋、闭经、便秘、夜啼、惊风、目暗赤痛、喉中息肉等症。在风湿病的辨治中，筋骨疼痛：以摩风膏（蓖麻子、草乌头、乳香）涂摩患处，以手心摩挲至有火热之感；诸风寒湿、骨肉酸痛：以当归摩膏（当归、细辛、肉桂、生地、天雄、白芷、川芎、丹砂、干姜、乌头、松脂、猪脂）摩患处；风毒流注、骨节疼痛、筋脉挛急：以摩风白芷膏（白芷、防风、附子、白芍、当归、川椒、羌活、独活、藁本、川乌、细辛、僵蚕、生姜、黄醋、猪脂）摩患处；风湿痹痛：以曲鱼膏（大黄、黄芩、莽草、巴豆、野葛、牡丹皮、羊踯躅花、芫花、蜀椒、皂荚、附子、藜芦）摩患处；恶风毒肿、疼痹不仁：以野葛膏（野葛、犀角、蛇衔草、莽草、乌头、桔梗、升麻、防风、蜀椒、干姜、鳖甲、雄黄、巴豆、丹参、羊踯躅花）摩患处；风湿疼痛：以陈元膏（当归、细辛、桂心、天雄、生地、白芷、川芎、丹砂、干姜、乌头、松脂、猪脂）摩患处；腰痛：以摩腰丹（附子尖、乌头尖、南星、朱砂、干姜、樟脑、丁香、麝香、吴茱萸、肉桂）用姜汁化如厚粥，烘热，置掌中摩腰；伤筋、劳损、风湿痹痛：可用冬青膏（冬绿油加凡土林）摩患处；伤寒头痛、项强、四肢烦疼：用育膏（当归、吴茱萸、乌头、莽草、蜀椒、川芎、白芷、附子）摩患处。

四、中药熏洗疗法

中药熏洗疗法属于中药外治疗法的重要组成部分，又称为中药蒸煮疗法、中药汽浴疗法、药透疗法、热雾疗法等。这种方法历史悠久，最早见于五十二病方，随后理论体系逐渐完善。中药熏洗是指将药物煎煮后熏蒸或泡洗局部，使药物通过热效应渗透到病灶，从而起到治疗疾病的作用。它是借助药力和热力，通过皮肤作用于肌体，促使腠理疏通、脉络调和、气血流畅，从而达到治疗风湿病的目的。中药熏洗相比于其他疗法，使用起来更简单方便，患者可以带药回家治疗，操作简单，疗效显著。清代民间疗法大师赵学敏在《串雅外编》中专立了熏法门，详细介绍了熏蒸洗涤等疗法。熏洗疗法主要以砂锅、盆等为容器，用于手、足部位的病痛。若肘、膝部位的病痛，则以瘦高的木桶为宜。该疗法应用范围广泛，具有疏通经络、促进气血循环、改善人体新陈代谢、清除疲劳、增强免疫能力、调节内分泌、改善四肢微循环等功效。可以对精神疾病、风湿类疾病、骨伤类疾病、皮肤病、内科病（感冒、咳嗽、失眠、血栓闭塞性脉管炎、慢性肠炎等）、妇科病起到良好的治疗作用。而在风湿病的诊治中，古今有很多关于治疗风湿病的熏洗疗法，如《太平圣惠方》以五枝汤治筋骨痛、《圣济总录》以三节汤治历节风手足不遂疼痛、《娄多峰论治痹病精华》以二草二皮汤治疗关节肿痛屈伸不利等。

五、中药塌渍法

中药塌渍疗法是以中医的整体观念和辨证论治为指导，用中药煎汤洗浴患者的全身和局部，使药物透过皮肤、孔窍、俞穴等部位直接吸收，进入经脉血络，输布全身，以发挥其疏通经络、调和气血、解毒化瘀、扶正祛邪的作用。现代医学研究证明，药浴疗法能通过热、药的共同作用，除能加速皮肤对药物的吸收外，同时能升高皮肤的温度，使血管扩张，促进血液循环，改善微循环，维持皮肤正常的新陈代谢作用。中药塌渍具体操作是把药粉装入棉布袋或无纺布煎药袋中，使用时先将中药包浸入温水，使其湿透，再置于微波炉中加热2~3min，或倒入炒锅中炒炙，使其热度达到50℃左右，装袋并隔棉布放置患处热敷20~30min，每日1~2次，操作中注意避免烫伤。方药多选用鸡血藤、伸筋草、丹参、路路通、王不留行、小通草、艾叶、川芎、赤芍、粗盐等。该疗法可由患者在家中自行施治，较为方便，适用于单一关节或单处痛点患者，治以温通经络、祛风活血，还可用于产后腰腹疼痛等产褥期常见疾病的治疗，在风湿病的诊治中应用广泛。

六、蒸汽疗法

蒸汽疗法又叫熏蒸疗法、汽浴疗法，早在《理瀹骈文》中就多有记载，其阐述了"病先从皮毛入，药即可由此进"的思想，是利用药物煮沸后产生的蒸汽来熏蒸肌体，以达到治疗疾病目的的一种疗法。蒸汽疗法能够促进机体的新陈代谢，驱除病邪，是内症外治、由内透表、通经活络，无微不至、无孔不入、发汗而不伤营卫的好方法。蒸汽疗法又分全身蒸汽疗法和局部蒸汽疗法。传统的蒸汽疗法设施简陋，如《太平圣惠方》以蒸药方治疗脚腰疼痛，《圣济总录》以蒴藋汤治疗皮痹、《普济方》以熏蒸方治疗脚痹的方法等。常用的熏蒸方如透骨草蒸熏方（《中医简易外治法》）羌活、透骨草、连翘各30g；荆防汤：荆芥100g，防风100g，苏叶50g，麻黄40g，羌活100g，独活100g，秦艽60g，苍耳子50g，干姜100g，伸筋草40g，菖蒲根500g，葱白300g，细辛30g，苍术100g，川芎80g，白芷40g；红花蒸熏方：红花、透骨草、刘寄奴、土鳖虫、秦艽、荜茇、川芎、艾叶各10g；红藤煎红花15g，当归90g，活血龙90g，五加皮90g，防风120g，牛膝120g，金刚刺120g，红藤120g。

七、沐浴疗法

沐浴疗法是在水中或药液中浴身来治疗疾病的一种方法。与贴敷类疗法相比，经过煎煮的药液更易经皮吸收，因此起效更迅速，适合各种风湿痹病急性期疼痛、僵硬、麻木等症状的缓解和慢性迁延期的治疗。沐浴疗法有矿泉水浴、热水浴，不感温水浴，药水浴等，据情选用。儿童、老人及病情较重的风湿病患者，沐浴时要有人护理。

八、热熨疗法

热熨疗法是用中草药或其他传热的物体，加热后用布包好，放在人体一定的部位上，作来回往返或旋转的移动而进行治疗的一种方法。早在原始社会人类就掌握了用火烧石块熨治关节和肌肤疼痛的方法。熨法通过使特定部位皮肤受热或借助热力逼药气进入体内，起到舒筋活络，行血消瘀、散寒祛邪、缓解疼痛等作用。以用材不同，热熨疗法又分砖熨、盐熨、药熨等。热熨疗法主要用于偏寒型的风湿病。如《外台秘要》以延年腰痛熨法治风湿腰痛、《绛囊撮要》以拈痛散治肢体疼痛等。

九、热敷疗法

热敷疗法是将一发热的物体置于身体的患病部位，或身体的某一特定位置上（如穴位）来治疗疾病的一种方法。具有祛除寒湿、消肿止痛、舒展筋骨，消除疲劳等作用。热敷疗法有：药物热敷疗法、水热敷疗法、醋热敷疗法、姜热敷疗法、葱热敷疗法、盐热敷疗法、沙热敷疗法、砖热敷疗法、蒸饼热敷疗法及铁末热敷疗法等。历史上，药物热敷的方药很丰富，如《外台秘要》治风湿药方、《种杏仙方》治腰痛方及治筋骨挛缩脚膝筋急痛方、《泉州本节》治脚手关节酸痛方等。使用本方应注意避免烫伤皮肤。

十、热蜡疗法

热蜡疗法是用液态或半固态的黄蜡、石蜡或地蜡，涂布或热敷局部以治疗疾病的一种方法，简称"蜡疗"，属于温热疗法的一种。蜡在加热熔化后，涂敷在局部，冷却过程中对局部形成均匀的压力，有利于水肿的消散。由于温热的作用，又能促进新陈代谢。因此对各种慢性炎症如关节炎、滑囊炎及腱鞘炎等有良好的疗效。蜡含有油质，对皮肤及结缔组织有润滑、软化及恢复弹性的作用，因此对关节强直、疤痕挛缩、术后粘连和关节活动障碍等有改善作用。

十一、药棒疗法

药棒疗法是用特制的木棒蘸上配好的药液，在人体适当的穴位上进行叩击，使拘急之经脉柔润，闭阻之经脉通畅，从而起到治疗作用的一种疗法。据清·吴谦《医宗金鉴·正骨心法·外治法篇》载："振梃，即木棒也，长尺半，圆如钱大，或面杖亦可。盖受伤之处，气血凝结，疼痛肿硬，用此梃微微振击其上下四旁，使气血流通，得以四散，则疼痛渐减，肿硬渐消也"，可谓有关药棒疗法的最早记述。民间有"打棒子"、"敲膀子"等称谓。今人依治疗部位不同，使用不同形状之木棒，并蘸药液用不同手法叩击，发展了"药棒疗法"。主要以川乌、草乌、田三七、乳香、没药等驱寒、活血、止痛药物配成药液。依体质虚实及局部情况采用点叩、平叩、横叩、混合叩等不同的叩击方法。微微振击，切忌重叩。

十二、中药离子导入法

中药离子导入是根据离子透入原理，运用中药药液，借助药物离子导入仪的直流电场作用，将药物离子经皮肤导入肢体，并在局部保持较高浓度和较长时间，使药效得以充分发挥，以达到镇痛、消肿作用。依据不同的证型，选用清热消肿止痛方、驱寒消肿止痛方、活血化瘀方等。

十三、牵引疗法

牵引，亦称拔伸。元·危亦林《世医得效方》中有用悬吊牵引法治疗骨科疾病的记载。现在牵引疗法不仅是下肢不稳定性骨折的不可缺少的治疗方法，也是颈椎病、腰椎间盘脱出症等风湿病的重要治疗手段。风湿病出现的关节挛缩，若关节间隙无明显狭窄，在局部配合热疗、按摩的同时，施以牵引疗法，有利于改善关节功能。常用的牵引方式有器械牵引、皮肤牵引等。

十四、吸引疗法

历史上，吸引疗法是用口或器具吸引患者一定部位，以治疗疾病的一种疗法。吴尚先《理瀹骈文》有用口呬吸前后心，手足心、脐下等处，至红赤为度，以治疗初生儿大小便不通的记载。"拔罐"疗法实际上也属于吸引疗法的一种。现在，吸引疗法较前有了很大的进展，吸痰器，吸奶器、注射器穿刺抽取体内积液等都可以理解为是吸引疗法的进一步发展。在严格无菌操作下，使用注射器抽出关节腔积液，以祛除病理性物质，是现代较常使用的风湿病治疗方法。

十五、刮痧疗法

刮痧是以中医经络腧穴理论为指导，通过特制的刮痧器具和相应的手法，蘸取一定的介质，在体表进行反复刮动、摩擦，使皮肤局部出现红色粟粒状，或暗红色出血点等"出痧"变化，从而达到活血透痧，加强局部新陈代谢的作用。

十六、针灸疗法

针刺法古称"砭刺"，由砭石刺病发展而来，后称"针法"，现代则指使用不同的针具，通过一定的手法或方式刺激机体的特定部位，激发或促进机体自身调节功能，以发挥防治疾病的效应。《灵枢》中提到："用针之类，在于调气"，通过针刺可激发正气，缓解关节拘挛受限，使脏腑经络功能趋于平衡，实现疾病的良性转归。直至今天，针刺法仍是治疗风湿病的最常见的方法之一。

1.电针

电针是指用针刺入腧穴得气后，运用电针治疗仪在毫针上通以人体生物电的微量电流波，以刺激穴位治疗疾病的一种疗法。电针机的种类有：①蜂鸣式电针机。特点是利用电铃振荡原理使直流电变成脉冲直流电，再经感应线圈而产生脉冲电流。所发出的电流波形窄如针状，适用于临床。但有输出电量不稳定、频率调制困难、耗电量大和噪声高等缺点，目前已很少应用。②电子管电针机。特点是利用电子管产生多种震荡。优点是振荡波形种类多、频率调制范围广、工作性能较稳定。缺点是要用交流电源、安全性不高、体积较大、防震能力差，目前已少用。③半导体电针机。用半导体元件制作而成。因其不受电源种类限制，具有安全、省电、体小、量轻、耐震等优点，目前临床上最常用。

2.火针

火针是一种特殊的针具，经火加热后刺入穴位，能够借火热之力温通经脉而达到行气活血、理气止痛的目的。早在《灵枢·官针》中就记有："焠刺者，刺燔针则取痹也。"《伤寒论》中也论述了火针的适应证和不宜用火针医治的病候。《千金翼方》有"外摩膏破痈口，当令上留三分近下一分，针唯令极热，极热便不痛。"的论述。本法具有温经散寒，通经活络作用，火针兼具了针和灸的双重作用，所以其适用范围也较艾灸广泛得多。风湿痹病之疼痛主要是寒邪之气引起，而火针具有的热力可温其经脉，鼓动人体阳气上升，以达到驱散寒邪、调和脉络、疼痛自止的整体功效。

3.梅花针

梅花针是在古代九针中的镵针基础上，经历代医家不断研究、改进而发展起来的一种针法，即《内经》中的"扬刺"（即五星针）。就是将5~7枚6号或7号不锈钢缝衣针。依法捆扎在一根富有弹性的筷子（或小竹棒、小木棒等）一端（钻一小孔）的小孔内，露出针尖，捆成一束，像梅花的形状，术者右手握住针柄，在人体皮肤（应刺部位）上，运用一定的手法，只叩击皮肤，不伤肌肉，以达到疏通经络、调节脏腑、祛邪扶正、防治疾病的一种外治疗法。又因针后皮肤叩刺部位泛起的红晕形状颇似梅花，故称之为"梅花针疗法"。梅花针疗法的历史悠久，源远流长，早在两千多年前成书的经典著作《内经》里就有记载，而且内容丰富。在风湿病治疗中，梅花针也应用广泛，可以起到活血通络、行气止痛、祛瘀散结之功。

4.皮内针法

又称"埋针法"，是将特制的小型针具刺入并固定于腧穴部位的皮下组织中，通过长时间留针达到持续刺激作用。掀针又名皮内针，是传统埋针法的现代新形式，早在《灵枢·官针》篇"十二刺"中所记载："浮刺者，傍入而浮之，以治肌急而寒者也"就是掀针的原型。它由短针改良成图钉型或麦粒型的小型针具固定于皮内或皮下，相当于传统针法中的浅刺或浮刺，进行较长时间留置埋藏，虽然刺激轻浅不剧烈，但通过刺激时间长度的累积，获得持续性的治疗效果，从而疏通经络、调和气血。《难经集注》曰："入皮三分，心肺之部，阳气所行也。入皮五分，肾肝之部，阴气所行也。"掀针的穴位刺激虽不如普通毫针剧烈，但同样具有调和阴阳的作用，且操作简单安全、痛感小、患者易接受。

5. 温针灸法

毫针针刺入人体穴位得气后，在针柄上放置艾绒（或艾柱）点燃施灸，将针法与灸法结合应用，即为温针灸。温针之名首见于《伤寒论》，但其方法不详。本法兴盛于明代，明·高武《针灸聚英》及杨继洲之《针灸大成》均有载述："其法，针穴上，以香白芷作圆饼，套针上，以艾灸之，多以取效。……此法行于山野贫贱之人，经络受风寒致病者，或有效"。近代已不用药饼承艾，但在方法上也有一定改进。其适应证已不局限于风湿疾患，而扩大到多种病证的治疗，以偏于寒性的一类疾病为主，如骨关节病、肌肤冷痛及腹胀、便溏等。

6. 针刀疗法

针刀既发挥了传统中医"针刺"穴位的长处，又发挥了现代医学"刀"的优点，利用"刺"刺激局部穴位，利用"刀"松解局部病变组织，从而起到了祛病止痛的作用。针刀疗法具体地说是在中国古代九针的基础上，结合现代医学外科用手术刀而发展形成的，是与软组织松解手术有机结合的产物。针刀疗法已有几十年的历史、近几年有进一步发展的趋势，在小针刀疗法创始人朱汉章教授的启发下相继出现了药针刀疗法、水针刀疗法等，逐渐形成的一个来源于中西医又不同于中西医的新的针刀医学理论体系。针刀疗法已为世人所重视，原国家卫生部长张文康称赞道："针刀医学吸收了中、西医之长，具有"简、便、验、廉四大特点，是中医学术研究方面的一大进展。"著名骨科专家尚天裕教授评价为："针刀医学是熔中西医学于一炉的新学科，既有中医的长处、又有西医的优点。"针刀在各种疾病中均应用广泛。

7.灸法

"灸"，即灼烧之意，《医学入门·针灸》曰："药之不及，针之不到必须灸之。"灸法借火的热力和药物的作用，对腧穴或病变部位进行烧灼、温熨，从而防治疾病。"脏满生寒病，其治宜灸焫"，临床上常将针刺与灸法合用，相互补充，相辅相成。

8.悬灸

悬灸一词古已有之，有上千年的历史。今天我们所谓的针灸，是扎针的统称。其实针灸分为针法和灸法。针法就是针灸，灸法就是艾灸。而悬灸其实就是艾灸的一种。根据艾灸的操作方法不同，艾灸分为直接灸和间接灸，而间接灸又可分为隔物灸和悬灸。从效果来说，直接灸效果最好，较之扎针（针灸）效果更佳。但是有一个缺点，就是直接接触皮肤施行灸法，患者非常痛苦。为了减轻患者痛苦，在艾灸的操作方法上做了大量改进。首先就是隔上一层东西的艾灸，如隔上生姜片的隔姜灸。但由于这种灸法还是有痛苦，之后就干脆将艾条悬空，离开皮肤一定距离施灸。这就是现在的悬灸。根据操作方法不同，又分为回旋灸、温和灸、雀啄灸和往返灸。

9.隔姜灸

隔姜灸，在明·杨继洲的《针灸大成》即有记载："灸法用生姜切片如钱厚，搭于舌上穴中，然后灸之"。之后在明·张景岳的《类经图翼》中提到治疗痔疾"单用生姜切薄片，放痔痛处，用艾炷于姜上灸三壮，黄水即出，自消散矣"。在清代吴尚先的《理瀹骈文》和李学川的《针灸逢源》等书籍中亦有载述。现代由于取材方便，操作简单，已成为最常用的隔物灸法之一。灸治方法与古代大体相同，亦有略加改进的，如在艾炷中增加某些药物或在灸片下面先填上一层药末，以加强治疗效果。

10.热敏灸

热敏灸是陈日新教授等近年来提出来的一种全新的艾灸方法，全称"腧穴热敏化悬灸疗法"，相关腧穴对艾热产生特殊感应，即"小刺激大反应"现象。

11.督灸

《素问·骨空论》："督脉为病，脊强反折，腰痛不可转摇"表明督脉与强直性脊柱炎关系密切，因督脉为一身阳脉之海，总督全身阳气，且循行背部脊柱之中，正好覆盖AS病变部位，故督灸是目前治疗强直性脊柱炎最常用的外治法。《黄帝内经》曾有："病在骨者取督脉，病虚寒者药灸之"这样的描述，故临床上应用督灸时根据患者病情选择不同介质，如最具纯阳之性的艾绒、生姜，或配合不同督灸粉。

12.雷火灸

雷火灸不同于一般灸法，是在传统灸法基础上经过改良的一种新的中医外治法，是由多种中药粉末组成，燃烧时热辐射力很强，与艾条相比，具有药力猛、火力猛、渗透力强、灸疗面广的特点。现代医学表明人体细胞在接受雷火灸的刺激后，能增加细胞膜的活性，促进其新陈代谢，从而增加肌群内的运动神经、末梢神经、皮神经、血管、毛细血管、淋巴、内分泌等组织的生理功能。

十七、推拿疗法

推拿手法治疗慢性腰肌劳损是通过缓解腰部肌肉痉挛状态、还原腰部软组织的力学平衡得到、降低局部血管压力而改善腰背局部的血液循环，实现活血化瘀止痛的作用。其具体手法如下：

1.按法

按法是用力向下按压的一种方法。可用指、手掌、肘、足跟在病人身体某个部位或穴位上下按压。可由轻而重，可一按一松，也可按紧一处约一分钟，然后突然放松。需重按时可用双手重叠按压。按的用力度可浅达皮肤、皮下组织，重达肌肉，深按可达关节、骨骼、内脏。按法的练习较易，但需要稳、准、有耐力。此法根据不同部位，可选用指按、掌按、肘按、足跟按。

2.摩法

摩法是用手指或手掌在身体某个部位上，以腕部连同前臂做回旋性摩动的一种手法。施用时以指或掌在皮肤表面做回旋性摩动，作用力温和而浅，仅达到皮肤下。摩法的频率根据病情需要而定，一般慢则30~60次/分，快则100~200次/分。可用单手，也可用双手操作。常用于推拿治疗的开始，或疼痛剧烈的部位，或强烈手法以后。根据治疗部位不同，分指摩、掌摩、掌根摩三种。

3.推法

推法是用指或掌在身体某部或经络上做前后、上下、左右推动的手法，也可用指在穴位或某一固定点吸定而推。推的深度随用力大小而异，既可浮于皮，又可深及筋骨、脏腑。推法用力须由轻而重，依病人而定。推法的频率一般在50~150次/分，由慢而快。操作时根据不同部位可用拇指平推、拇指尖推、拇指侧推、四指推、掌推五种方式。

4.拿法

拿法是用手指提拿肌肉的一种手法，可结合穴位提拿，亦可提拿某一肌腹。一般拿方向与肌腹垂直。方法是拿起组织后，持续片刻再松手复原。此法强度较大，一般以提拿时感觉酸胀、微痛、放松后感觉舒展为度。如提拿后疼痛感不消，则说明用力过大。一个部位一般拿1~3次即可。根据不同的部位可用三指拿、抖动拿、弹筋等几种操作方法。

5.捻法

捻法是用拇指指面捻紧一处，重重下压，然后用腕部左右摆动，使指劲逐渐深入。这种手法动作不需快，频率为100次/分左右，但必须深透而有实力使捺到深部组织，以有酸胀感觉为度。捺法较难，必须刻苦锻炼，使动在腕，劲在指，紧捺不放松，同时又能随心移动。

6.缠法

缠法是用拇指尖在穴位上做螺旋性动作，如旋螺丝钉一样，越旋越深，使穴位上有较强的酸张反应为度。缠法必须由轻而重，逐渐深入，而且根据病人的体质和各个穴位的敏感程度而定。一个穴位上缠约一分钟。然后由重而轻，由深而浅。缠法的动力在腕，锻炼时使腕做旋转样活动，要熟练而有耐力。此法主要用于穴位推拿，例如胃肠功能紊乱的疾患，可在背部两侧的穴位上做缠法推拿。

7.滚法

滚法是用手背在身体上滚动，手呈半握拳状，四指略微伸开，先以手的小指掌指关节处贴紧患处，然后用力下压并向前滚到手背，使手背用力于推拿处，如此一滚一回，反复滚动。滚法频率在100次/分左右。滚法要做到用力均匀，滚动的手吸附推拿部位，不能有跳动或擦动，以免造成病人有不舒服感觉，或损伤术者的手背皮肤，但滚动时又必须能随心上下左右移动，使滚动到较宽广的部位。所以滚法需先在砂袋上练习，练到非常成熟，并有腕劲和耐力方可用于治疗。滚法可单手操作，也可左右手交替进行，也可用双手同时滚动。此法适用于面积较大，肌肉较丰厚的部位，如背、腰、臀、腿等处。

8.捏法

捏法是用手指挤捏软组织，用拇指和其他各指相对捏住肌肉或肌腱，上下各指相互转动，边捏边向前推进。操作时要用柔劲，使感到温柔舒适为好，不宜捏得疼痛难忍。捏法的频率可慢可快，60~150次/分。捏时也要腕部转动助劲。该法可用拇、食二指相对捏，适用于两骨之间较窄的部位；又可用拇、食和其他各指相对捏，适用于肌肉丰厚、面积较大的部位，如肩部和大小腿。

9. 揉法

揉法是用手指的指面或掌面揉动的方法。揉法不同于摩法，揉时手与皮肤之间不移动，手贴紧皮肤，把皮下和更深的组织旋转揉动，所以，揉法可深达皮下组织和肌肉。此法比较温和而有揉劲，动作频率较缓慢，50~60次/分。一般单手操作，必要时可两手重叠加大压力揉动，根据不同部位选用指揉或掌揉。指揉一般用拇指指面，适用在较小的部位或穴位上，常在强刺激手法后用揉法缓解酸胀等反应。部位较大处也可用食、中指或食、中、无名指一起揉动。掌揉是用整个掌或掌的根部或大鱼际进行揉动，一般用在面积较大的部位，如肩、背、腰、臀等处，揉力要由小到大，越揉范围越大，用力越深。

10. 搓法

搓法是用双手搓动肢体的一种手法。一般用两手的手掌相对用力搓动，强度由小到大，速度由慢到快，结束时再由快转慢，其力度可达肌肉、骨骼。用力小时可觉肌肉松展，用力大时，可产生明显的酸胀反应。根据病情需要选择用力大小。行搓法时运用手掌和臂力，左右二手将患处挟住，边搓边上下来回移动。也可搓下肢，需病人仰卧抬起患肢后搓动。搓法一般用手掌，如需要较强力度时，可用手掌的尺侧相对用力搓动，可有明显的酸胀感觉。用搓法使肌肉松软后就可结束。

11. 掐法

掐法是用手指尖或指的侧面，在身体某一部位或穴位上进行深在、持续的掐压的手法，又称指针法，就是以指代针，所以常用在穴位上。如用拇指尖掐压合谷穴。也可用中指伸直，拇食指挟持中指，使中指保持正直，可强有力地掐压穴位。也可用中指屈曲，以中指的指间关节处掐压穴位。掐压穴位力度宜大，使穴位上有强烈的酸胀反应为好。掐法刺激较强，所以掐时要渐渐施劲，指力慢慢掐入，切不可突然用力，而且要根据不同的对象，用力因人而异。每个穴位掐到有酸胀反应后，再持续施劲约30s，随后用摩、揉等手法使局部酸胀反应缓解。

12.振法

振法是用指端或手掌紧压身体某部或穴位上做震颤样动作。操作时主要是利用手和前臂的肌肉收缩，并持续用劲发力，形成震动力，达到手指或掌而作用于推拿部位。术者要施以频率很快的震动，又要有较长久的耐力，所以需要进行较长时间的锻炼才能成熟。振法如用拇指或中指作用于穴位上，可增强或维持穴位的刺激。也可用手掌作用于腰背、大腿等处，可缓解肌肉胃肠痉挛，但振时手掌必须随呼吸起伏。做振法，术者很费力，现在可用电振器代替人工发力。电振器一般配有各式不同的触头，适合不同的推拿部位。电振与人工振的作用近似，可选用。

13.擦法

擦法是用指或掌在皮肤上来回快速擦动的手法。其用力表浅，只作用于皮肤和皮下组织。频率较快，150~200次/分；皮肤有较大反应，一般擦到皮肤发红为度。行擦法时，不能用力过猛，防止擦伤皮肤，可用指擦，即食、中、无名三指擦动，适用于手足等较小的部位；也可用掌擦，即用掌的尺侧擦动，适用于背部。擦法可改善局部血液循环，增强皮肤新陈代谢。进行背部擦动，有缓解疼痛、调整胃肠功能等作用。

14.弹点法

弹点法是用手指做急速的弹点动作。弹时用拇指或中指扣住食指，然后食指发力在拇、中指处滑落，使食指指背着力弹击患处。点是用中指指尖，拇指支持中指做点叩动作。弹的强度由轻而重，适用于关节周围表浅的部位。点的强度较重，适用于穴位上。如需着力较重时，可用五指点叩。

15.拍打法

拍打法是用指或掌拍打身体的一种手法。作用轻时，用指面、指背或空心掌拍打；如需作用强时，可用拳或掌侧捶击。拍打主要动作在腕，使腕轻巧而有弹性，并有腕劲。可单手操作，也可双手交替拍打。拍打适用于胸、背、腰、大小腿和关节处。用指面拍打，操作时各指张开，指关节略微屈曲，用指面拍打患处。又可用手指拍打，操作时各指略微分开并微屈，用食、中、无名、小拇指背着力拍打。又可用空心掌拍打，操作时各指并拢，拇指伸直，掌心形成空凹，拍打患处。又可用拳拍打，操作时双手虚握拳，使食、中、无名、小指的第二节的背面排齐，用此部位着力捶击患处。此法需用巧劲，捶时要有弹力，可快一阵慢一阵，上下移动捶击。又可用拳侧拍打，操作时双手虚握拳，各手指间略微分开，用小指侧捶击。又可各指伸直时，用小指侧捶拍。现在有用各种拍击器拍打的方法，拍击器有用海绵做的，也有木制的，等等。专业用的拍打器是用布制成圆柱筒状，中充以棉花或中草药，用此推送拍打。以上各种拍法均有一定疗效，可根据病情选用。

16.刮拨法

刮拨法是用拇指端的侧面在身体某一部位深深紧压并做刮动或拨动的手法。刮动时指力要透过皮肤而深达组织有粘连部位或慢性疼痛点，进行刮拨。刮拨的方向需随情况而定。此法强度较大，病人有明显酸胀反应，要注意嘱其忍耐一点，与术者配合。用力强度还需适可而止，并注意勿损伤皮肤。拨动时用力较轻，一般拇指深掐于肌肉或肌腱的缝隙中进行拨动。一个部位拨5~10次即可。刮拨法多用在关节周围、背部筋膜、韧带或肌肉、肌腱等组织，有松解粘连，促进慢性炎症吸收，缓解疼痛等作用。

17.抖动法

抖动法是把肢体抖动起来的手法，属被动性运动手法。操作时术者握住患肢末端，像抖绳子一样抖动病人肢体。抖时要注意该部肢体可动的角度和范围，用柔劲抖动，使被抖动的肢体像波浪起伏。可上下抖动，也可横向抖动。如抖手指：术者握住手指指端，轮流抖动每个手指，每指抖3~5次。又如抖手腕：术者一手紧握其前臂远端，另手捏住食、中、无名指，相对方向拉紧，然后做抖动，约抖10次。又如抖上肢：术者一手握住肩部，另手握紧腕部，双手反方向拉紧后做抖动。用同样方法可抖动下肢或抖动腰部。抖法主要有牵松肌肉挛缩，活动关节等作用。

18.摇动法

摇动法是摇动关节的一种手法，属被动性运动手法。做此手法必须熟悉各种关节的可动范围。凡双轴或三轴活动的关节都可做摇动手法。操作时把病人体位安置恰当，并尽量使其躯体肌肉放松。摇动动作要缓慢而稳妥，幅度由小到大，直至达到最大可能的幅度。摇动次数需随病情而定。摇动方向可按顺时针方向，也可按逆时针方向。摇法主要使僵硬或强直的关节逐渐松解，逐渐恢复正常的活动功能，所以操作时，术者须检查关节活动的可能性，测量关节活动度，经多次治疗逐渐增加摇动的范围，不可急于求成，以病人感到轻微酸痛为好。摇法有摇指、摇肘、摇肩、摇踝、摇髋、摇腰等。

19.松动法

松动法是松动关节和软组织的手法，属被动性运动手法。术者必须熟悉全身关节和关节周围的肌腱、韧带等组织的解剖及其活动关系。可对颈、腰、手、肩等各部位做松动法。如松颈时，病人取坐位，肌肉放松后，将其头向一侧转动一点，并向一侧侧屈，然后轻轻一扳，有颈部松动一下的感觉即可。同样可做另一侧的松动。松颈也可在仰卧位下进行。又如松腰时令病人取坐位，向前弯腰，并转向一侧，然后轻轻一扳，有腰部松一下的感觉即可。手指松动方法较易，把需要松动的手指先牵拉一下，然后将其屈曲，有"咔嗒"一声的松动感觉即可。

20.伸屈法

伸屈法是对脊柱和关节部位做伸屈活动的手法，属被动性运动手法。伸法操作前，必须仔细检查病人肢体关节活动幅度，然后用缓慢、均衡、持续的力量徐徐加大其可伸展的幅度，并在此幅度范围内连续地弹动。伸展到最大可能的幅度后保持1~2min，然后放松，休息片刻再重复一次。做伸法切忌突然发力，也不能用蛮劲。操作时需使着力点有效地达到受限关节。此法常用在肩、肘、髋等关节。屈法的操作要领同伸法一样，常用在髋、膝、踝等部位。

21.引抻法

引抻法是对脊柱和关节部位用巧劲进行突然牵抻的手法，为特殊的被动活动手法。此法发力的作用可使关节和周围组织超过平常活动幅度运动。操作技巧较难，要顺势而行，轻巧发力，不可用蛮劲，幅度要大而恰如其分。此法只有在临床实践中才能悟得其巧。

22.踩踏法

踩踏法是一种古法，用脚在身体某部或穴位上推拿的方法。操作时用全足、足弓、足跟三处，有踩踏、踩搓、踩研三种。病人一般取俯卧或卧仰位，术者手攀屋顶上面的横杠，然后单脚或双脚踩在病人身上的经穴进行治疗。

23.其他

其他推拿手法尚有很多，如捻法、扯法、抹法等。捻法是用拇、食二指相对捏住皮肤捻动，用于小儿背部和腹部皮肤，可治疗小儿消化不良症；扯法是用拇、食二指拿住皮肤，向一侧拉开，然后突然放脱，可有"嗒嗒"声，一处可扯十余次，扯到皮肤发红为度，可治疗中暑、消化不良等症；抹法是用拇指的指面按住一处皮肤或穴位上，按紧后向两侧分开，反复数次，常用在抹前额，治头痛、视力疲劳等症。

十八、穴位注射疗法

穴位注射是指将药物注入有关穴位治疗疾病的方法。研究显示通过自体血注射到穴位上可对穴位产生长期有效的刺激，同时自身血注射到机体内可使体内白细胞增多，使患者免疫力、体质增强。凡是可供肌肉注射用的药物，都可供穴位注射用。穴位的选择和针灸取穴相同。可取肩髃、曲池、臀中、合谷、环跳、足三里等为主穴。根据不同部位的关节肿痛，再取配穴。如指关节肿痛可选用八邪；腕关节肿痛，选用阳溪、大陵；肘关节痛取曲泽；肩关节痛取肩髎，髋关节痛取风市；膝关节痛取膝眼；脊柱痛取华佗夹脊（华佗夹脊穴在第1胸椎棘突下至第5腰椎棘突下，每椎棘突下旁开5分处，计17对，共34穴）。常用于制作注射液的中药有：当归、丹参、红花、板蓝根、徐长卿、灯盏花、补骨脂、柴胡、鱼腥草、川芎等；西药有：25%硫酸镁，维生素B_1、维生素B_{12}、维生素C、维生素K，0.25%~2%盐酸普鲁卡因，阿托品，利血平，安络血，麻黄素，抗生素，生理盐水，风湿宁，骨宁等。

十九、穴位埋线疗法

穴位埋线疗法是将不同型号的羊肠线或可吸收性外科缝线，根据中医辨证论治埋入所需穴位，通过羊肠线对穴位的持续生理物理和生物化学刺激作用，达到预防及治疗疾病的一种外治方法。穴位埋线后，肠线在体内软化、分解、液化和吸收时，对穴位产生的生理、物理及化学刺激长达20天或更长时间，从而对穴位产生一种缓慢、柔和、持久、良性的"长效针感效应"，长期发挥疏通经络作用，达到"深纳而久留之，以治顽疾"的效果。穴位埋线，每20~30天治疗一次，避免较长时间、每日针灸之麻烦和痛苦，减少就诊次数。因而，穴位埋线是一种长效、低创痛的针灸疗法，它特别适用于各种慢性、顽固性疾病以及时间紧和害怕针灸痛苦的人。中医穴位埋线疗法可以治疗200多种疾病。在风湿病中亦应用广泛，如风湿病累及髋关节出现股骨头坏死的早期和中期患者，运用中医穴位埋线，配合中药综合治疗，可以迅速止疼，其效果快、安全，创伤小。

二十、中药雾化疗法

中药雾化法是指经过雾化装置后的中药药液变成微小的雾粒或者雾滴，悬浮在空气中，被患者局部吸收的一种治疗方法。SS患者采用的中药雾化吸入处方多以润燥生津、活血解毒为原则。中药雾化法是中药熏蒸与雾化吸入的有机结合，且发展较快，现已广泛用于呼吸系统疾病、类风湿关节炎、肩周炎、骨关节炎等，因其具有高效、安全无毒副作用等优点。

二十一、蜡疗法

蜡疗有着悠久的历史。《本草纲目》中曾有记载："……用蜡二斤，于悉罗中熔，捏作一兜鍪，势可合脑大小，搭头致额，其病立止也。于破伤风湿、暴风身冷、脚上冻疮……均有奇效。"蜡疗是集合中药、穴位、热疗等多种外治方法为一体的综合疗法。由于石蜡温热作用持久而深透，在促进局部气血运行的同时，增加了药物的透皮吸收功能，直达病所组织，充分发挥治疗作用。

二十二、耳穴压丸法

耳与经络联系密切,《灵枢·口问》言:"耳者,宗脉所聚也。"将王不留行籽等丸状物置于耳穴,持续刺激穴位以防治疾病的方法称之为压丸法,此法疼痛轻微,安全有效。

二十三、功能锻炼法

功能锻炼形式多样,包括体操、太极拳、八段锦等,具有强身健体、舒经活络等作用。具体而言:风湿病患者关节活动度的锻炼是非常重要的。风湿性关节炎患者首先受到破坏的就是关节,而关节的融合强直是患者致残的主要原因,如惧怕疼痛而不能锻炼时,则需要坚强的毅力甚至需加服止痛药来进行,如关节自主活动受限,也可由他人帮助在温热和按摩下进行被动运动;风湿病患者可根据自己的病情选择其整体或局部锻炼的种类或方式,有计划的实施。如:太极拳、轻体操、散步、慢跑、快步走、爬楼梯等,要根据自己的关节障碍程度酌情选用,不要强求;风湿病患者锻炼时,要循序渐进,贵在坚持,每次15~30分钟,当某些关节因病变主动活动有困难时,可在他人帮助下进行运动。如伸展肢体关节部位的活动,也可用弹性带、弹簧锻炼握力,拉力。也可通过自行车、步行器等运动器械来锻炼,改善和恢复关节功能。使肌肉得到合理锻炼,以防止肌肉萎缩;风湿病患者日常生活的活动训练是以改善日常生活、提高生活质量为目的,是为了使伤残病者无论在家庭或社会均能够不依赖他人而独立生活和工作。

二十四、拔罐疗法

拔罐疗法(俗称火罐)是以罐为工具,利用燃烧、挤压等方法排除罐内空气，造成负压，使罐吸附于体表特定拔火罐部位（患处、穴位），产生广泛刺激，形成局部充血或淤血现象，而达到防病治病，强壮身体为目的的一种治疗方法。拔火罐与针灸一样，也是一种物理疗法，而且拔火罐是物理疗法中最优秀的疗法之一。拔罐具有祛风散寒除湿等作用，能够活血化瘀、温经通痹，促进炎症物质的代谢。

二十五、少数民族使用的疗法

少数民族医药亦是中医学的重要组成部分，应用于风湿病的治疗亦各具特色。

1. 傣医外治法

常用用封包药疗法、外洗疗法等外治法治疗。做封包药治疗时可选用毛叶巴豆叶（摆沙梗）、大车前（芽英热）、除风草（芽沙办）、木胡椒叶（摆沙干顿）、蔓荆叶（摆管底）等傣药等量切碎捣烂，加祛风止痛药酒（劳雅拢梅兰申）拌均匀，烧热或炒热外包患处进行治疗。每日外包治疗1次，包6~8小时，5~7天为1个疗程。上述傣药中毛叶巴豆叶味辣、微酸，性热，有小毒，入风、火塔，有除风止痛、退热镇惊、通气活血的功效；大车前味淡、微甘，性微凉，入土、水塔，利水退黄，解毒消肿；除风草，味甘淡，气臭，性平，入水、风塔，祛风除湿，活血散瘀，消肿止痛，清热利尿；蔓荆叶，味微苦，气臭，性温，入风、水塔，有清火解毒、镇心安神、祛风散寒、消肿止痛的功效。祛风止痛药酒是由西双版纳傣医药研究所自行研发的傣药制剂，主要成分为黑皮跌打、钩藤、苏木、白花丹等傣药。具有追风除湿、活血止痛的功效。主要用于治疗风湿免疫类疾病等。将上述诸药合用以做封包药治疗，可收祛风散寒、调平四塔止痛的作用，用于局部外治确有较好疗效。如做外洗治疗，则多用毛叶巴豆叶

（摆沙梗）、鸭嘴花叶（莫哈蒿）、光叶巴豆叶（保龙）、苦藤（吻玫）、蔓荆叶（摆管底）、宽筋藤（竹扎令）等傣药各等量，煮水外洗患处3~7次以进行治疗。每日治疗1次，10次为1个疗程。上述傣药中的毛叶巴豆叶与蔓荆叶的气、性、味、入塔及功效已在前文中叙述，现在主要论述本方中其他傣药的气、性、味、入塔及功效。鸭嘴花叶味微苦，气腥，性平，入水、土塔，有清火利水、消肿止痛、续筋接骨的功效；苦藤味苦，性凉，入风、水塔，有清火解毒、止咳化痰、消肿止痛、祛风利水的功效；宽筋藤味苦，性凉，入水、风塔，有调补气血、镇心安神、舒筋活络的功效。上述诸药合用，在病灶局部外洗可以起到驱寒除风，调平四塔止痛的作用，可帮助调整病变处的四塔功能，使其恢复平衡与协调，从而使关节局部以及全身的相关症状、体征等得以逐渐消除。

2.蒙医外治法

蒙医外治法包括外敷疗法：《四部甘露》记载：病初，肿胀部位可擦适量酸膜、草乌，加以少量麝香，或涂擦硬毛棘豆、草乌、黑云香、苦参、酸膜、麝香等，热型加掘子、诃子、川楝子，寒型加决明子、荷麻子、白云香等协日乌苏药。再有雕粪（微炒）40g、碱花10g、白硇砂5g、斑蝥（制）21个，共研细粉，热盛者以童便，寒盛则以黄油分别调敷患处。药浴疗法：蒙药浴疗法是重要的外治疗法之一，五味甘露药浴作为疗效最好的方药，其主要成分包含：照山白、刺柏叶、水柏枝、麻黄、小白蒿。五味甘露药浴疗法有通络止痛、润僵舒筋、益气补肾、收敛黄水、增强脏腑功能的功效。其他：放血、温针及沙疗疗法《四部医典》中记载："治疗陶列病时，消除赫依后，使用放血术，少量多次放血，疼痛用拔罐，红肿时用针刺"。

3.藏医外治法

藏药浴有悠久的历史，藏医学理论的经典著作《四部医典》把藏药浴归为外治疗法，并设专题加以论述，《后续部》第二十三章记载了"五械浸浴法"，明确了藏药浴的指导理论，详细地描述了适应证、禁忌证、配方和使用药物等。而五味甘露药浴属藏医药浴水浴法的一种，是藏医临床上治疗类风湿关节炎的主要成药制剂，其作用是发汗、消炎、止痛、干黄水、活血通络，适用于痹病。藏医传统火灸疗法可"干黄水"，即除湿，同时调节培根和隆的平衡，对培根引起的寒性疾病，黄水病变引起的四肢黄水充斥等病症，有显著疗效，且治疗不良反应小，费用较低，操作简便。腹泻疗法也常用于治疗类风湿关节炎，该方法是藏药口服、藏药涂擦和藏药浴的综合运用，有较为严格的操作流程和禁忌证的要求。藏医敷浴疗法是传统藏医特色外治疗法之一，是根据病症配伍药物，进行加温后敷于局部患处的一种疗法，有促进局部血液循环、散寒祛湿、消肿止痛的作用。

第三章　验案精选

一、类风湿关节炎

【病案1】

患者： 李某，女，53岁

主诉： 四肢多关节疼痛3年余。

现病史： 患者3年前无明显诱因出现右手近端指间关节（Proximal interphalangeal joints，PIP）3肿胀，随后出现双手PIP、掌指关节（Metacarpophalangeal Joint，MCP）肿痛，双腕、双肘、双肩、双膝、双踝、双足趾、双髋关节、左颞颌关节疼痛，晨僵大于1小时，曾于"某三甲医院"查抗环瓜氨酸肽（抗CCP）抗体716U/ml，类风湿因子（RF）520.32IU/ml。诊断为"RA"。给予LEF 10mg 每日1次 口服，MTX 10mg 每周1次 口服，叶酸片10mg 每周1次 口服，症状较前改善，半年后症状加重，自行停用LEF、MTX，于当地医院门诊口服中药（具体用药不详），2月前无明显诱因加重，患者出现光过敏，脱发，无口腔溃疡，怕冷亦怕热。现症见：多关节肿痛，晨僵，持续1个小时左右缓解，双肩关节、双膝关节活动受限，口干，偶有眼干，坐骨结节疼痛，纳可，寐一般，大便略黏，小便正常。

既往史： 否认慢性疾病史。

过敏史： 否认药物、食物过敏史。

家族史： 否认家族遗传病史。

体格检查： 舌淡红、边尖红，苔略白，脉沉滑略弦。

辅助检查： 抗CCP抗体716U/ml，RF 520.32IU/ml。双髋X片示：骨质疏松。

诊断：中医：尪痹　脾肾两虚证

　　　　西医：类风湿关节炎

治法：补肾壮骨，活血通络止痛

处方

骨碎补20g	补骨脂15g	续断25g	桑寄生25g
桂枝10g	赤芍10g	知母15g	防风15g
片姜黄15g	桑枝25g	醋延胡索25g	伸筋草25g
葛根25g	青风藤25g	秦艽25g	鸡血藤30g
羌活15g	独活12g	豨莶草15g	醋鳖甲30g先煎
醋龟甲30g先煎		徐长卿15g	

水煎服，日1剂，早晚分服

方解：方中骨碎补、补骨脂、桑寄生、续断补肾坚骨壮骨为君药；臣以青风藤、秦艽、豨莶草、知母清热、祛风湿、通经络；桑枝利四肢关节、祛风湿；桂枝、赤芍调和营卫，配合防风顾护肌表；佐以片姜黄、醋延胡索行气止痛；醋鳖甲、醋龟甲滋阴潜阳、补肾健骨。全方共奏补肾壮骨，活血通络止痛之功。

二诊：患者双手PIP、双腕、双肘、双肩、双膝、双踝关节疼痛，较前稍减，左腕关节肿胀，双手PIP晨僵，口干，无眼干，畏冷，易出汗，纳可，眠差，小便可，大便略溏，每日3次。舌淡红，苔薄白，少津，脉沉略弦滑。

辅助检查：红细胞沉降率（ESR）50mm/h，C反应蛋白（CRP）35.02mg/dl，血糖7.8mmol/L，血常规、肝肾功未见明显异常。

中医治疗继续增强补肾壮骨、清热利节，续断、桑寄生、桑枝、伸筋草、秦艽、独活加量。加忍冬藤、茯苓、土茯苓以清热、健脾、利湿、活血；减鸡血藤、徐长卿。

三诊：患者双手PIP、双肩关节、双膝关节、双踝关节疼痛较前减轻，双手指间关节肿胀，晨僵较前减轻，无眼干，口干减轻，纳可，眠一般，小便可，大便溏，每日4次，便前腹痛，便后缓解。舌淡红，苔白，少津，脉沉略弦滑。

辅助检查：RF 501.27IU/ml，ESR 39mm/h，血常规、肝肾功未见明显异常。

中医治疗继续补肾强骨，加炒薏苡仁、泽兰以健脾、利湿、活血；减忍冬藤；补骨脂、葛根加量；续断、知母、土茯苓减量。

四诊：患者双手PIP、双肩关节、双肘关节、双腕关节疼痛减轻，左手中指略肿，晨僵较前减轻，久行、久坐后双膝偶有僵硬感，疼痛不明显，双脚踝偶有疼痛。无眼干，近日口干渴，纳可，寐差，大便略溏，每日4次，小便可。舌淡红边略红苔白，脉沉略弦滑。

中医治疗继续补肾强骨，清热利节，加土鳖虫增强活络利节之功；减知母；补骨脂、续断、醋延胡索、土茯苓、炒薏苡仁、泽兰加量。

【按】RA属中医"尪痹"范畴。是以关节肿痛、变形为特征的一类疾病的统称。老师治疗该患者以补肾壮骨为本，寒热辨治为纲。根据邪气深侵入肾的特点，加强补肾和祛风寒湿力度，使其不与肾合，不复感于邪，不致骨损、筋挛、肉削，从而改善预后。

该患者感受风寒之后，肾虚、寒湿之邪深侵入肾，伤骨损筋，痹阻经络，同时有化热之象，为肾虚标热之证。方中骨碎补、补骨脂、桑寄生、续断补肾坚骨壮骨为君药。青风藤、秦艽、豨莶草、知母清热、祛风湿、通经络；桑枝利四肢关节、祛风湿；桂枝、赤芍调和营卫，配合防风顾护肌表；片姜黄、醋延胡索行气止痛；醋鳖甲、醋龟甲滋阴潜阳、补肾健骨。全方共奏补肾清热、祛风湿、通经络之功。后期在此方基础上随症加减化裁，数月后患者四肢关节肿痛等不适症状明显减轻。

【病案2】

患者：张某，女，40岁

主诉：四肢关节肿胀疼痛1月余。

现病史：患者1月前无明显诱因出现双手PIP2、3、4，MCP2、3、4疼痛肿胀，双膝关节时有肿痛，伴晨僵，活动数分钟缓解，偶有双足跖趾关节（Metatarsophalangeal articulations，MTP）疼痛。3天前关节无明显诱因肿痛加重。口服美洛昔康片未见明显缓解，出现胃部不适，遂来阎师门诊就诊。刻下症见：双手PIP2、3、4，MCP2、3、4疼痛肿胀，双膝关节时有肿痛，伴晨僵，活动数分钟缓解，偶有乏力，无畏寒，无头晕头疼，无反酸呕吐，纳可，夜寐安，大小便正常。

既往史：抗磷脂综合征（Anti-phospholipid syndrome，APS）病史，否认其他慢性疾病史。

过敏史：否认药物及食物过敏史。

家族史：否认家族遗传病史。

体格检查：双手PIP2、3、4，MCP2、3、4，双膝关节、双MTP压痛，舌淡红苔黄，脉沉略弦滑。

辅助检查：血常规（－）；RF 459IU/ml，ESR 74mm/h，CRP 8.14mg/ml，抗心磷脂抗体（ACA）（－），抗双链DNA抗体（抗dsDNA）（－），抗核抗体谱（ANA）（－），抗（可溶性抗原）ENA抗体7项（－），抗中性粒细胞胞浆抗体（ANCA）（－），抗角蛋白抗体（AKA）（－），补体C3、C4正常，免疫球蛋白G（IgG）、免疫球蛋白A（IgA）正常，免疫球蛋白M（IgM）4.3g/l。

诊断：**中医**：痹证　肾虚湿热证

西医：类风湿关节炎合并抗磷脂综合征

治法：补脾益肾、清热除湿、通络止痛

处方

骨碎补20g　　补骨脂15g　　续断25g　　　　桑寄生30g

忍冬藤30g	青风藤25g	秦艽25g	土茯苓30g
桂枝10g	赤芍10g	知母15g	生石膏30g_{先煎}
猪苓15g	茯苓30g	麸炒白术15g	泽兰25g
泽泻25g	豨莶草15g	防风15g	片姜黄15g
桑枝25g	醋延胡索25g	醋鳖甲30g_{先煎}	醋龟甲30g_{先煎}

水煎服，日1剂，早晚分服

方解： 方中骨碎补、补骨脂、桑寄生、续断补肾坚骨壮骨为君药；青风藤、忍冬藤、秦艽、豨莶草、土茯苓、知母、生石膏清虚热、除湿热，兼以祛风湿、通经络；桑枝利四肢关节、祛风气；桂枝、赤芍调和营卫，配合防风顾护肌表；猪苓、茯苓、麸炒白术、泽兰、泽泻健脾、渗利湿邪，以上共为臣药；佐以片姜黄、醋延胡索行气止痛；醋鳖甲、醋龟甲滋阴潜阳、补肾健骨。全方共奏补脾益肾、清热除湿、通络止痛之功。

二诊： 患者服药后四肢关节疼痛减轻，仍有双足跟及足跖趾关节疼痛。乏力，纳可，夜寐可，二便调。舌淡红苔黄，脉沉略弦滑。

中医治疗继续补脾益肾、清热除湿，减生石膏，加防风、杜仲以补肾壮骨、祛风利节，加强秦艽、续断用量。

三诊： 患者自述2周前洗衣后出现左手第三远端指间关节（Distal interphalangeal point，DIP）红肿痛，昨夜洗衣后出现左手腕关节肿痛，其他关节疼痛较前减轻，仍有晨僵，晨起双足跟痛，活动后缓解，时有畏寒，乏力，纳可，夜寐差，多梦，大便溏，每日2~3次，小便可。舌淡红，边有齿痕，苔薄黄，脉沉略弦滑。

辅助检查：RF 790IU/ml，ESR 83mm/h，CRP 1.38mg/ml。

中医治疗去茯苓、杜仲，加生炒薏苡仁、生石膏、海桐皮以清热利湿，消肿止痛。

四诊： 患者双手MCP4、5疼痛，右手为重，双手腕关节及双足跟痛缓解，左膝关节隐痛，乏力，纳可，眠差，入睡难，大便略溏，每日1次，小便可。舌淡红，薄白苔，脉沉略弦滑数。

中医治疗减海桐皮，加土鳖虫，加重生炒薏苡仁用量，减知母用量。

【按】类风湿关节炎和抗磷脂综合征均属中医"痹证"范畴，阎师治疗该患者谨守病因病机，以补肾壮骨为本，寒热辨治为纲。根据邪气深侵入肾的特点，加强补肾和祛风寒湿力度，使其不与肾合，不复感于邪，不致骨损、筋挛、肉削，从而改善预后。

该患者感受风寒之后，肾虚、寒湿之邪深侵入肾，伤骨损筋，痹阻经络，同时有化热之象，为肾虚标热之证。方中骨碎补、补骨脂、桑寄生、续断补肾坚骨壮骨为君药。青风藤、忍冬藤、秦艽、豨莶草、土茯苓、知母、生石膏清虚热、除湿热，兼以祛风湿、通经络；桑枝利四肢关节、祛风气；桂枝、赤芍调和营卫，配合防风顾护肌表；猪苓、茯苓、麸炒白术、泽兰、泽泻健脾、渗利湿邪；片姜黄、醋延胡索行气止痛；醋鳖甲、醋龟甲滋阴潜阳、补肾健骨。全方共奏补肾清热、祛风湿、通经络之功。后期在此方基础上随症加减化裁，2个月后患者四肢关节肿痛等不适症状明显好转。

【病案3】

患者：孙某，女，65岁

主诉：全身多关节疼痛2月余。

现病史：患者2个月前无明显诱因出现后背发冷，全身多关节疼痛，夜间加重，晨僵，持续约半小时，活动后可缓解，就诊于"某三甲医院"，查ESR 88mm/h，抗CCP抗体732U/ml，ANA（－），后于"某三甲医院"查RF 96IU/ml，诊断为"RA"。给予甲氨蝶呤、来氟米特（具体用药不详）治疗，症状较前稍好转，患者为求进一步治疗来阎师门诊就诊。刻下症见：双手多关节疼痛伴晨僵，时间持续半小时左右，活动后可缓解，时有双髋、双膝关节疼痛，不能久蹲、久坐，时有乏力，畏寒，自汗，盗汗，偶有气短，手足心热，无眼干，自觉口干，无口苦，偶有腹部不适，纳可，夜寐安，大便略溏，每日1次，小便清长。

既往史： 否认慢性疾病史。

过敏史： 否认药物、食物过敏史。

家族史： 否认家族遗传病史。

体格检查： 舌淡红苔白少津，脉沉略弦滑。

辅助检查： 双手X片示：双手骨质疏松；双膝X片示：膝关节骨质疏松。

诊断：中医： 尪痹　肾虚寒湿证

　　　　西医： 1.类风湿关节炎　2.骨质疏松

治法： 补肾散寒除湿、通络止痛

处方

骨碎补20g	补骨脂15g	续断25g	桑寄生25g
伸筋草25g	葛根25g	鸡血藤20g	桂枝10g
赤芍12g	知母15g	关黄柏10g	豨莶草15g
土茯苓30g	海风藤30g	防风15g	片姜黄15g
桑枝25g	醋延胡索25g	羌活15g	独活12g
醋龟甲30g先煎		醋鳖甲30g先煎	

水煎服，日1剂，早晚分服

方解： 方中骨碎补、补骨脂、桑寄生、续断补肾坚骨壮骨为君药；臣以豨莶草、土茯苓、知母、关黄柏清虚热、除湿热，兼以祛风湿、通经络；桑枝利四肢关节、祛风气；桂枝、赤芍调和营卫，配合防风顾护肌表；茯苓、麸炒白术、泽兰、泽泻健脾、渗利湿邪；佐以片姜黄、醋延胡索行气止痛；醋鳖甲、醋龟甲滋阴潜阳、补肾健骨。全方共奏补肾散寒除湿、通络止痛之功。

二诊： 患者双手、双膝疼痛好转，双手握拳不实，颈项部无力。全身疲劳感明显，畏风，汗多，口干，无眼干，偶有心慌、腹痛，时流清涕，手足心发热。纳可，夜寐可，大便每日2~3次，小便正常。舌淡红苔薄白黄，脉沉略弦滑。

中医治疗加麸炒白术、生山药以补肾健脾，减海风藤。续断、桑寄生、伸筋草、鸡血藤、桑枝加量继续增强补肾壮骨、清热利节之功。

三诊：患者双手、双膝疼痛明显好转，双手偶有发胀，后背及双膝畏寒发凉，颈项部乏力较前缓解，全身疲劳感明显，汗多，口干，无眼干，偶有心慌，手足心发热，夜间鼻塞伴少量清涕。纳可，夜寐一般，二便调。舌淡红苔薄白黄，脉沉略弦滑。

中医治疗继续加强补肾散寒除湿，上方加茯苓、徐长卿、淫羊藿；减葛根、关黄柏、生山药；鸡血藤、桂枝加量。

【按】该患者为类风湿关节炎合并骨质疏松，阎师治疗该患者时在祛风湿通经络基础上加强补肾壮骨，使风寒湿邪不与肾合，不复感于邪，不致骨损、筋挛、肉削，从而改善预后。该患者老年女性，肾虚骨弱，为肾虚标热之证。方中骨碎补、补骨脂、桑寄生、续断补肾坚骨壮骨为君药。豨莶草、土茯苓、知母、关黄柏清虚热、除湿热，兼以祛风湿、通经络；桑枝利四肢关节、祛风气；桂枝、赤芍调和营卫，配合防风顾护肌表；猪苓、茯苓、麸炒白术、泽兰、泽泻健脾、渗利湿邪；片姜黄、醋延胡索行气止痛；醋鳖甲、醋龟甲滋阴潜阳、补肾健骨。全方共奏补肾健骨、祛风湿、通经络之功。服药后患者四肢关节肿痛等不适症状明显好转。

【病案4】

患者：杜某，女，20岁

主诉：多关节肿痛伴间断发热5年，加重1个月。

现病史：患者5年前无明显诱因下出现双足背、双踝肿痛，双下肢凹陷性水肿伴行走不便，自服止痛药（具体用药不详），症状稍有缓解，但仍有肿痛，持续2~3个月，时有间断发热，故就诊于当地医院查RF（-），ESR明显升高，自述某抗体升高（具体不详），诊断为"RA"，予口服LEF+MTX+硫酸羟氯喹片（HCQ）治疗（具体用量不详），服药后症状明显缓解。1个月前无明显诱因逐渐出现双手PIP发僵，持续半小时以上，劳累后加重，下蹲受限，患者为求进一步治疗来诊。刻下症见：双手指关节肿痛伴晨僵，持续半小时以上，活动可缓解，无明显畸形。双膝疼痛，无明显红肿，双下肢未见明显水肿。时有发热，无皮疹，体温最高37.8℃，时有口干，无畏寒，无头晕头疼，无咳嗽咯痰，纳差，夜寐安，二便调。

既往史：否认慢性疾病史。

过敏史：否认药物、食物过敏史。

家族史：否认家族遗传病史。

体格检查：舌淡红，苔薄白黄略腻，脉沉略弦滑。

辅助检查：暂缺。

诊断：中医：尪痹　肾虚湿热证

　　　　西医：类风湿关节炎

治法：补肾壮骨、清热利节

处方

生地黄15g	山萸肉20g	生山药20g	茯苓20g
丹皮10g	泽兰20g	泽泻15g	青风藤20g
熟地黄12g	当归10g	秦艽25g	川芎6g
桂枝10g	赤芍10g	防风15g	片姜黄15g
醋延胡索25g	桑枝25g	伸筋草25g	天花粉15g
炮山甲15g^{先煎}	醋鳖甲30g^{先煎}	醋龟甲30g^{先煎}	芦根25g

水煎服，日1剂，早晚分服

方解：方中以六味地黄三补三泻为君；臣以桂枝、赤芍调和营卫，熟地黄、当归、川芎补肾、养血、活血，青风藤、秦艽、桑枝、伸筋草、天花粉、芦根滋阴清热、祛邪利节；泽兰、泽泻清热利湿，防风、片姜黄、醋延胡索行气通络止痛，醋鳖甲、醋龟甲滋阴潜阳、补肾健骨，炮山甲为使（现已停用）。全方共奏补肾壮骨、清热利节之功。

二诊：患者双腕关节、双手关节、肘关节仍疼痛，晨僵消失，口干缓解，双膝、双髋时有疼痛，月经延期。眠可，纳差，大便溏，每日3~4次，小便调。舌淡红，苔薄白黄腻，脉沉略弦滑。

中医治疗加强补肾健脾，上方加生黄芪、豨莶草、麦冬；减当归、川芎、炮山甲、芦根；茯苓、泽兰、泽泻、熟地黄、秦艽、桑枝、伸筋草、青风藤加量。

三诊：患者双髋关节疼痛伴晨僵，左膝肿痛，左肘晨起肿胀，至下午消肿，走路无力，左腿震颤。夜间翻身困难，畏寒，纳可，夜寐安，大便溏，每日2~4次，小便调，月经延期，量少，色浅红，舌淡红，苔薄白黄略腻，脉沉略弦滑。

中医治疗加强补肾壮骨、健脾利湿，上方加土茯苓、猪苓、骨碎补、盐补骨脂；减泽兰、泽泻、熟地黄、伸筋草、生黄芪。

四诊：双髋关节疼痛减轻，口干减轻，晨僵，左膝关节肿胀、疼痛减轻，翻身自如，月经如前，畏寒。纳眠可，大便溏，每日2次。舌淡红苔薄白黄腻，脉沉略弦滑。

中医治疗加强健脾利湿，上方加忍冬藤、泽兰、泽泻；减补骨脂、炮山甲；茯苓、醋延胡索加量。

【按】老师认为类风湿关节炎临床证候可分为肾虚寒盛证，肾虚标热证。寒邪深侵入肾为疾病之本，不同程度的化热之证为疾病之标。肾虚、寒湿深侵入肾，冬季寒盛，肾气当令，同气相感，深侵入肾；复感三邪，内舍肾肝；肾督两虚，寒袭督脉，肾督同病。病因病机为：冬季寒盛，感受三邪，肾气应之，寒袭于肾；复感三邪，内舍肾肝；风寒湿邪，经输合穴，内侵肝肾。主要是风、寒、湿邪闭经络，气血瘀滞，湿聚成痰，痰瘀互结深入筋骨，久之内合肝肾诸脏，致肝肾两虚；肝主筋，肾主骨，肾藏精，精生髓，髓养骨，肝藏血，精血同源，肝肾亏虚则筋骨失养，外邪易犯，痹阻经络，流注关节，气血不行，关节闭塞，临床上出现筋骨酸楚，或麻木、疼痛，甚则变形、强直、僵硬等。风淫为诱发之邪又始终潜藏于筋骨，毒邪为致病主因且贯穿于病之全程，痰浊为再生病邪，肿胀木重是其所为，瘀血为血瘀变生，僵硬疼痛为其所致。临床治疗中应详细判断病情和临床症候，判断急性发作或稳定状态，合理调配药物，已达到最佳临床效果。

老师治疗该患者以补肾壮骨为本，寒热辨治为纲。根据邪气深侵入肾的特点，加强补肾和祛风寒湿力度，使其不与肾合，不复感于邪，不致骨损、筋挛、肉削，从而改善预后。该患者感受风寒之后，肾虚、寒湿之邪深侵入肾，伤骨损筋，痹阻经络，同时有化热之象，为肾虚标热之证。方中骨碎补、补骨脂、桑寄生、续断补肾坚骨壮骨为君药。青风藤、秦艽、豨莶草、知母清热、祛风湿、通经络；桑枝利四肢关节、祛风气；桂枝、赤芍调和营卫，配合防风顾护肌表；片姜黄、醋延胡索行气止痛；醋鳖甲、醋龟甲滋阴潜阳、补肾健骨。全方共奏补肾清热、祛风湿、通经络之功。后期在此方基础上随症加减化裁，数月后患者四肢关节肿痛等不适症状明显减轻。

【病案5】

患者：林某，男，50岁

主诉：四肢多关节反复肿痛5年。

现病史：患者5年前无明显诱因出现双手关节肿痛，在当地医院确诊为"RA"，给予药物治疗（具体不详）后有缓解，近期无明显诱因症状持续加重，患者为求进一步治疗来诊。刻下症见：双手MCP、双腕、双肩关节肿痛，畏寒，无头晕，偶有头痛，无反酸呕吐，无明显汗出，纳可，夜寐安，二便正常。

既往史：否认慢性疾病史。

过敏史：否认药物、食物过敏史。

家族史：否认家族遗传病史。

体格检查：双手MCP、双腕、双肩关节压痛；舌淡红苔白，脉沉弦细。

辅助检查：暂缺。

诊断：　**中医**：尪痹　　肾虚湿热证

　　　　　　西医：类风湿关节炎

治法：补肾清热、通络止痛

处方

骨碎补20g	补骨脂15g	续断25g	桑寄生25g
桂枝10g	赤芍10g	防风15g	片姜黄15g
桑枝25g	醋延胡索25g	青风藤25g	秦艽25g
土茯苓25g	络石藤25g	豨莶草15g	羌活15g
独活12g	伸筋草25g	醋鳖甲30g先煎	徐长卿15g

水煎服，日1剂，早晚分服

方解：方中骨碎补、补骨脂、桑寄生、续断补肾坚骨壮骨为君药；青风藤、土茯苓、秦艽、络石藤、豨莶草、知母清热、祛风湿、通经络；桑枝利四肢关节、祛风气；桂枝、赤芍调和营卫，配合防风顾护肌表；片姜黄、醋延胡索行气止痛；醋鳖甲、醋龟甲滋阴潜阳、补肾健骨。全方共奏补肾清热、祛风湿、通经络之功。

二诊：患者双腕关节、双手指关节肿胀疼痛，活动受限，局部皮温增高，双肩关节酸痛，活动受限，双髋关节活动受限，时有畏寒，无汗，纳可，夜寐安，二便调。舌边尖略红苔白，脉沉略弦滑。

中医治疗加泽兰、猪苓、忍冬藤、知母、醋龟甲、生石膏以清热利节、消肿止痛；减伸筋草；补骨脂、桑寄生、桑枝、秦艽、土茯苓、络石藤、独活加量以增强补肾壮骨、活血通络之功。

三诊：患者服药后病情较前缓解，仍有双肩关节酸痛，双腕关节微痛，不可持重物，双手MCP肿痛，皮温增高，汗少，纳可，夜寐可，大便溏，每日5~6次，小便可。舌边尖略红，苔白，脉沉略弦滑。

中医治疗，上方加关黄柏、茯苓、寒水石继续增强清热祛湿之功；减徐长卿；补骨脂、醋延胡索、络石藤、知母加量。

四诊：患者症状较前缓解，双手、双肩关节僵硬酸痛，双手无力，左手MCP2、3略肿，畏寒，纳可，夜寐安，大便略溏，每日4次，小便可。舌边尖略红苔白，脉沉略弦滑。

中医治疗，上方赤芍加量；减续断、生石膏、关黄柏；醋延胡索、独活、知母减量。

五诊：患者服药后诸关节疼痛改善，双手指无力亦有改善，现左肩关节偶有疼痛，无明显晨僵，纳可，夜寐可，大便溏，每日3~4次，小便可。舌淡红边尖略红苔白，脉沉略弦滑。

中医治疗，上方加伸筋草、葛根、知母；减络石藤、忍冬藤、猪苓、寒水石；赤芍加量；补骨脂减量。

六诊：患者服药后诸关节疼痛明显减轻，现无明显不适疼痛症状，大便溏，每日4~5次，畏寒，无明显晨僵，纳可，夜寐安，二便调。舌淡红边尖略红苔白，脉沉略弦滑。

中医治疗加强温阳健脾，利水渗渗，上方加麸炒薏苡仁、鸡血藤、郁金；减土茯苓、络石藤、忍冬藤、猪苓、寒水石；补骨脂、独活、知母加量；赤芍减量。

【按】类风湿关节炎属中医"尪痹"范畴。阎师治疗该病时多以补肾壮骨为本，寒热辨治为纲。寒邪深侵入肾为疾病之本，不同程度的化热之证为疾病之标。肾主骨，肾藏精，精生髓，髓养骨，肝藏血，精血同源，肝肾亏虚则筋骨失养，外邪易犯，痹阻经络，流注关节，气血不行，关节闭塞，临床上出现筋骨酸楚，或麻木、疼痛，甚则变形、强直、僵硬等。临床治疗中应详细判断病情和临床症候，判断急性发作或稳定状态，合理调配药物，已达到最佳临床效果。根据邪气深侵入肾的特点，加强补肾和祛风寒湿力度，使其不与肾合，不复感于邪，不致骨损、筋挛、肉削，从而改善预后。

该患者肾虚、寒湿之邪深侵入肾，伤骨损筋，痹阻经络，同时有化热之象，为肾虚标热之证。方中骨碎补、补骨脂、桑寄生、续断补肾坚骨壮骨为君药。青风藤、土茯苓、秦艽、络石藤、豨莶草、知母清热、祛风湿、通经络；桑枝利四肢关节、祛风气；桂枝、赤芍调和营卫，配合防风顾护肌表；片姜黄、醋延胡索行气止痛；醋鳖甲、醋龟甲滋阴潜阳、补肾健骨。全方共凑补肾清热、祛风湿、通经络之功。后期在此方基础上随症加减化裁，数月后患者四肢关节肿痛等不适症状明显减轻。

【病案6】

患者： 宁某，男，54岁

主诉： 多关节疼痛6年，加重1周

现病史： 患者6年前无明显诱因出现左肩关节疼痛，后出现双肩、双腕、双膝关节及双踝关节疼痛，就诊于某三甲医院风湿免疫科，诊断为"RA"，检查不详，给予MTX+叶酸片+LEF（具体剂量不详）口服，服药后症状减轻，后自行停药。2年前因高烧就诊于某三甲医院，完善RF 1080IU/ml，住院治疗好转后出院（具体不详）。1周前病情加重，就诊阎师门诊。刻下症见：双手MCP疼痛，遇冷后疼痛加重，左侧肩关节受凉后疼痛，双膝关节

偶有疼痛，伴畏风寒，无胸闷、咳嗽，乏力，纳差，时有胃胀，夜寐安，二便调。

既往史： 否认慢性疾病史。

过敏史： 否认药物、食物过敏史。

家族史： 否认家族遗传病史。

体格检查： 双膝关节凉髌征消失。舌质红苔白黄少津，脉沉略弦滑。

辅助检查： 暂缺。

诊断： 中医：尪痹 肝肾亏虚证

西医：类风湿关节炎

治法： 补肝肾，通经络，止痹痛

处方

骨碎补20g	补骨脂15g	续断25g	桑寄生25g
桂枝10g	赤芍12g	青风藤25g	秦艽25g
豨莶草15g	防风15g	片姜黄15g	桑枝25g
醋延胡索25g	鸡血藤30g	伸筋草30g	葛根25g
羌活15g	独活12g	徐长卿15g	

水煎服，日1剂，早晚分服

方解： 方中骨碎补、补骨脂、桑寄生、续断补肾坚骨壮骨为君药；臣以青风藤、秦艽、豨莶草清热、祛风湿、通经络；桑枝利四肢关节、祛风气；桂枝、赤芍调和营卫，配合防风顾护肌表；佐以片姜黄、醋延胡索行气止痛。醋鳖甲、醋龟甲滋阴潜阳、补肾健骨。全方共凑补肝肾、祛风湿、通络止痛之功。

二诊： 患者服药后双手MCP关节疼痛无明显改善，无明显晨僵；双肩、双膝关节疼痛较前好转，畏寒症状较前明显改善，时有咳嗽，晨起明显，无发热、胸闷。乏力明显，纳可，夜寐可，大便每日1次，小便正常。舌淡红苔白黄，脉沉略滑弦。

中医治疗加强滋阴潜阳、补肾健骨，上方加醋龟甲、醋鳖甲；减葛根；续断、桑寄生、秦艽、桑枝、独活加量；共奏补肾壮骨、清热利节之功。

三诊：患者服药后症状好转，关节疼痛明显减轻，无晨僵，受凉后偶有肿痛，咳嗽亦有明显好转，少量白痰，无明显畏寒，余无特殊不适，纳可，夜寐差，不易入睡，多梦，大便略溏，每日1~2次，小便正常。舌淡红，苔白黄，脉沉略弦细。

中医治疗加强清热利湿，活血止痛，上方加知母、茯苓、土茯苓；减徐长卿；赤芍减量；醋延胡索加量。

患者服药后大便基本正常，疼痛症状明显缓解，后患者规律复查，定期复诊，病情稳定。

【按】类风湿关节炎属中医"尪痹"范畴。老师对该病治疗多以补肾壮骨为本，寒热辨治为纲。肾督两虚，寒袭督脉，肾督同病。肾主骨，肾藏精，精生髓，髓养骨，肝藏血，精血同源，肝肾亏虚则筋骨失养，外邪易犯，痹阻经络，流注关节，气血不行，关节闭塞，临床上出现筋骨酸楚，或麻木、疼痛，甚则变形、强直、僵硬等。临床治疗中应详细判断病情和临床症候，判断急性发作或稳定状态，合理调配药物，已达到最佳临床效果。根据邪气深侵入肾的特点，加强补肾和祛风寒湿力度，使其不与肾合，不复感于邪，不致骨损、筋挛、肉削，从而改善预后。

该患者中年男性，肾虚、寒湿之邪深侵入肾，伤骨损筋，痹阻经络，故四肢多关节疼痛。方中骨碎补、补骨脂、桑寄生、续断补肾坚骨壮骨为君药。青风藤、秦艽、豨莶草清热、祛风湿、通经络；桑枝利四肢关节、祛风气；桂枝、赤芍调和营卫，配合防风顾护肌表；片姜黄、醋延胡索行气止痛；醋鳖甲、醋龟甲滋阴潜阳、补肾健骨。全方共奏补肾、祛风湿、通络止痛之功。服药数月后患者四肢关节肿痛等不适症状明显减轻。

【病案7】

患者：马某，女，23岁

主诉：间断多关节痛半年。

现病史：患者半年前感受风寒后出现多关节肿痛，以腕关节、双手PIP，肘关节为主，伴晨僵，晨僵约半小时，就诊于当地医院风湿科，查ESR 25mm/h，ANA 1：80，抗CCP抗体1576U/ml，RF 63.3IU/ml，CRP 0.84mg/dl，诊为"RA"，予MTX 10mg 每周1次 口服，服药后患者诉晨僵较前缓解。2月前患者复查RF 66.9IU/ml，CRP 0.25mg/dl，ESR 13mm/h，症状反复发作至今，患者为求进一步治疗就诊于阎师门诊。刻下症见：双手PIP、腕关节、肘关节、膝关节，足趾肿痛，稍有活动受限，晨起僵硬，活动半小时后可缓解，遇冷后症状加重，伴口苦、口干、眼干，无明显头晕头痛，无呕吐反酸，大便干，小便可。

既往史：甲状腺功能减退3年，口服甲状腺素片1年，2011年9月停药；否认其他疾病史。

过敏史：否认药物、食物过敏史。

家族史：否认家族遗传病史。

体格检查：双手PIP疼痛（＋），膝关节疼痛（＋），肘关节疼痛（＋），舌淡红，略暗苔白，脉沉细略弦滑。

辅助检查：暂无。

诊断：**中医**：尪痹（欲尪）肾虚湿热证

　　　　西医：类风湿关节炎

治法：补肾壮骨，清热利湿，活血通络

处方

伸筋草20g	老鹳草10g	桂枝10g	赤白芍各12g
知母15g	桑枝20g	防风15g	片姜黄12g
土鳖虫10g	青风藤20g	秦艽20g	羌活15g
独活12g	葛根20g	鹿衔草10g	络石藤20g

桑寄生20g　　续断20g　　　骨碎补15g　　　玄参15g

连翘20g　　醋延胡索15g

水煎服，日1剂，早晚分服

方解：方中桑寄生、续断、骨碎补补肾壮骨为君；桂枝、芍药调和营卫，顾护藩篱，老鹳草、桑枝、秦艽、玄参、连翘、络石藤清热散结、祛风通络，共为臣药；防风、片姜黄、青风藤、鹿衔草、醋延胡索、伸筋草、土鳖虫、葛根行气活血、通络止痛为佐；知母既能清热，又可制约补剂热性太过，为反佐药；羌活、独活引药归经，共为使药。全方共奏补肾壮骨，清热利湿，活血通络。

二诊：患者自停中药45天左右，现手脚心发热，时有手、腕关节发凉，畏寒喜暖，无晨僵，口干眼干，行走后脚掌、足趾疼痛，双肩发僵，酸痛，纳食可，眠安，大便溏，2~3天1次，小便偏黄。

辅助检查：血常规：白细胞（WBC）3.41×10^9/L；肝肾功示：谷丙转氨酶（ALT）73IU/l；RF 28.6IU/l。

西医治疗：①MTX 10mg 每周1次 口服；②白芍总苷胶囊0.6g 每日3次 口服；③维生素C片 0.1g 每日3次 口服；④复合维生素B片 2片1次 每日3次 口服；⑤葡醛内酯片 0.1g 每日3次 口服；⑥叶酸片10mg，每周1次（服用MTX后第二天用）口服。

中医治疗，患者诉手足心热，恐有化热之嫌，处方中加强滋阴润燥、清热利节之效之品的运用，知母加至18g，桑枝加至25g，络石藤加至25g，伸筋草加至25g；方中继续加强补肾壮骨之品的运用，桑寄生加至25g，续断加至25g，骨碎补加至20g；同时加强行气之品的用量，片姜黄加至15g，使补而不滞、四肢通达。

诊治同前，守方加减。

三诊：患者服药1个月后诉手足心发热感减轻，双手腕、双肩时有酸感，久行后前足掌及足第一掌指关节疼痛，口干减轻，仍眼干涩，偶有磨砂感，平素形寒畏冷，无明显汗出，无发热，胸闷，心慌等症状，纳可，夜寐安，大便溏每日1次，小便正常。

中医治疗继续补肾强骨，患者手足心热稍减，但仍眼睛干涩，治疗上适当减少热性药物的应用，去鹿衔草，桑寄生减至20g，适当加强清热之品的运用，知母加至20g、玄参加至18g；患者关节仍有疼痛，加强活血通络药物的运用，加海桐皮15g，醋延胡索加至18g。

四诊：患者服药1个月后诉手足心热好转，双手关节发酸，受凉后加重，双腕、双肩、双足关节疼痛消失，但仍有酸困，口干好转，仍眼干，畏寒，无明显汗出，纳可，夜寐安，二便调。

中医治疗继续补肾强骨，患者关节疼痛好转，减老鹳草、土鳖虫；患者出现肌肉酸困，加用砂仁以行气健脾，既可使脾健肌充，又可防治诸补益之品滋腻碍脾；同时加泽兰20g以加强行气利水、活血通经之功。

五诊：患者诉服药1个月后关节疼痛减轻，但仍酸困不适，左膝关节时疼痛不适，畏寒喜暖，纳可，夜寐安，二便调。

中医治疗，患者病情缓解，治疗上减连翘、海桐皮，砂仁，加山萸肉20g以补益肝肾，青风藤加至30g，玄参加至20g，泽兰加至25g以加强利湿消瘀之功。

在中药口服基础上加用尪痹颗粒6g 每日3次、淤血痹颗粒2粒 每日3次，一方面增强疗效，另一方面为减停中药做准备。

此后患者关节无明显疼痛，规律复查，定期复诊，病情稳定。

【**按**】患者为青年女性，病程较短，关节肿胀疼痛明显，伴晨僵，结合实验室检查，患者类风湿关节炎诊断明确，且处于类风湿关节炎早期，即"欲尪"阶段。阎师指出"尪羸"即指关节肢体变形，身体羸弱，不能自由活动，渐成废人的疾病。痹病常日久不愈，渐渐发展为肢体关节变形、骨质受损、筋脉挛急、肌肉痿倦、屈伸不能、活动受限、身体羸弱、几成废人的尪痹。从中可以看出这些表现均是痹病晚期的表现。若待病变至此再予以辨治，则已失去最佳的治疗时机。因此阎师提出"欲尪"的概念，用来指痹病初期，未出现明显"骨损、筋挛、肉削"征象之前，并强调治尪痹要抓住辨治"欲尪"的时间窗。

在治疗上我们可以看到，阎师在诊治欲尪之疾时，早用补肾壮骨之品，给予患者骨碎补、续断、桑寄生以延缓患者骨量减少、骨质受损的时间，同时将补肾壮骨贯穿于治疗的始终。阎师在诊治尪痹之欲尪之时，以补肾为立法之根本。阎师认为肾为先天之本，随人之成长、劳累、病损、纳差等诸多因素影响而渐亏。加之风寒湿热之邪深侵入肾，致肾之阴阳愈加亏虚，肾主骨生髓，肾虚则骨损筋挛肉削而发尪痹之疾。又因肾阳不足，肾失温煦，骨之生长失去动力；肾阴不足，骨失润养，而骨松质脆，易损易折。故风湿病以补肾壮骨为立法之根本。另外在此患者的诊治过程中，我们可以看到阎师十分重视中西合璧，在诊治过程中，根据患者的病情，适时适当的完善辅助检查，同时结合西医类风湿关节炎的诊治标准，给予中西医结合的治疗手段，避免了药物不良反应的发生，起到了很好的临床效果。

【病案8】

患者： 狄某，女，57岁

主诉： 反复多关节肿痛4年，加重半年。

现病史： 患者4年前无明显诱因出现双踝关节肿痛，就诊于某三甲医院，诊断为"RA"，给予"MTX+白芍总苷胶囊+柳氮磺吡啶肠溶胶囊（SASP）+美洛昔康片"治疗（具体用量不详），症状较前缓解后自行停药。2年前逐渐出现右手多个指间关节疼痛及双腕关节疼痛，患者自行服用LEF。半年前症状加重，调整用药为"白芍总苷胶囊+SASP+依托考昔片+骨疏康颗粒+醋酸泼尼松片+MTX"治疗，因胃部不适自行停用MTX。现患者为求进一步治疗来诊。刻下症见：右手PIP，右腕关节，左踝关节肿痛，伴晨僵，持续数小时缓解。畏寒，无头晕头疼，时有反酸，无呕吐，时有腹胀，无腹痛，纳可，夜寐安，大便略溏，每日3~4次，小便正常。

既往史：结核病史（现已治愈）；甲状腺切除术后，现口服甲状腺素片25mg，每日1次；否认其他慢性疾病史。

过敏史：口服雷公藤多苷片、HCQ过敏。

家族史：否认家族遗传史。

体格检查：右腕关节压痛，右手PIP压痛。舌尖红，苔白，脉沉细弦。

辅助检查：暂缺。

诊断：中医：尪痹 肾虚标热证
　　　　西医：1.类风湿关节炎 2.膝关节炎

治法：补肝肾，清虚热，通经络，止痹痛

处方

骨碎补20g	补骨脂12g	桑寄生25g	续断25g
伸筋草25g	葛根20g	羌活15g	独活12g
防风15g	片姜黄12g	桑枝25g	醋延胡索20g
秦艽25g	青风藤25g	醋龟甲30g先煎	醋鳖甲30g先煎
豨莶草15g	生牡蛎30g先煎	玄参12g	连翘30g
茯苓30g			

水煎服，日1剂，早晚分服

方解：方中骨碎补、补骨脂、桑寄生、续断补肾强骨为君药；桑枝、秦艽、豨莶草、伸筋草，青风藤，葛根、茯苓清热利湿、活血利节为臣；佐以防风、片姜黄、醋延胡索行气、通络止痛，玄参养阴生津，连翘清热散结，醋龟甲，醋鳖甲滋阴退热、

软坚散结；羌活，独活引药入经。全方共奏补肝肾，清虚热，通经络，止痹痛之功效。

二诊：患者服药两周右腕关节持续性疼痛未见明显缓解且伴有皮温升高，右足踝关节热痛，畏寒，无口干、口苦，纳可，偶有右胃脘部烧灼感，夜寐安，大便溏，每日3次，小便色黄；舌尖边略红苔白，脉沉弦细。

辅助检查：RF（－）；CRP 19.4mg/ml；ESR 29mm/h；抗CCP抗体 527.0U/ml；抗角蛋白抗体（AKA）（＋）；双侧踝关节超声示左侧踝关节滑膜增厚，血流Ⅲ级；双腕关节超声示右侧腕关节滑膜增厚血流Ⅰ级。

西医治疗：①白芍总苷胶囊0.6g，日2次，口服；②SASP 1.0g，日3次，口服；③MTX10mg，每周1次，口服；④叶酸片10mg，每周1次（服用MTX后第二天用），口服；⑤依托考昔片60mg，日2次，口服；⑥氟比洛芬凝胶贴膏80mg，每日2次，外用；⑦醋酸泼尼松片5mg，隔日1次，3.75mg，隔日1次，口服。

中医治疗继续加强补肝肾、通经络，上方调整桑寄生为30g、续断为30g；患者上肢疼痛较前缓解，下肢仍疼痛，调整羌活为12g、独活为15g，桑枝为20g、醋延胡索25g；患者现有皮温升高，调整青风藤为20g、加忍冬藤30g；患者右胃脘部疼痛，便溏，减连翘，加土茯苓25g。

三诊：患者服药1月后右手腕关节疼痛较前缓解，晨僵情况较前缓解，右腕关节皮温高，左踝疼痛伴皮温升高，行走时加重，颈偶有疼痛，活动后较前缓解。怕风畏寒，无口干，偶有口苦，纳可，夜寐安，大便每日3~4次，质软不成形，小便正常。舌红，边有齿痕，苔白。脉沉细略弦滑。

西医治疗：①MTX调整到12.5mg，每周1次，口服；②醋酸泼尼松片5mg，隔日1次，2.5mg，隔日1次，口服。叶酸片和SASP服用同前，停用依托考昔片和氟比洛芬凝胶贴膏。

中医治疗继续补肾清热、通络止痛，患者时有口苦，加生石膏15g、知母15g，调整玄参为10g；患者皮温升高伴疼痛，加络石藤30g以清热利节，调整秦艽为20g、青风藤25g，醋延胡索30g；大便次数多，调整土茯苓为30g，加生甘草10g以和中健脾。

四诊：患者服药1月后右手腕关节、左踝关节疼痛较前缓解，皮温较前明显降低，长时间行走后仍有疼痛。畏寒，无口干、口苦，纳可，夜寐安，小便正常，大便溏，每日3~4次。舌尖红，苔白，脉沉细略弦滑。

中医治疗以补肾健脾清热、行气通络止痛，调整补骨脂为15g，调整伸筋草为30g，调整羌活为15g，独活为12g；加强气的推动力量，调整片姜黄为15g；患者无明显口干，口苦，减生石膏，调整生知母为12g；患者大便次数多，调整土茯苓为25g，加炒薏苡仁30g；舌尖红，加莲子肉15g。

患者服药后大便基本正常，疼痛、皮温升高症状明显缓解，后患者规律复查，定期复诊，病情稳定。

【按】该患者辨证为尪痹的肾虚标热证，是风寒湿邪客于关节，气血痹阻，导致多关节疼痛，病后日久，肝肾亏损；在外因为感受风寒湿热之邪，以致邪侵人体，注于经络，留于关节，痹阻气血而发病。风、寒、湿、热、痰、瘀等邪气滞留肢体筋脉、关节，经脉闭阻，不通则痛，是本病的基本病机。外邪侵袭机体，又可因人的禀赋不同而有寒热转化。故阎师针对湿热伤肾证患者以补肾清热，化湿散风，活络利结为治法。

阎师针对尪痹强调寒热为纲的辨证施治，重视补肾健脾之大法。阎师在用药施治的同时，强调外治的重要性，并且在寒热辨证为纲的治疗原则指导下，采用多种外治方法诊治风湿疾病，其中针对寒性证候常采用中药熏蒸疗法、中药离子导入疗法、推拿疗法、针灸疗法、拔罐疗法、刮痧疗法、穴位埋线疗法、中药蜡疗、热熨疗法、药浴疗法、运动疗法、牵引疗法等；针对热性证候，则常采用穴位贴敷疗法、穴位注射疗法、外搽疗法等。该患者在治疗初期，及早介入了外治，通过氟比洛芬凝胶贴膏改善关节红肿疼痛症状，综合强化序贯使其疗效佳。

【病案9】

患者：黑某，女，45岁

主诉：左膝关节酸痛10余年，加重5个月。

现病史：患者10余年前无明显诱因出现左膝关节酸痛，左上肢劳累后轻度麻木，就诊于某三甲医院，确诊为"RA"，予患者中药治疗，症状较前缓解，期间关节无明显不适。五个月前无明显诱因出现左膝关节上楼时酸软无力伴轻度疼痛，右膝稍感不适，故来阎师门诊就诊。刻下症见：双膝关节时有疼痛，上楼时明显，余关节无明显不适，无明显畏寒怕热，无头痛头晕，无汗出，无口干、眼干，纳可，夜寐安，二便调。

既往史：高血压病史10年，现血压控制在140/90mmHg，具体药物不详；否认其他慢性疾病史。

过敏史：否认食物及过敏史。

家族史：否认家族遗传病史。

体格检查：双膝弹响，左膝肿胀。舌红，苔白黄微腻，脉沉细略滑。

辅助检查：（2019-12-18某三甲医院）ESR 6mm/h；RF 9.3IU/ml；CRP 1.5mg/dl；

诊断：**中医**：尫痹　脾肾两虚证

　　　　西医：1.类风湿关节炎　2.膝骨关节炎　3.高血压

治法：补肾健脾，行气止痛

处方

骨碎补20g　　补骨脂15g　　桑寄生25g　　　杜仲25g

桂枝 10g	赤芍 10g	防风 15g	片姜黄 12g
桑枝 25g	醋延胡索 25g	青风藤 25g	秦艽 25g
络石藤 25g	豨莶草 15g	羌活 12g	独活 12g
徐长卿 15g	伸筋草 25g	茯苓 30g	木瓜 12g

水煎服，日1剂，早晚分服

方解： 方中骨碎补、补骨脂，桑寄生、杜仲补肾强骨；桂枝、赤芍调和营卫；桑枝、秦艽、络石藤、豨莶草清热散结，祛风通络；防风、片姜黄、醋延胡索行气活血；青风藤、伸筋草既可除湿消肿，舒筋活血，也可制约清热力量太过；徐长卿、茯苓、木瓜健脾和胃；羌活，独活引药归经；全方共奏补肾健脾，行气止痛之效。

二诊： 患者规律服药1月后，左膝关节疼痛较前稍有好转，上楼时仍有疼痛，余关节无明显不适，小便调，大便溏，每日1次，小便正常。舌质红，苔略白黄，脉沉略弦细。查体：左膝关节凉髌征消失。

辅助检查：（2020-1-13）双手、腕MRI示：腕关节少量积液，部分腕骨退变；膝关节正侧位片示：双膝关节退行性变。

中医治疗继续补肾健脾，患者左膝关节仍有疼痛，爬楼梯时加重，继续加强补肾强骨之品，补骨脂加至18g，桑寄生30g；膝关节凉髌征消失，减秦艽，加忍冬藤30g，调整桑枝为30g，络石藤为30g；加强引药入经的力量，羌活调整为15g，独活15g；患者大便溏，不成型，减徐长卿，木瓜，调整伸筋草为30g，加土茯苓30g。

三诊： 患者未规律服药2个月，诉左膝关节疼痛较前加重，余关节未见明显不适，无口干、眼干，略有畏寒，余无明显不适，纳可，夜寐安，二便调；舌质红，苔白，脉沉略弦滑。

西医治疗： ①硫酸氨基葡萄糖 2粒 每日3次 口服；②依托考昔片 60mg 每日1次 口服。

中医治疗继续补肾健脾，清热利湿，调整补骨脂为12g，杜仲为30g；患者疼痛较前加重，加威灵仙15g以增强活络止痛之功；患者凉髋征消失，加寒水石30g以清热利湿，减伸筋草。调整羌活为12g，片姜黄为15g。

患者规律服药左膝关节无明显疼痛，定期复诊，病情稳定。

【按】患者为中年女性，根据患者症状、体征及辅助检查，诊断为类风湿关节炎，膝关节炎。中年女性，肝肾亏虚，中气不足，筋骨失养而发本病。肾主骨生髓，为一身元气之本，肾精充实则髓盈骨坚，肾虚髓空则筋骨失养，易于感受外邪而发骨痹。肝藏血主筋，为罢极之本，肝肾同源，本虚肝肾亏虚、筋脉失养，则见腰膝酸软，劳累尤甚，瘀阻经络，留着关节，故见关节疼痛，肿胀僵硬，血不养筋，筋骨失养，则致关节屈伸不利。肾虚外感风、寒、湿邪杂至，痹而化热。

阎师以寒热为纲论治骨痹，凸显实用价值、"寒热为纲"辨证论治必须基于中医风湿病的辨病共性，这一共性为肝肾不足，风湿之邪深侵，引起风寒湿或风湿热邪痹阻经络，治疗则在"补肝肾、祛风湿"的治疗大法之上，执简驭繁，"寒者热之，热者寒之"，分别采用"祛风除湿散寒"和"祛风除湿清热"。并关注用药后邪气从阳热化或从阴热化的问题，因为药物干预后，原来的疾病病态平衡会被打破，治疗的目的使补益肝肾，祛除风寒湿热之邪，使患者重新回到生理的健康平衡状态，这也能体现出阎师用药注重审证求因，以达到寒热平衡。

【病案10】

患者： 吴某，女，57岁

主诉： 双手多关节疼痛伴晨僵3年。

现病史： 患者3年前无明显诱因出现双手晨僵，约1小时缓解，后症状逐渐较前加重伴疼痛，未明确诊断。2019年1月于

"某三甲医院"查RF 54.3IU/ml，抗CCP抗体＞2500U/ml，ANA、AKA均为（－），诊断为"RA"，自诉曾服用激素、雷公藤多苷片（具体不详），服药后症状逐渐缓解，后调整为艾拉莫德片25mg 每日2次 口服，HCQ 0.2g 每日2次 口服治疗。2020年7月查RF<20IU/ml，抗CCP抗体1883.5U/ml，故患者为求进一步诊治来阎师门诊就诊。刻下症见：右手MCP5肿胀压痛，皮温升高，无明显晨僵，臀部及大腿后侧偶有肌肉疼痛，偶有畏寒，无明显口干口苦，纳差，夜寐差，入睡困难，易醒，夜尿2次，大便每日一行。

既往史： 否认慢性疾病史。

过敏史： 否认食物及药物过敏史。

家族史： 否认家族遗传病史。

体格检查： 右手MCP5肿胀，压痛。舌质红略暗，苔白，脉沉细略弦。

诊断： **中医：** 尪痹 肾虚标热证

西医： 类风湿关节炎

治法： 补肾健脾，清热利湿

处方

骨碎补20g	补骨脂12g	续断30g	桑寄生30g
桂枝10g	赤芍10g	青风藤25g	秦艽25g
鸡血藤25g	豨莶草15g	防风15g	片姜黄15g
桑枝30g	醋延胡索25g	伸筋草25g	葛根25g
络石藤30g	羌活15g	独活15g	陈皮15g

水煎服，日1剂，早晚分服

方解： 方中骨碎补、补骨脂、续断、桑寄生补肾强骨；赤芍、桂枝调和营卫，顾护藩篱；秦艽、豨莶草、络石藤清热利湿、舒筋活络；青风藤、鸡血藤、伸筋草除湿消肿，也可制约清热力量太过；防风、片姜黄、桑枝、醋延胡索、葛根，陈皮行气散结，加强气的推动力量；羌活、独活引药归经。

二诊：患者服药2周后诉右手MCP5肿胀，不伴疼痛，余关节无明显不适，臀部，大腿后侧偶有肌肉疼痛，无明显畏寒，纳差，夜寐差，入睡困难，易醒，醒后无法入睡，服药后大便溏，2~3天1次，小便正常，夜尿1~2次，已绝经。舌淡红，苔白薄黄，脉沉细略弦。

辅助检查（2020-12-12某三甲医院）ESR 7mm/h，CRP 0.147mg/dl。双手X线示：双手未见明确骨质异常；（2020-12某三甲医院）右手关节超声示：右手MCP、PIP5关节滑膜增厚伴充血。

西医治疗：①MTX 10mg 每周1次 口服；②叶酸 10mg 每周1次（服用MTX后第二天用）口服；③艾拉莫德 25mg 每日2次 口服。

中医治疗继续补肾健脾，患者疼痛较前缓解，无明显畏寒，减续断，调整为杜仲30g，调整补骨脂为10g；患者臀部，大腿后侧疼痛，调整秦艽为30g、葛根为30g、鸡血藤为30g、伸筋草为30g；患者大便溏，加土茯苓30g、玄参10g。

三诊：患者服药2月后，自诉服用MTX后胃脘部不适，2天左右缓解，右手MCP5肿胀好转，余关节未见疼痛，双侧大腿后侧肌肉疼痛，自觉时有耳鸣，乏力，畏寒较前好转，纳差，夜寐差，时有彻夜难眠，近5天无大便，小便调。舌红，苔白黄，脉沉细略弦。

中医治疗加强温肾健脾，加肉苁蓉30g；患者大便5天无大便，减杜仲调为续断30g；调整赤芍为12g；患者大腿后侧肌肉疼痛加海风藤20g，调整醋延胡索为30g，减葛根、络石藤。

四诊：患者服药2周后右手MCP5关节肿胀较前好转，偶有疼痛，无晨僵，双侧大腿后侧肌肉疼痛较前缓解，自觉时有畏寒，麻木，自觉中气不足，腰背部坐时疼痛，偶有乏力，畏寒，热时汗出较多，纳可，入睡困难较前好转，大便溏，2日1次，小便调。舌红苔白黄，脉沉细略弦。

中医治疗继续补肾壮骨，患者中气不足，加生黄芪15g以补中益气；腰背部坐时疼痛，畏寒，加海桐皮15g、杜仲30g、调整海风藤为25g。

患者服药后关节肿痛症状较前缓解，后患者规律复查，定期复诊，病情稳定。

【按】结合患者病史，体征及辅助检查结果，符合类风湿关节炎诊断。患者为中老年女性，肾主骨生髓，肝主筋藏血、肾气不充，卫外不顾，肝血不足，筋脉失养，致湿邪深侵入筋脉，骨髓痹着筋骨肌肉关节，而生肿胀；邪气痹阻，气机不畅，久而留瘀，四诊合参，辨证为肾虚湿热症；治以补肾健脾，清热利湿之法。

阎师在治疗尪痹的时候特别强调以下几点：尪痹的发病根本为肝肾亏虚，风寒湿热之邪气杂至方可深侵入肾，从而导致骨损、筋挛、肉削、形尪。故而在尪痹的治疗上，常以补肝肾为主，温补肾阳为要，只有肾阳得温，脏腑精气方可充盈饱满，卫外之力方可调动，邪祛正安痹证方除。其次治疗尪痹时注重调和营卫。营卫为人体之藩篱，邪气出入均需通过肌肤腠理，风寒湿热邪气入体，必会导致营卫失调。治疗时，常用桂枝、赤芍，取仲景桂枝汤之意，两药相合，开阖相济，外可解肌祛邪，内可化气血调阴阳。第三，在治疗尪痹全程不忘调和脾胃，因脾胃为后天之本，气血生化之源，脾胃调和，后天养先天则肾气充盈，且体内气的推动力量加强，气血得通，久病乃愈。

二、强直性脊柱炎

【病案1】
患者： 张某，男，36岁

主诉： 左膝关节疼痛伴双手近端指间关节、双足跟肿胀 5
年余。

现病史： 患者5年前无明显诱因出现左膝关节疼痛，双手近
端指间关节、双足跟肿胀，自行服用布洛芬缓释胶囊，后就诊于
当地某医院，诊为"未分化脊柱炎"，服用依托考昔片治疗1年后
停用，后服用塞来昔布胶囊、迈之灵片治疗至今。现症见：左手
PIP2、3、5肿痛，无压痛，右手PIP1、2肿痛，劳累后腰背疼痛，
左足跟疼痛，双髋酸痛，乏力，无晨僵，时夜间痛醒，诉腹泻后
关节疼痛加重。自发病以来，脱发明显，无口腔溃疡，无口干、
眼干，无明显畏寒，无明显汗出，大便日2次，偏稀，纳可，眠
差，易醒。

既往史： 否认慢性疾病史。

过敏史： 否认药物、食物过敏史。

家族史： 否认家族遗传病史。

体格检查： 舌淡红，苔薄白黄相间，脉沉略弦滑。

辅助检查： 暂缺。

诊断：中医： 大偻　肾虚寒湿证

　　　　西医： 强直性脊柱炎

治法： 补肾强督，散寒祛湿

处方

狗脊30g	续断25g	桑寄生25g	杜仲25g
伸筋草25g	桂枝10g	赤芍10g	防风15g
片姜黄15g	桑枝25g	醋延胡索25g	青风藤25g
秦艽30g	鸡血藤30g	鹿角霜10g	羌活15g
独活15g	豨莶草15g	徐长卿15g	海风藤20g

水煎服，日1剂，早晚分服

方解： 方中狗脊"坚脊，利俯仰"为君药；桑寄生补肝肾，
强筋骨，兼以祛风化湿，杜仲可以补肝肾，能直达下部气血，使

骨健筋强，配合续断增强补肝肾、强筋骨之功，鹿角霜益肾壮督强腰共为臣药；羌活、独活散风除湿、蠲痹止痛，治督脉为病、脊强而折。片姜黄、防风、桂枝、桑枝善除上肢肩背之风湿痹痛，赤芍配桂枝兼以调和营卫，配以伸筋草、鸡血藤、青风藤、海风藤藤类之品功擅通经络、止痹痛，辅以醋延胡索加强其行气通络、止痛、祛风湿之力，共为佐药；徐长卿、豨莶草、秦艽除用以祛风除湿清热、解毒止痛外，兼以佐制大量补肾强督之过于温热，共为佐使药。诸药合用，使肾元复、督脉壮、经脉通、筋骨强。

二诊：现患者双手关节疼痛均减轻，近半月左手中指、左足大趾关节肿痛，口服塞来昔布胶囊后缓解，劳累后双髋关节酸痛，偶有腰部乏力，无明显晨僵，余关节未诉不适，无眼干，偶有口干，纳寐可，大便不成形，日5~6次，小便可。舌淡红，苔薄白黄相间，脉沉略弦滑。辅助检查：血常规：WBC 11.90×10^9/L；肝肾功（−）；抗CCP抗体27U/ml；HLA−B27、ANA、AKA、抗核周因子（APF）、抗dsDNA均（−），RF、CRP、ESR均在正常范围。腰椎X线示：未见明显异常。骶髂关节CT示：双侧Ⅱ级改变。双髋关节MRI示：双髋关节少量积液。中药于上方减杜仲、海风藤，加茯苓。加重续断、桑枝用量以增强补肾壮骨、祛风利节之功。

三诊：双手、双髋、双足关节疼痛明显缓解，近1日左手MCP2肿痛，伴晨僵，余关节无不适，无口干，纳眠可，大便日1~3次，成形，小便可。舌淡红，苔薄白根黄微腻，脉沉略弦滑。上方减徐长卿、茯苓，加杜仲、补骨脂、白蔻仁、砂仁、炒薏苡仁，增强补肾健脾之功。

此后患者规律复诊，病情稳定。

【**按**】强直性脊柱炎是一种主要侵犯中轴关节的全身性、慢性、炎性疾病。病变主要累及骶髂关节、脊柱和外周关节及心、肺、肾、眼、肌肉等器官组织，晚期常导致脊柱关节强直畸形。中医将其归属于"大偻"范畴。阎师认为本病的发生主要是素体肾、督二经阳气不足，感受风寒湿邪，阳气不得开阖，气血不化，经脉瘀阻。脊背腰胯之阳气失于布化而致关节俯仰不利，脊柱僵曲。脊柱属督脉经，腰背部属于膀胱经，肾与膀胱相表里，故寒邪深侵时，肾督二经同受寒邪侵，日久发为大偻。故在诊治大偻时常用补肾强督法、健脾和胃法、活血通络法等。

　　阎师给该患者施以补肾壮督祛寒、活血化瘀通络之剂。方中狗脊"主腰背强，机关缓急，周痹寒湿，膝痛"，且"坚脊，利俯仰"为君药。桑寄生补肝肾，强筋骨，兼以祛风化湿。杜仲可以补肝肾能直达下部气血，使骨健筋强；《本草汇言》有云"凡下焦之虚，非杜仲不补；下焦之湿，非杜仲不利…腰膝之痛，非杜仲不除"，配合续断增强补肝肾、强筋骨之功。鹿角霜益肾壮督强腰，羌活、独活散风除湿、蠲痹止痛，治督脉为病、脊强而折。片姜黄、防风、桂枝、桑枝善除上肢肩背之风湿痹痛，赤芍配桂枝兼以调和营卫，配以伸筋草、鸡血藤、青风藤、海风藤，藤类之品功擅通经络、止痹痛，使药效直达四末，辅以醋延胡索加强其行气通络、止痛、祛风湿之力；徐长卿、豨莶草、秦艽除用以祛风除湿清热、解毒止痛外，兼以佐制大量补肾强督之过于温热，共为佐使药。诸药合用，使肾元复、督脉壮、经脉通、筋骨强。后方随症加减化裁，1个月后患者周身疼痛不适症状明显缓解，后继服中药巩固疗效。

【病案2】

患者：满某，男，28岁

主诉：腰骶疼痛伴晨僵10余年，加重1个月。

现病史：患者10余年前无明显诱因出现腰骶部疼痛，伴晨僵，2008年在当地某三甲医院诊断为"AS"（具体情况不详）。后患者时有双侧骶髂关节疼痛，腰部疼痛，自服双氯芬酸钠肠溶片后疼痛缓解，腰部活动度较前好转。1月前患者腰骶疼痛加重，纳呆，寐可，二便调。

既往史： 否认慢性疾病史。

过敏史： 否认药物、食物过敏史。

家族史： 否认家族遗传病史。

体格检查： 腰椎前屈后伸活动略受限，舌淡红，边尖略红，苔白微腻，脉沉弦细。

辅助检查：（某三甲医院）双髋关节MRI示：双侧股骨大转子及双侧骶髂关节异常伴信号改变，符合强直性脊柱炎表现。

诊断：中医： 大偻　肾虚督寒证

　　　　西医： 强直性脊柱炎

治法： 补肾强督，祛寒通络

处方

狗脊30g	续断25g	桑寄生25g	郁金15g
泽兰25g	沙苑子15g	防风15g	片姜黄12g
鹿角霜10g	桑枝25g	醋延胡索25g	豨莶草15g
羌活15g	独活15g	青风藤25g	秦艽25g
鸡血藤25g	海桐皮15g	徐长卿15g	伸筋草25g

水煎服，日1剂，早晚分服

方解： 方中狗脊补肾强督为君药。鹿角霜益肾壮督强腰，续断、桑寄生补肝肾、强筋骨；羌活、独活散风除湿、蠲痹止痛，治督脉为病、脊强而折，共为臣药。郁金、片姜黄、防风、桑枝善除上肢肩背之风湿痹痛，配以泽兰、伸筋草、鸡血藤、青风藤、海桐皮、醋延胡索活血行气、解郁通经、活络止痛除痹；徐长卿、豨莶草、秦艽除用以祛风除湿清热、解毒止痛外，兼以佐制大量补肾强督之过于温热，共为佐使药。方中多藤类药物，使药效直达四末，加强祛风湿、通络止痛之功。诸药合用，使肾元复、督脉壮、经脉通、筋骨强。

二诊：双侧骶髂关节疼痛较前缓解，腰部疼痛仍明显，伴晨僵，活动数分钟后缓解。纳食可，眠可，二便调。舌淡红略暗，苔薄白黄相间，脉沉弦细。中药处方于上方加白芷，减沙苑子、海桐皮。续断、桑寄生、泽兰、桑枝、秦艽、鸡血藤、伸筋草加量。

三诊：双侧骶髂关节疼痛明显缓解，腰部疼痛缓解，伴晨僵，活动数分钟后缓解。无口干、眼干，纳寐可，大便偏稀，日2~3次，小便可。舌淡红，苔薄白黄相间，脉沉略弦细。上方加陈皮、茯苓、杜仲，减徐长卿、白芷。鹿角霜加量以增强补肾、壮督、温阳之力。

【**按**】强直性脊柱炎是一种主要侵犯中轴关节的全身性、慢性、炎性疾病。病变主要累及骶髂关节、脊柱和外周关节及心、肺、肾、眼、肌肉等器官组织，晚期常导致脊柱关节强直畸形。中医将其归属于"大偻"范畴。阎师认为本病的发生主要是素体肾、督二经阳气不足，感受风寒湿邪，阳气不得开阖，气血不化，经脉瘀阻。脊背腰胯之阳气失于布化而致关节俯仰不利，脊柱僵曲。脊柱属督脉经，腰背部属于膀胱经，肾与膀胱相表里，故寒邪深侵时，肾督二经同受寒邪侵袭，日久发为大偻。故在诊治大偻时常用补肾强督法、健脾和胃法、活血通络法等。

阎师给该患者施以补肾壮督祛寒、活血化瘀通络之剂。方中狗脊"主腰背强，机关缓急，周痹寒湿，膝痛"，且"坚脊，利俯仰"，为君药。鹿角霜益肾壮督强腰，续断、桑寄生补肝肾、强筋骨；羌活、独活散风除湿、蠲痹止痛，治督脉为病、脊强而折，共为臣药。郁金、片姜黄、防风、桑枝善除上肢肩背之风湿痹痛，配以泽兰、伸筋草、鸡血藤、青风藤、海桐皮、醋延胡索活血行气、解郁通经、活络止痛除痹；徐长卿、豨莶草、秦艽除用以祛风除湿清热、解毒止痛外，兼以佐制大量补肾强督之过于温热，共为佐使药。方中多藤类药物，使药效直达四末，加强祛风湿、通络止痛之功。诸药合用，使肾元复、督脉壮、经脉通、筋骨强。后方随症加减化裁，2个月后患者骶髂关节疼痛基本消失，4个月后腰部疼痛等症状也均明显好转。

【病案3】

患者：胡某，男，33岁

主诉：间断右踝关节肿痛10年伴腰背、前胸、双髋关节疼痛1月余。

现病史：患者10年余前无明显诱因出现右踝关节肿胀疼痛，当地医院就诊，治疗好转后出院（具体不详）。后相继出现右膝关节、腰背、双髋关节疼痛，多次于当地医院就诊（具体不详）。近1月来，腰背部及双髋关节疼痛明显加重，患者就诊于某三甲医院诊断为"髋痛待查AS？"纳可，眠差，夜间痛醒，二便调。

既往史：否认慢性疾病史。

过敏史：否认药物、食物过敏史。

家族史：否认家族遗传病史。

体格检查：腰椎前屈后伸活动略受限，舌淡红，苔薄白黄相间，脉沉细弦尺弱。

辅助检查：HLA-B27（+）；CRP 6.65mg/dl；ESR：63mm/h；胸部X线片示：未见异常。骶髂X线片示：双侧骶髂关节改变，AS？骨盆轻度退行性变。颈椎X线片示：未见明显异常。

诊断：中医：大偻　肾虚督寒证

　　　　西医：强直性脊柱炎

治法：补肾强督，温阳活血，通络利节

处方

狗脊 30g	续断 25g	桑寄生 25g	杜仲 20g
鹿角霜 10g	伸筋草 30g	葛根 25g	桂枝 10g
赤芍 10g	防风 15g	片姜黄 15g	桑枝 25g
醋延胡索 25g	青风藤 25g	秦艽 25g	补骨脂 15g
羌活 15g	独活 15g	豨莶草 15g	醋鳖甲 30g 先煎
醋龟甲 30g 先煎		徐长卿 15g	

水煎服，日1剂，早晚分服

方解：方中狗脊"主腰背强，机关缓急，周痹寒湿，膝痛"，且"坚脊，利俯仰"，为君药。鹿角霜益肾壮督强腰，续断、桑寄生、杜仲、补骨脂补肝肾、强筋骨；羌活、独活散风除湿、蠲痹止痛，治督脉为病、脊强而折，共为臣药。片姜黄、防风、桑枝、桂枝善除上肢肩背之风湿痹痛，配以伸筋草、青风藤、醋延胡索活血行气、解郁通经、活络止痛除痹；徐长卿、豨莶草、秦艽除用以祛风除湿清热、解毒止痛外，兼以佐制大量补肾强督之过于温热，共为佐使药。桂枝、芍药调和营卫、顾护肌表。葛根温阳宣痹。醋鳖甲、醋龟甲滋阴潜阳，散结通络。方中多藤类药物，使药效直达四末，加强祛风湿、通络止痛之功。诸药合用共奏补肾强督、活血通络之功。

二诊：患者腰背、前胸疼痛较前缓解，偶有腹股沟部疼痛，余关节未诉不适，无明显晨僵，夜间偶有翻身困难，偶有眼干，无口干，纳寐可，平素怕热，汗出较多，大便不成形，日2次，便前胸痛，便后缓解，小便可。舌淡红，苔薄白黄相间，脉沉细弦尺弱。中药处方于上方加连翘，桑寄生、杜仲、葛根、桑枝、秦艽、补骨脂加量以增强补肾壮骨、活络利节之力。

三诊：患者目前病情较平稳，腰背痛较前减轻，余未诉特殊不适，眼部时有痛感，纳眠可，二便调。舌淡红，苔薄白黄相间，脉沉细弦尺弱。

此后患者未在复诊，电话随访，患者病情稳定。

【按】强直性脊柱炎是一种主要侵犯中轴关节的全身性、慢性、炎性疾病。病变主要累及骶髂关节、脊柱和外周关节及心、肺、肾、眼、肌肉等器官组织，晚期常导致脊柱关节强直畸形。中医将其归属于"大偻"范畴。阎师认为本病的发生主要是素体肾、督二经阳气不足，感受风寒湿邪，阳气不得开阖，气血不化，经脉瘀阻。脊背腰胯之阳气失于布化而致关节俯仰不利，脊柱僵曲。脊柱属督脉经，腰背部属于膀胱经，肾与膀胱相表里，故寒邪深侵时，肾督二经同受寒邪侵，日久发为大偻。故在诊治大偻时常用补肾强督法、健脾和胃法、活血通络法等。

阎师给该患者施以补肾壮督祛寒、活血化瘀通络之剂。方中狗脊"主腰背强，机关缓急，周痹寒湿，膝痛"，且"坚脊，利俯仰"，为君药。鹿角霜益肾壮督强腰，续断、桑寄生、杜仲、补骨脂补肝肾、强筋骨；羌活、独活散风除湿、蠲痹止痛，治督脉为病、脊强而折，共为臣药。片姜黄、防风、桑枝、桂枝善除上肢肩背之风湿痹痛，配以伸筋草、青风藤、醋延胡索活血行气、解郁通经、活络止痛除痹；徐长卿、豨莶草、秦艽除用以祛风除湿清热、解毒止痛外，兼以佐制大量补肾强督之过于温热，共为佐使药。桂枝、芍药调和营卫、顾护肌表。葛根"解散阳明温病热邪主要药也……。发散而升，风药之性也，故主诸痹"，项背强痛多用之。醋鳖甲、醋龟甲滋阴潜阳，散结通络。方中多藤类药物，使药效直达四末，加强祛风湿、通络止痛之功。诸药合用，使肾元复、督脉壮、经脉通、筋骨强。后方随症加减化裁，1个月后患者腰背疼痛等症状即明显缓解，病情稳定。

【病案4】

患者： 黄某，男，15岁

主诉： 左侧臀部痉挛伴疼痛3个月。

现病史：患者3个月前因受凉后出现左侧臀部痉挛，疼痛剧烈，翻身、站立及走路时痉挛明显加剧，受凉后症状加重，于上海某三甲医院检查诊断为"左侧骶髂关节炎"，未系统诊治。患者为求进一步治疗就诊于阎师门诊。刻下症见：左侧臀部挛急伴疼痛，受寒及劳累后加重，无口干、眼干，纳寐可，二便可。

既往史：否认慢性疾病史。

过敏史：否认药物、食物过敏史。

家族史：否认家族遗传病史。

体格检查：脊柱前屈后伸活动受限，枕墙距3cm，指地距15cm。舌淡红，略暗苔白黄相间，脉沉略弦细。

辅助检查：骶髂关节CT示：骶髂关节炎。符合强直性脊柱炎表现。

诊断：中医：大偻　肾虚督寒证

**　　　西医：强直性脊柱炎**

治法：补肾强督，祛寒利节

处方

狗脊25g	续断20g	桑寄生20g	杜仲20g
泽兰20g	郁金15g	鹿角霜10g	青风藤15g
秦艽20g	防风12g	片姜黄10g	桑枝20g
醋延胡索15g	桂枝10g	赤芍10g	羌活10g
独活10g	豨莶草12g	徐长卿12g	炮山甲10g先煎

水煎服，日1剂，早晚分服

方解：方中狗脊"主腰背强，机关缓急，周痹寒湿，膝痛"，且"坚脊，利俯仰"，为君药。鹿角霜益肾壮督强腰，续断、桑寄生补肝肾、强筋骨；羌活、独活散风除湿、蠲痹止痛，治督脉为病、脊强而折，共为臣药。郁金、片姜黄、防风、桑枝善除上肢肩背之风湿痹痛，配以泽兰、伸筋草、鸡血藤、青风藤、海桐皮、醋延胡索活血行气、解郁通经、活络止痛除痹；徐长卿、豨豨莶草、秦艽除用以祛风除湿清热、解毒止痛外，兼以佐制大量补肾强督之过于温热，共为佐使药。方中多藤类药物，使药效直达四末，加强祛风湿、通络止痛之功。诸药合用，使肾元复、督脉壮、经脉通、筋骨强。

二诊：服药左侧坐骨结节疼痛明显减轻，左侧腰骶部、臀部仍有疼痛，长时间走路后时有僵硬感。纳可，眠安，大便不成形，日1次，小便正常。舌淡红，略暗苔白黄相间，脉沉略弦细。上方加泽泻以活血利水，加醋龟甲、醋鳖甲以滋阴潜阳；减杜仲；桑寄生、泽兰、醋延胡索加量；郁金减量。

三诊：左侧腰骶部、臀部痉挛明显好转，阴雨天略加重。纳眠可，大便干，日2~3次，小便可。舌淡红略暗，苔白黄相间，脉沉略弦细。检查示"双髋关节未见异常，左侧骶髂关节炎"。上方加千年健以增强温补督阳之功，加知母以制约补益之品过热之嫌；减徐长卿；独活加量；泽兰、泽泻、炮山甲减量。

四诊：患者诉骶髂关节疼痛明显缓解，劳累后时有疼痛，腰骶部久坐后酸胀不适，伴口干，纳食可，睡眠可，大便1~4日1次，小便可。舌淡红略暗，苔白黄相间，脉沉略弦细。上方加徐长卿；减千年健、赤芍；续断、狗脊、郁金、秦艽、桑寄生、知母加量；独活减量。

【**按**】强直性脊柱炎主要累及骶髂关节、脊柱和外周关节，晚期常导致脊柱关节强直畸形。中医属于"大偻"范畴。阎师认为本病的发生主要是素体肾、督二经阳气不足，感受风寒湿邪，阳气不得开阖，经脉瘀阻所致。脊背腰胯之阳气失于布化而致关节俯仰不利，脊柱僵曲。脊柱属督脉经，腰背部属于膀胱经，肾与膀胱相表里，故寒邪深侵时，肾督二经同受寒邪侵袭，日久发为大偻。故在诊治大偻时常用补肾强督法、活血通络法等。

阎师给该患者施以补肾壮督祛寒、活血化瘀通络之剂。方中狗脊"主腰背强，机关缓急，周痹寒湿，膝痛"，且"坚脊，利俯仰"，为君药。鹿角霜益肾壮督强腰，续断、桑寄生补肝肾、强筋骨；羌活、独活散风除湿、蠲痹止痛，治督脉为病、脊强而折，共为臣药。郁金、片姜黄、防风、桑枝善除上肢肩背之风湿痹痛，配以泽兰、伸筋草、鸡血藤、青风藤、海桐皮、醋延胡索活血行气、解郁通经、活络止痛除痹；徐长卿、豨莶草、秦艽除用以祛风除湿清热、解毒止痛外，兼以佐制大量补肾强督之过于温热，共为佐使药。方中多藤类药物，使药效直达四末，加强祛风湿、通络止痛之功。诸药合用，使肾元复、督脉壮、经脉通、筋骨强。后随症加减化裁，3个月后患者腰骶部、臀部疼痛等诸症明显缓解。

【病案5】

患者： 方某，男，35岁

主诉： 腰骶部及臀部疼痛13年。

现病史： 患者13年前因腰骶部疼痛就诊于某三甲医院，查HLA-B27（+），诊为"AS"，未治疗。2009年上述症状较前加重，复诊于某三甲医院，但均未系统服药治疗。2015年上述症状加重，行动不便，颈部活动受限，蹲起困难，就诊于某三甲医院，注射英夫利昔单抗，每月1次，注射6次后症状缓解，但患者自述注射生物制剂后症状无明显改善，后患者未系统诊治。刻下症见：坐骨结节处、颈部、右侧肩关节、双膝关节疼痛伴活动受限，晨僵，乏力，口苦，纳差，大便1~2日1行，小便黄。

既往史： 否认慢性疾病史。

过敏史： 否认药物、食物过敏史。

家族史： 否认家族遗传病史。

体格检查： 右侧肩关节、膝关节疼痛，活动受限。舌淡红，苔薄白黄少津，脉弦细略沉。

辅助检查：暂缺。

诊断：**中医**：大偻 肾虚督寒证

西医：强直性脊柱炎

治法：补肾强督、行气止痛，活血通络

处方

狗脊30g	续断25g	桑寄生25g	杜仲25g
桂枝10g	赤芍10g	防风15g	片姜黄15g
桑枝25g	醋延胡索25g	青风藤25g	秦艽25g
葛根25g	伸筋草30g	豨莶草15g	羌活15g
独活15g	知母15g	徐长卿15g	鸡血藤25g

水煎服，日1剂，早晚分服

方解：方中狗脊"主腰背强，机关缓急，周痹寒湿，膝痛"，且"坚脊，利俯仰"，为君药。杜仲、续断、桑寄生补肝肾、强筋骨；羌活、独活散风除湿、蠲痹止痛，治督脉为病、脊强而折，共为臣药。片姜黄、防风、桑枝善除上肢肩背之风湿痹痛，配以伸筋草、鸡血藤、青风藤、醋延胡索活血行气、解郁通经、活络止痛除痹；徐长卿、豨莶草、秦艽、知母除用以祛风除湿清热、解毒止痛外，兼以佐制大量补肾强督之过于温热，共为佐使药。方中多藤类药物，使药效直达四末，加强祛风湿、通络止痛之功。诸药合用，使肾元复、督脉壮、经脉通、筋骨强。

二诊：患者诉颈部仍疼痛，僵硬，活动受限，右肩、膝关节及坐骨结节处隔日疼痛，疼痛剧烈时自服止痛药物（具体不详），口苦，纳差，寐可，二便调。现已停止痛药。舌淡红，苔薄白黄，脉弦细略沉。上方续断、桑寄生、桑枝、秦艽、葛根加量以增强补肾强督、清热利节之功；知母、鸡血藤减量。

三诊：患者诉颈部仍有疼痛、僵硬感，活动受限，左侧髋关节时有疼痛，右肩、膝关节疼痛缓解，疼痛剧烈时自服双氯芬酸钠缓释胶囊，口干苦，疼痛影响睡眠，纳食较前好转，二便调。

舌淡红，苔薄白黄，脉弦细略沉。中药处方于上方加络石藤；杜仲、赤芍、醋延胡索、桑枝、秦艽、葛根加量；知母、鸡血藤减量。

四诊：患者诉颈部疼痛较前有减轻，后头部痛减，右膝关节偶有疼痛，双侧骶髂关节疼痛，伴晨僵，1~2小时，无畏寒，畏风，易出汗，口苦减轻，纳眠可，二便可。现口服双氯芬酸钠缓释胶囊。舌淡红，苔薄白黄，脉弦细略沉。上方加麸炒白术、生黄芩、海风藤、泽兰；减知母、徐长卿；鸡血藤、桑枝、秦艽、葛根加量；杜仲、醋延胡索、独活减量。

【按】 强直性脊柱炎属于中医"大偻"范畴。阎师诊治大偻时常用补肾强督、活血通络等法。该患者为肾虚督寒，给以补肾壮督祛寒、活血化瘀通络之方药。方中狗脊"主腰背强，机关缓急，周痹寒湿，膝痛"，且"坚脊，利俯仰"，为君药。鹿角霜益肾壮督强腰，续断、桑寄生补肝肾、强筋骨；羌活、独活散风除湿、蠲痹止痛，治督脉为病、脊强而折，共为臣药。郁金、片姜黄、防风、桑枝善除上肢肩背之风湿痹痛，配以泽兰、伸筋草、鸡血藤、青风藤、海桐皮、醋延胡索活血行气、解郁通经、活络止痛除痹；徐长卿、豨莶草、秦艽除用以祛风除湿清热、解毒止痛外，兼以佐制大量补肾强督之过于温热，共为佐使药。方中多藤类药物，使药效直达四末，加强祛风湿、通络止痛之功。诸药合用，使肾元复、督脉壮、经脉通、筋骨强。后随症加减化裁，疗效颇佳。

【病案6】

患者：杨某，女，46岁

主诉：腰骶部疼痛伴晨僵6年。

现病史：患者6年前无明显诱因出现腰骶部疼痛，伴晨僵，活动后稍缓解。3年前被诊断为"虹睫炎"，在加拿大给予局部治疗后缓解。2年前"虹睫炎"复发，予眼药水（具体不详）对症治疗8个月，症状有所缓解，但时有反复。现症见：腰骶部疼痛，脊背僵硬不舒，久坐症状加重，伴胸肋疼痛，双目白睛发红，纳可，二便尚可。

既往史：自诉曾有便血，查肠镜显示结肠出血。否认慢性疾病史。

过敏史：否认药物、食物过敏史。

家族史：否认家族遗传病史。

体格检查：腰骶部疼痛，活动受限。舌淡红，边有齿痕色红，苔白黄，脉弦细略沉。

辅助检查：骶髂关节CT示：双侧骶髂关节异常改变，符合强直性脊柱炎表现。

诊断：中医：大偻 肾虚督寒证

　　　　西医：强直性脊柱炎

治法：补肾强督，清泄肝肺湿热

处方

狗脊30g	续断25g	桑寄生25g	杜仲25g
桂枝10g	赤芍10g	防风12g	片姜黄15g
桑枝25g	伸筋草20g	青风藤20g	葛根20g
醋延胡索20g	鹿角霜10g	蜜桑皮12g	地骨皮10g
麸炒白术15g	茯苓25g	生山药20g	秦艽20g

水煎服，日1剂，早晚分服

方解：方中狗脊"主腰背强，机关缓急，周痹寒湿，膝痛"为君药。桑寄生补肝肾，强筋骨，兼以祛风化湿。杜仲可以补肝肾能直达下部气血，使骨健筋强；配合续断增强补肝肾、强筋骨之功；鹿角霜益肾壮督强腰；麸炒白术、生山药健脾和胃；桑皮、地骨皮取"泻白"之义，以泻肝肺之火，以达清热明目之功，以上共为臣药。羌活、独活散风除湿、蠲痹止痛，治督脉为病、脊强而折；片姜黄、防风、桂枝、桑枝善除上肢肩背之风湿痹痛，赤芍配桂枝兼以调和营卫，配以伸筋草、青风藤、藤类之品功擅通经络、止痹痛，使药效直达四末，辅以醋延胡索加强其行气通络、止痛、祛风湿之力；茯苓健脾渗湿，以上共为佐药。秦艽除用以祛风除湿清热、解毒止痛外，兼以佐制大量补肾强督之过于温热，共为佐使药。诸药合用，使肾元复、督脉壮、经脉通、筋骨强。

二诊：患者诉症状有所缓解，继服中药，剧烈活动后出现左侧臀部深处、左踝关节疼痛，无明显活动受限。现患者症见：右侧腰骶部、大腿外侧疼痛，双足踝关节疼痛，胸部不适感，畏寒，口干，眼干，纳眠可，二便调。上方加豨莶草、炮山甲、醋龟甲，减蜜桑皮、地骨皮、麸炒白术；续断、桑寄生、防风、桑枝、青风藤、秦艽加量。

三诊：患者症状较前有所改善，双侧臀部深处疼痛，无明显活动受限，左足足跟疼痛，胸锁关节受累，活动稍有受限，余关节无明显不适，畏寒，眼睛易疲劳，纳眠可，小便调，大便不成形，每日1~2次。舌边有齿痕色红，苔白黄，脉弦细略沉。上方加沙苑子、炮山甲，减醋延胡索，秦艽加量，赤芍减量。

【**按**】阎师认为强直性脊柱炎主要是由于素体肾、督二经阳气不足，感受风寒湿邪，阳气不得开阖，气血不化，经脉瘀阻所致。脊背腰胯之阳气失于布化而致关节俯仰不利，脊柱僵曲。脊柱属督脉经，腰背部属于膀胱经，肾与膀胱相表里，故寒邪深侵时，肾督二经同受寒邪侵袭，日久发为大偻。故在诊治大偻时常用补肾强督法、健脾和胃法、活血通络法等。该患者施以补肾壮督祛寒、活血化瘀通络之剂。方中狗脊"主腰背强，机关缓急，周痹寒湿，膝痛"为君药。桑寄生补肝肾，强筋骨，兼以祛风化湿。杜仲可以补肝肾能直达下部，使骨健筋强；配合续断增强补肝肾、强筋骨之功。鹿角霜益肾壮督强腰，羌活、独活散风除湿、蠲痹止痛，治督脉为病、脊强而折。片姜黄、防风、桂枝、桑枝善除上肢肩背之风湿痹痛，赤芍配桂枝兼以调和营卫，配以伸筋草、鸡血藤、青风藤、海风藤藤类之品功擅通经络、止痹痛，使药效直达四末，辅以醋延胡索加强其行气通络、止痛、祛风湿之力；徐长卿、豨莶草、秦艽除用以祛风除湿清热、解毒止痛外，兼以佐制大量补肾强督之过于温热，共为佐使药。诸药合用，使肾元复、督脉壮、经脉通、筋骨强。后方随症加减化裁，数月后患者周身疼痛不适症状明显缓解，后继服中药巩固疗效。

【病案7】

患者： 尹某某，男，22岁

主诉： 双侧大腿疼痛10余年，腰部、双膝关节、双足趾关节疼痛3年。

现病史： 患者10年前出现左右双侧大腿疼痛交替出现，未予重视。3年后腰部、双膝关节、双足足趾关节疼痛，夜间痛甚，影响睡眠，翻身受限，久坐疼痛加重，就诊于北京某三甲医院确诊"AS"。后间断使用LEF、SASP、阿西美辛胶囊、注射用重组人Ⅱ型肿瘤坏死因子受体抗体融合蛋白等药物（具体用量不详），效果尚可。半月前无明显诱因出现右髋关节疼痛，活动受限，不能行走，于当地医院皮下注射生物制剂后，疼痛明显缓解，患者服用SASP 1周后自行停药，现为进一步诊治就诊于阎师门诊。现症见：右髋关节疼痛，不能久坐，按压痛，无肿胀，无晨僵，无畏寒，饮食、睡眠可，二便调。

既往史： 否认慢性疾病史。

过敏史： 否认药物、食物过敏史。

家族史： 否认家族遗传病史。

体格检查：右髋关节压痛（＋）。舌淡红，苔薄白黄相间，脉沉略弦滑。

辅助检查：骶髂关节CT平扫示：骶髂关节改变符合强直性脊柱炎改变。髋关节MRI示：双侧股骨头关节面不光滑，右侧髋臼及股骨头内见斑片状长T2信号影，双髋关节间隙略变窄，关节腔内见少量积液。

诊断：中医：大偻　肾虚督寒证

　　　　西医：强直性脊柱炎

治法：补肾强督，温阳活血，通络止痛

处方

狗脊30g	桑寄生30g	续断25g	杜仲25g
伸筋草30g	防风15g	片姜黄15g	桑枝30g
醋延胡索30g	青风藤25g	秦艽30g	羌活15g
独活15g	郁金15g	豨莶草15g	沙苑子15g
徐长卿15g	醋鳖甲30g先煎	醋香附15g	泽兰30g
鹿角镑10g			

水煎服，日1剂，早晚分服

方解：方中狗脊"坚脊，利俯仰"，为君药。鹿角镑益肾壮督强腰，续断、桑寄生补肝肾、强筋骨；羌活、独活散风除湿、蠲痹止痛，治督脉为病、脊强而折，共为臣药。郁金、片姜黄、防风、桑枝善除上肢肩背之风湿痹痛，配以伸筋草、青风藤、醋延胡索活血行气、解郁通经、活络止痛除痹；泽兰、香附、沙苑子可以通行肝胆经循行之处，以活血、利湿、行气、止痛，以上共为佐药。徐长卿、豨莶草、秦艽除用以祛风除湿清热、解毒止痛外，兼以佐制大量补肾强督之过于温热，共为佐使药。方中多藤类药物，使药效直达四末，加强祛风湿、通络止痛之功。诸药合用，使肾元复、督脉壮、经脉通、筋骨强。

二诊：患者诉右髋关节疼痛减轻，局部压痛，无晨僵，无畏

寒，饮食、睡眠可，二便调。舌淡红，苔薄白黄相间，脉沉略弦滑。上方减徐长卿，加砂仁、炒薏苡仁，减醋延胡索用量。

此后患者规律复诊，症状稳定。

【按】阎师认为本病的发生主要是素体肾、督二经阳气不足，感受风寒湿邪，阳气不得开阖，气血不化，经脉瘀阻。脊背腰胯之阳气失于布化而致关节俯仰不利，脊柱僵曲。脊柱属督脉经，腰背部属于膀胱经，肾与膀胱相表里，故寒邪深侵时，肾督二经同受寒邪侵袭，日久发为大偻。故在诊治大偻时常用补肾强督法、健脾和胃法、活血通络法等。

阎师给该患者施以补肾壮督祛寒、活血化瘀通络之剂。方中狗脊"坚脊，利俯仰"，为君药。鹿角镑益肾壮督强腰，续断、桑寄生补肝肾、强筋骨；羌活、独活散风除湿、蠲痹止痛，治督脉为病、脊强而折，共为臣药。郁金、片姜黄、防风、桑枝善除上肢肩背之风湿痹痛，配以泽兰、伸筋草、鸡血藤、青风藤、海桐皮、醋延胡索活血行气、解郁通经、活络止痛除痹；徐长卿、豨莶草、秦艽除用以祛风除湿清热、解毒止痛外，兼以佐制大量补肾强督之过于温热，共为佐使药。方中多藤类药物，使药效直达四末，加强祛风湿、通络止痛之功。诸药合用，使肾元复、督脉壮、经脉通、筋骨强。服药后患者髋关节疼痛明显减轻。

【病例8】

姓名：王某，女，25岁

主诉：右膝、右髋关节疼痛，腰骶部疼痛3年余。

现病史：患者于3年前无明显诱因出现右膝关节、右髋关节、腰骶部疼痛，右膝关节肿胀，活动受限，夜间痛明显，就诊于当地某三甲医院，查ESR 90mm/h，余检查不详，诊断为"AS"，行药物及理疗后疼痛略微好转，并自服中药1年余（具体用药不详），病情稳定。后患者间断服用药物（具体用药不详）治疗，现为进一步诊治来阎师门诊。现症见：患者右膝关节疼痛，活动受限，右髋关节处疼痛，腰骶部疼痛，夜间痛，晨僵约5分钟，偶有胸闷，无明显畏寒，无口干、眼干，疲倦乏力，纳可，寐可，二便调。

既往史：否认慢性疾病史。

过敏史：否认药物、食物过敏史。

家族史：否认家族遗传病史。

体格检查：指地距：48cm，颌柄距：0cm，枕墙距：0cm，胸廓活动度：2cm，schober：5cm，双4字试验无法完成。舌淡红略暗，苔白，脉沉弦滑。

辅助检查：暂缺。

诊断：中医：大偻　肾虚督寒证

　　　　西医：强直性脊柱炎

治法：补肾养肝，壮骨强筋，温阳利湿，活络利节

处方

桑寄生25g	狗脊25g	续断25g	独活12g
郁金15g	鸡血藤25g	千年健15g	生杜仲20g
佛手15g	伸筋草25g	葛根25g	防风15g
片姜黄15g	醋延胡索20g	海桐皮15g	仙灵脾10g

补肾强督方1付

水煎服，日1剂，早晚分服

方解：处方中补肾强督方为基础，起到补肾强督，养肝荣筋，活血通络的功用，同时加强补肾壮骨之品的运用，如桑寄生、狗脊、续断、仙灵脾、生杜仲等；千年健、海桐皮祛风湿，健筋骨，活血止痛；鸡血藤、伸筋草活血、养肝、荣筋；防风、片姜黄，寓"推气散"之意，配合佛手，共奏行气止痛之功；郁金、醋延胡索活血、通络、止痛。葛根、独活祛风胜湿，独活又可引药下行。全方共奏补肾养肝，壮骨强筋，清热除湿，活络利

节之效。

二诊： 患者诉服药1个月后症状减轻，服中药期间大便日2~4次，质稀，色黑，无里急后重感，纳眠可，小便可，舌淡红暗，苔白，脉沉略弦细。中药加减：加泽兰20g，醋香附15g以活血通络止痛；狗脊、桑寄生加量至30g，以增强补肾强督之功；鸡血藤加量至30g，以养血活血；葛根加量至30g以祛风除湿；加用徐长卿15g，疏肝和胃止痛；减佛手。

三诊： 患者诉近1月右髋关节、腰骶部及右膝关节疼痛加重，夜间疼痛明显，无明显僵硬感，活动受限。左侧臀部偶有疼痛，畏寒，无汗出，纳眠可。服中药期间大便质稀，不成形，日2~4次，小便调。舌淡红略暗，苔白，脉沉略弦细。中药加减：生杜仲加量至25g以增强补肾之功，伸筋草加量至30g，醋延胡索加量至25g，泽兰加量至25g以增强活血通络，行气止痛之力，去千年健、仙灵脾，加佛手15g行气止痛，青风藤20g以通达四末。

四诊： 患者服药1个月后诉右髋关节、腰骶部及右膝关节疼痛，服药后稍减轻，但行走困难，尤以右膝关节为甚，夜间疼痛加重，晨僵2小时左右，左臀部稍感疼痛，轻微畏寒，口干喜饮，纳寐可，大便稀，日2~3次，小便调，舌淡红略暗，边有齿痕，苔白，脉沉略弦细。处方加减：泽兰加量至30g，青风藤加量至25g，去海桐皮、徐长卿、佛手，加仙灵脾10g，桑枝25g，千年健15g，补骨脂20g，处方中加强了补肾强骨、通络利节之品的运用。

五诊： 患者服药1个月后诉右髋关节、右膝关节、双肩关节及足跟部疼痛，活动受限，腰骶部疼痛，弯腰受限，晨僵2~3分钟，活动后缓解，时有双侧拇指关节疼痛，怕风怕凉，无多汗、口干眼干，食欲差，睡眠可，大便稀溏，日2~3次，小便可。舌淡红暗，苔白，脉沉略弦细。处方加减：补骨脂加量至25g，去醋香附、仙灵脾、千年健，加佛手15g、海桐皮15g、徐长卿15g。

六诊： 患者服药1个月后诉右髋关节、右膝关节疼痛，下蹲、弯腰受限，双肩关节及右足跟偶有疼痛，晨僵不明显，口干、眼干，纳可，夜眠佳，大便溏，不成形，日2~3次，小便可。舌淡红略暗，苔白，脉沉略弦滑。处方加减：醋延胡索加量至30g，桑枝加量至30g，去泽兰、海桐皮，加茯苓30g，白芥子6g以增强健脾利湿、消痰散结之功。

此后患者每3~6个月复诊一次，症状稳定。

【按】本例患者为青年女性，病程较长，强直性脊柱炎诊断明确，且以外周关节受累为主，但治疗上我们可以看到在诊治强直性脊柱炎外周关节受累之时，阎师仍十分重视补肾壮骨，时刻以补肾壮骨为根本，同时结合患者受累部位，适当选用引经药物，处方中可以看到泽兰的运用，泽兰味苦、甘、辛，性微温，主要作用是行血、利水，补而不滞，行而不峻，性质和平，且其入肝经，阎师常用其治疗肝胆经循行部位的疼痛、瘀滞，具有较好的临床效果。此外，患者为青年女性，病程较长，关节疼痛明显，在治疗上除补肾壮骨、养肝荣筋、活血通络等治疗外，阎师还注意调畅气机，如佛手等的运用，一可行气、通络、止痛，二则利水、消肿；三又能行气以疏肝、健脾，调畅患者情志。

阎师认为风湿病患者由于长期反复的关节肿胀或疼痛、僵硬、关节活动受限、不利，甚至畸形，导致生活不能自理，从而严重影响患者的情绪。由于心里的负担，患者往往迫切希望得到有效的治疗，并且以最短的时间控制病情，出现盲目求医，失去了最佳治疗的时间，延误病情，迁延难愈、反复发作，导致病情逐渐加重；或者患者往往自觉病情好转而自行停药；惧怕疼痛，关节活动受限，终日躺在床上，不去锻炼；同时又畏惧影响形象，加之经济、社会以及工作压力，广泛存在多种内在和外在因素导致了不良的心理健康状况。临床常表现为心情抑郁、焦虑及恐惧。这些情绪极易影响肝的疏泄功能，导致肝气升降失调，肝气郁结，气机郁滞，气血运行不畅，痰瘀互结，不通则痛，加重关节的肿胀和疼痛。肝郁乘脾，肝气犯胃，从而影响脾的升清，胃的降浊，患者常出现胃酸、胃痛、胃胀等不适。久之则脾胃受纳运化不足，形成气血生化乏源，导致气血亏虚，抵御外邪能力下降，病情则容易反复发作。朱丹溪在《金匮钩玄》中说："七情伤气，郁结不舒……发为诸病。"从肝脾失调所导致风湿病的发病机理可知，情志因素在发病当中起着很重要作用，它是肝脾失调重要的发病与犯病诱发因素。由此可见，在风湿病患者的诊治中，疏肝行气健脾之品的运用是十分必要的。

【病例9】

患者： 段某某，男，14岁

主诉： 间断左膝关节肿痛2年余，双侧腹股沟疼痛4月余。

现病史： 患者2010年初无明显诱因出现间断左膝关节疼痛，休息后可缓解，未予重视。于2010年6月突然出现左膝关节肿痛，无发热，就诊于当地某三甲医院诊断为"滑膜炎"，给予抽关节液及静点青霉素后，症状缓解。2010年9月无明显诱因出现双侧腹股沟间断性疼痛，左侧明显，就诊于当地某三甲医院查CRP 1.96mg/dl，ESR 36mm/h，HLA-B27（+）。左髋关节核磁示"左侧骶骨、髂骨异常信号"，考虑"幼年型关节强直性脊柱炎（juvenile ankylosing spondylitis，JAS）"，给予SASP，白芍总苷胶囊，MTX等治疗（具体用量不详），未坚持服用。2011年2月初就诊于北京某三甲医院，行骶髂关节MRI，报告未见，阅片示"左侧骶髂关节炎II~III级"，明确诊断为"JAS"，现为求进一步诊治来阎师门诊就诊。现症见：久行、久立后左侧腹股沟疼痛，左膝关节时有疼痛，无腰背痛、足跟痛，无口干，无明显畏寒，纳可，眠尚可，二便调。

既往史：否认慢性疾病史。

过敏史：否认药物、食物过敏史。

家族史：否认家族遗传病史。

体格检查：枕墙距：0cm，颌柄距：0cm，左4字试验（±），schober征：8cm。舌淡红，苔黄白相间，脉沉细尺弱。

辅助检查：暂无。

诊断：中医：大偻　肾虚督寒证

　　　　西医：幼年强直性脊柱炎

治法：补肾强督，活血通络

处方

桑寄生12g	独活8g	续断12g	狗脊15g
生杜仲12g	桂枝6g	赤芍6g	白芍6g
麸炒白术10g	生山药10g	徐长卿8g	醋延胡索8g
青风藤8g	郁金8g	补骨脂10g	茯苓15g

水煎服，日1剂，早晚分服

方解：处方中以桑寄生、续断、补骨脂、狗脊、生杜仲补肾强督为君；桂、芍调和营卫，白术、山药、茯苓健脾和胃，共为臣药；佐以青风藤、徐长卿祛风湿、通经络，郁金、醋延胡索活血、通络、止痛，独活为使，引药下行，全方用药轻灵，配伍精妙，共奏补肾强督、活血通络之功。

二诊：服药2个月后，患者未至，家属代述：活动剧烈时双腿疼痛，无腰痛，其余关节无明显不适，无畏寒，无口干，纳眠可，二便调。

处方

续断15g	狗脊20g	郁金10g	青风藤12g
徐长卿10g	醋延胡索10g	补骨脂12g	桑寄生18g
独活8g	赤芍10g	豨莶草10g	知母10g
桑枝15g	络石藤15g	生杜仲15g	羌活10g

麸炒白术10g　生山药15g　　骨碎补12g

水煎服，日1剂，早晚分服

三诊： 患者间断服药4个月，现诉剧烈活动时稍感右膝关节疼痛，无腰痛，无晨僵，无畏寒，无口干、口苦，无腰酸，纳眠可，二便调。舌淡红略暗，苔薄白，脉沉略弦细。

辅助检查：外院查CRP 10.8mg/dl，ESR 7mm/h，血常规未见明显异常。

上方续断加至18g，醋延胡索加至12g，桑枝减至12g，加山萸肉12g，去郁金。

四诊： 患者服药2个月后，家属代诉：现左侧下肢无力，大腿根明显，右膝关节疼痛消失，无腰痛，无晨僵，无畏寒，无口干、口苦，纳眠可，二便调。

上方醋延胡索加至15g、独活加至10g、知母加至12g以防诸热之品化热之嫌疑、生杜仲加至20g、桑枝加至15g、麸炒白术加至12g、山药加至18g、山茱萸加至15g，继续增强补肾健脾、通络利节之功。

五诊： 患者服药2个月后，诉双下肢无力感消失，期间左膝关节疼痛1次，持续2日后消失，无腰痛，无晨僵，无畏寒，无口干、口苦，纳可，眠可，二便正常。舌淡红略暗，苔白，脉沉略弦。

辅助检查：血常规无异常，ESR 5mm/h，CRP 6.4mg/dl。

上方续断加至20g、醋延胡索减至12g、络石藤减至12g，加熟地10g、砂仁8g以补肾健脾，补而不滞。

六诊： 患者服药2个月后，诉左膝关节活动后疼痛，其余部位无明显疼痛，无晨僵，食欲可，睡眠可，二便调。舌淡红略暗，苔白，脉沉略弦细。

辅助检查：血常规、肝肾功正常，ESR 20mm/h，CRP 2.36mg/dl。

上方狗脊加至25g、徐长卿加至12g、补骨脂加至15g、桑寄生加至20g、络石藤加至15g、去熟地、砂仁，加生地10g、茯苓15g。

七诊：患者服药2个月后，家属代诉：患者右髋关节活动时疼痛，行动不利，无法爬楼梯，左膝关节活动后疼痛，其余部位无明显疼痛，无晨僵，食欲可，睡眠可，二便调。

辅助检查：骶髂关节X线示：双侧骶髂关节显示关节面毛糙模糊，部分腰椎椎体前缘显示略平，强直性脊柱炎改变可能，双膝关节未见明显异常。

上方续断加至25g、豨莶草加至12g、桑寄生加至25g、赤芍加至12g、青风藤加至15g、醋延胡索加至15g、羌活加至12g、生杜仲加至25g，处方继予补肾健脾、活血通络之品。

八诊：家属诉服药2个月后症状好转，只有长时间及剧烈活动后疼痛，现可爬楼梯，左膝关节无明显疼痛，无晨僵，食欲可，睡眠可，二便调。舌淡红，苔薄白，脉沉略弦细。

中成药口服：①补肾舒脊颗粒6g 日三次 口服；②白芍总苷胶囊0.6g 日三次 口服；③瘀血痹胶囊3片 日三次 口服。

【按】本例为幼年强直性脊柱炎患者，在诊治之时，阎师时刻强调补肾壮骨为本，肾为先天之本，主藏精、精生髓，髓满则骨健。此发病年龄段正值肾气渐充渐旺之时，然因肾虚、邪深侵，而致肾精亏、肾骨损而出现倦怠乏力、生长发育受限等；此外要注意健脾和胃为要，脾为后天之本，脾气健旺，方能化生气血，和调五脏。若脾失健运、胃失和降必致纳谷欠馨、脘腹胀满、乏力便溏、形体瘦小等。《内经》曾云："人赖天阳之气以生，而此阳气并行于脾胃，人赖地阴之气以长，而此阴气须化于脾胃，人赖阴精之奉以寿，而以阴精源于脾胃，人赖营气之充以养，而此营气必统于脾胃。"因此在辨治之时始终均要应用健脾和胃之品：如白术（焦或土炒为佳）、生山药、陈皮、焦三仙、炒莱菔子、砂仁、香稻芽、炒谷芽等。《脾胃论》中云："脾胃不足之源，乃阳气不足，阴气有余。"也正因如此，大部分医家认为脾常阳不足而阴有余。但阎师认为我们应该意识到脾阴对脾之生理作用的发挥乃至整个人体脏腑真元的存亡至关重要，人体每一脏都有阴阳两个方面，阴阳俱存才有形质之体，脾之阴阳俱存形成有形质之脾体，脾体发挥脾之功能，运化水谷，升发清气，是脾之用阳，脾体阴而用阳。脾主运化、主升，脾阳与脾阴，缺一不可，脾阴与脾阳，既相互制约，又相互依存，相互为用，在脾阴和脾阳协调运动的同时，彼此相互制约，维持相对的阴阳动态平衡，共同完成脾主运化、主肌肉、升清、统摄血液的作用，因此在临证中注意"益脾阳"与"滋脾阴"相伍为用，临床常用药对包括白术配山药、生炒薏苡仁合用，常用方剂参苓白术散。

【病例 10】

患者： 王某，男，8 岁

主诉： 左髋关节、左侧腹股沟疼痛半年。

现病史： 患者半年前出现左髋关节、左侧腹股沟疼痛，行走时跛行，热敷后减轻，于当地医院行检查，未明确诊断，予抗生素（具体药物不详）治疗两周后未见明显好转。1 周前于徐州某三甲医院查 HLA-B27（+），髋关节 MRI 示"左髋臼骨髓水肿，周围软组织无肿胀，左髋关节少量积液，考虑炎性改变可能大"，RF（-），ESR 正常，CRP（-），AMA-M2，抗组蛋白抗体、抗SMD1 抗体、SSA、SSB、Scl-70、CENP、JO-1 抗体均为阴性，未明确诊断及治疗，现为求进一步诊治就诊于阎师门诊。现症见：左侧腹股沟疼痛，跛行，纳眠可，二便调。

既往史： 既往有"眼炎"病史（具体不详），否认其他慢性疾病史。

过敏史： 氨基比林过敏，否认其他药物、食物过敏史。

家族史： 否认家族遗传病史。

体格检查： 舌淡红略暗，苔白，脉沉细。

辅助检查： 暂缺。

诊断： 中医：大偻　肾虚湿热证

西医：儿童未分化脊柱关节病

治法： 补肾壮骨，健脾和胃，清热利湿，活血通络

处方

狗脊12g	续断10g	桑寄生10g	鹿角霜5g
泽兰8g	郁金6g	防风6g	片姜黄6g
桂枝5g	赤芍6g	伸筋草10g	羌活6g
独活6g	麸炒白术8g	生山药10g	香附6g
茯苓10g	猪苓6g	泽泻8g	徐长卿6g

水煎服，日1剂，早晚分服

方解： 方中狗脊、鹿角霜补肾督、温肾阳，桑寄生、续断补肝肾、强筋骨为君；麸炒白术、生山药健脾益胃，桂、芍调和营卫为臣；佐以防风、片姜黄行气止痛，泽兰、郁金、香附、泽泻以通行肝胆经循经部位之瘀，伸筋草、徐长卿祛风除湿，茯苓、猪苓健脾、清热、利湿、消肿；羌独、活祛风除湿，且为引经之品，为佐使药。全方以达补肾壮骨、健脾和胃，清热利湿，活血通络之效。

二诊： 患者服药1个月后，现左髋关节疼痛，活动受限，左膝关节疼痛，纳眠可，二便调。舌淡红略暗，苔白，脉沉略弦细尺弱。

辅助检查： 髋关节MRI示：左侧髋关节少许积液，局部骨质破坏，并累及盆腔左缘。髋关节CT：左侧坐、耻骨骨质破坏伴增生。周围软组织水肿，左髋关节少量积液，首先考虑感染性病

变。左股骨近端骨质疏松。

中药加减：续断加至12g，桑寄生加至12g，增强补肾壮骨；泽兰加至10g，郁金加至8g以活血通络，通行肝胆经循行之径，伸筋草加至12g，羌活加至8g，茯苓加至15g，泽泻加至10g，加青风藤10g、炮山甲6g（现已停用）、醋延胡索10g继续增强活血通络之功。

三诊：患者服药3周后，现左侧髋关节疼痛，活动受限，左膝关节疼痛，无关节肿胀，无明显发热，膝关节无法完全伸直，右膝关节偶有疼痛，无明显晨僵。

处方加减：鹿角霜5g加至6g，桂枝5g加至6g，去猪苓、泽泻。

四诊：患者诉服药3周后膝关节疼痛减轻，仅阴天复发1次，现髋关节敲击时疼痛，下肢外展受限，入睡时大汗出，畏寒，纳眠可，二便调。舌淡红，苔薄白，脉沉略弦细。

处方加减：片姜黄加至8g，香附加至8g，去茯苓。

五诊（2012年10月18日）：患者诉服药后髋关节疼痛减轻，无膝关节疼痛，下肢略能外展，入睡时仍出汗，畏寒，纳可，寐安，二便调，舌淡红暗，苔薄白，脉沉弦细。

辅助检查：肝肾功、尿常规正常，CRP 0.16mg/dl，血常规：WBC 5.95×10^9/l，HGB 118g/L，血小板（PLT）275×10^9/L，ESR 6mm/h。

处方加减，山药加至12g，去泽兰，加黄芪10g以补气和营，海桐皮8g。

此后患者每1~2月复诊1次，髋关节疼痛消失，关节功能进一步改善。

【**按**】在本例患者的诊治和用药中，体现出阎师针对"稚阳"之体，提出莫忘护阴，防其化热的治疗理念，小儿生机蓬勃，发育迅速，且年龄愈幼，发育的速度也越快。古医家称小儿的这种状态为"稚阳"。稚阳之体，对水谷精微的需求迫切，所以常常感到阴的不足，即营养物质等不足，阴不足则有从热化、生热之嫌，故应加入清热之品等。另外，此类患者多本虚标实，湿热内蕴，痹阻肢节，治宜清热、除湿、利节，故辨治之时，常用苍术、关黄柏、知母、忍冬藤、豨莶草、络石藤、生石膏、连翘、双花、生甘草等清热、除湿、利节，同时莫忘伍入陈皮、麸炒白术、生山药、茯苓、苡米、鸡内金、焦三仙、炒莱菔子、香稻芽、炒谷芽、砂仁等健脾开胃之品，并酌加桑寄生、牛膝、骨碎补、生杜仲等补肾壮骨之品。

【病例11】

患者：张某，男，24岁

主诉：腰背、双髋关节疼痛6年余，双膝疼痛6月余。

现病史：患者于6年前无明显诱因出现腰背、双髋关节疼痛，未系统诊治。4年前患者腰背疼痛较前加重，平卧不能转身，于当地医院查HLA-B27（+），骶髂关节CT示"双侧Ⅱ～Ⅲ级改变"，并住院治疗，查ESR 54mm/h，CRP 2.59mg/dl，诊断为"AS"，给予静点前列地尔注射液、鹿瓜多肽注射液等治疗，经治后上述症状好转出院，并坚持在阎师门诊继续服用中药治疗，腰背疼痛无加重。6个月前患者无明显诱因出现双膝关节疼痛，活动后加重，晨起疼痛较轻，现为求系统治疗就诊阎师门诊。现症见：腰背疼痛，夜间较甚，活动后减轻，背部晨僵约10~20分钟，双膝关节疼痛，活动后加重，晨起疼痛较轻，畏寒喜暖，自汗，无眼干、口干，纳可，眠差，多梦易醒，二便调。

既往史：否认慢性疾病史。

过敏史：否认药物、食物过敏史。

家族史：否认家族遗传病史。

体格检查：枕墙距：0cm，颌柄距：2cm，指地距：5cm，胸廓活动度：6cm，Schober试验：5cm，脊柱活动度：45度，4字试验：左阳性，右阳性。舌淡红略暗，苔薄白，脉沉细，寸脉略浮。

辅助检查：双光能X线骨密度T值：腰椎1~4T值：–0.5，股骨颈T值：–0.7，股骨粗隆T值：–1.4，全部T值：–1.0。超声骨密度：左足：骨强度指数至少低于年轻健康成年人平均值的10%~25%，有中度骨质疏松性骨折的危险；右足：骨强度指数至少低于年轻健康成年人平均值的25%，有重度骨质疏松性骨折的危险。ESR 16mm/h。CRP 1.28mg/dl。膝关节B超示：右膝关节内侧少量关节腔积液。右膝关节MRI示：未见明确异常。

诊断：**中医**：大偻、骨痿　肾虚寒湿证

　　　　西医：1.强直性脊柱炎　2.骨质疏松症

治法：补肾壮骨，养肝荣筋，活血通络

处方

炒白芥子6g	乌药12g	鹿衔草10g	醋延胡索25g
徐长卿15g	泽兰30g	郁金15g	青风藤30g
玄参20g	桑枝30g	鸡血藤30g	伸筋草30g
片姜黄15g	防风15g	独活12g	羌活15g
知母20g	赤芍15g	桂枝10g	狗脊35g
续断30g	桑寄生30g	骨碎补20g	补骨脂20g

水煎服，日1剂，早晚分服

方解：处方中以烫狗脊、续断、桑寄生、骨碎补、补骨脂、鹿衔草补肾壮骨为君药；桂、芍调和营卫，藤类、徐长卿、伸筋草通达四肢、养肝荣筋；玄参、泽兰、郁金活血通络；炒白芥子化痰逐饮，散结消肿，配伍行气之品乌药、防风、片姜黄以增强祛瘀、活血、逐痰、散结之功；知母可防热性药物化热之嫌；羌、独活祛风除湿，通行上下。全方共奏补肾壮骨、养肝荣筋、活血通络之效。

二诊：患者服药1周后，腰背疼痛较前明显减轻，右膝关节

仍时有疼痛。舌脉同前。

辅助检查：血沉较前下降为2.2mm/h。

处方加减：鹿衔草15g、独活15g、骨碎补25g。

西医治疗：①鹿瓜多肽注射液16mg 日1次 静点

中成药：①寒痹外用方贴敷右膝关节

三诊：患者服药1个月后，除右膝关节仍时有疼痛外，余关节及腰背部已无明显不适，畏寒减轻，尿频、尿急、尿等待。

处方加减：去白芥子、乌药、鹿衔草、徐长卿、泽兰、玄参、鸡血藤，加盐关黄柏10g、砂仁10g、绵萆薢15g、盐益智仁12g以清热渗湿。

四诊：患者服药1个月后，病情基本缓解，查体：枕墙距：0cm，颌柄距：0cm，指地距：0cm，胸廓活动度：7cm，Schober试验：6cm，脊柱活动度：45度，4字试验：左阴性，右阴性。双光能X线骨密度T值：腰椎1~4T值：–0.1，股骨颈T值：–0.4，股骨粗隆T值：–1.0，全部T值：–0.5。

处方加减：去盐关黄柏、郁金，加生甘草6g、香附15g，继服30剂以巩固疗效。

此后患者规律复诊，病情稳定。

【按】患者青年男性，强直性脊柱炎伴骨质疏松，同时伴有外周关节受累，阎师诊治强直性脊柱炎之时，强调补肾壮骨的运用，在此患者的病程中则充分证实，即使是青年男性，若强直性脊柱炎不及早、及时给予补肾壮骨之品，则会出现骨质疏松、骨量减少等情况，一方面是因为强直性脊柱炎的根本病因是肾精亏虚，肾虚则骨失所养，造成骨量较少；另一方面强直性脊柱炎患者因疼痛造成活动受限，活动减少，亦会造成骨质疏松的发生，因此在治疗强直性脊柱炎之时，阎师强调，无论病程长短，均应早期应用补肾壮骨之品，这也是中医治未病的体现。肾主骨理论源于《内经》,《素问·宣明五气》说:"肾主骨"。《素问·阴阳应象大论》说:"肾生骨髓""在体为骨"。《素问·六节脏象论》说肾"其充在骨",都是说肾中精气充盈,才能充养骨髓,骨的生长发育有赖于骨髓的充盈。《素问·痿论》曰:"肾气热则腰不举,骨枯而髓减,发为骨痿"。《中藏经·五痹》说:"骨痹者。乃嗜欲不节,伤于肾也"。由此,说明骨的生长发育与肾的精气充足密切相关,肾精足则髓强而骨壮;骨之受损,其治本乎肾,补肾填精乃壮骨之基础。强直性脊柱炎的主要临床表现为脊柱、腰背疼痛,僵硬、屈伸不利。中医归为痹病范畴。然其疼痛部位以腰、骶、骨关节为主,腰为肾之府,所以本病与肾、骨关系极为密切。若肾督正气不足或因风寒湿热诸邪(尤其是寒湿偏重者)深侵肾督,致督阳受损,开阖不得,肾精亏虚,骨失淖泽,而致骨痹病僵,脊柱僵曲。这里肾精亏虚是发病的关键,肾精乃人体正气的物质基础,不论是先天之精不足,还是后天之精失养,均可导致人体正气衰弱,不能抵御外邪,而致风寒湿热诸邪侵袭。督脉起于胞中,行于脊里,并从脊里分出属肾,故督脉的充盛亦与肾密切相关。《医学衷中参西录》说:"凡人腰痛,皆脊梁处作痛,此实督脉主之……肾虚者,其督脉必虚……",肾虚亦可致督脉受损,阳气不足,邪气易袭。邪气深侵肾督又使得肾精更为亏虚。所以在临床治疗本病时常遵"肾实则骨有生气"之说,在强直性脊柱炎的患者治疗过程中,十分强调补肾壮骨、温阳强督的重要性。

【病例12】

患者: 陈某某,男,20岁

主诉: 腰骶疼痛1年。

现病史: 患者自诉1年前无明显诱因出现腰骶及左侧骶髂关节疼痛,左侧颈肩部不适,2018年8月就诊于郑州某三甲医院,查 HLA-B27（-），骶髂关节 CT 示"双侧骶髂关节炎，盆腔积液"，诊断为"腰痛 AS？"，给予口服药物后，疼痛症状较前缓解（具体药物不详），故患者为求进一步诊治于今日来阎师门诊就诊。现症见：左侧骶髂关节酸痛，左侧颈部不适，伴怕热，多汗，无明显头晕、头疼，口干，无口苦、口黏，喜冷饮，纳可，夜寐安，大便日 2 次，质干，小便黄。

既往史： 否认慢性疾病史。

过敏史： 否认食物及药物过敏史。

家族史： 否认家族遗传病史。

体格检查： 指地距：12cm，颌柄距：2cm，枕墙距：1cm，胸廓活动度：4cm，schober 试验：5cm，双 4 字试验（+）。舌质红略暗，边有齿痕，苔白黄，脉沉细弦。

辅助检查：（2018-8-22 某三甲医院）骶髂关节 CT 示：双侧 Ⅱ～Ⅲ级改变。

诊断：中医： 大偻　肾虚湿热证

　　　　西医： 强直性脊柱炎

治法： 补肾强督，清热健脾利湿

处方

狗脊 25g	续断 25g	桑寄生 25g	杜仲 20g
桂枝 10g	赤芍 10g	知母 10g	防风 12g
片姜黄 12g	桑枝 25g	醋延胡索 25g	鹿角霜 10g
伸筋草 25g	葛根 25g	羌活 12g	独活 12g
豨莶草 15g	郁金 15g	泽兰 25g	徐长卿 15g

水煎服，日 1 剂，早晚分服

方解： 方中狗脊、续断、桑寄生、杜仲、鹿角霜补肾强督；桂枝、赤芍调和营卫，顾护藩篱；伸筋草、葛根舒筋活络；豨莶草祛风除湿，利关节；郁金、泽兰、徐长卿行气散结；防风、片姜黄、桑枝、醋延胡索加强气的推动力量；知母滋阴清热，养阴生津；羌活、独活引药入经。全方共奏补肾强督，健脾清热利湿之效。

二诊：患者诉服药2周后疼痛均减轻，颈肩部疼痛僵硬较前好转，纳可，夜寐安，无夜间疼痛，二便调。舌红苔白黄，脉略沉细。

继续加强补肾强督之品的运用，调整狗脊为30g、桑寄生为30g、杜仲为25g；加强气的推动力量，调整防风为15g、桑枝为30g；肩颈部仍有疼痛，调整伸筋草为30g、葛根为30g；加强引药入经力量，调整羌活为15g、独活15g；调整知母为15g。

后患者规律复查，定期复诊，病情稳定。

【按】患者青年男性，为强直性脊柱炎高发年龄段，以腰骶部疼痛为主要症状，肾气不足，多关节疼痛间断发作并逐渐加重，肾督虚寒湿盛，久病郁而化热。加之患者为青壮年男性阳气旺盛，邪从热化，故出现肾虚湿热偏盛之象。阎师认为大偻的发病根本在于肾督正气不足，外与风寒湿热等邪气入侵，客于肌肤筋脉有关。在治疗时，阎师强调标本兼顾，谨从"急则治其标，缓则治其本"原则，急性期以清热除湿治其标，但同时不忘补肾健脾顾其本。缓解期以温补肾督，健脾养肝治其本，但要兼顾祛湿利节，不忘清其化热之余邪。结合本案，结合患者病症舌脉四诊合参可辨为肾虚湿热证，治疗以补肾祛湿，清热利节，活血通络为原则，同时注重调和脾胃顾护其本。本病的治疗体现了阎师"调阴阳之态势，平正邪之盛衰，解寒热之错杂，消虚实之偏颇"的治疗理念。

阎师在诊治大偻中形成了以"寒热为纲"的辨证思路，执简驭繁，分为肾虚督寒证和肾虚湿热证，此病例为肾虚湿热证的典型代表，方以补肾强督清化汤加减。在临证中，常见到以湿热之象为表现的病证，虽以清热化湿为主，但不能忘记肾虚督亏是大偻的根本内因，在清热化湿的大法之下，不能忘记补肾强督。阎师在应用清法时，注重"清脏腑"内在之热，又注重清除致病之始动因素——"清邪气"，既要顾护内在之根本，又要清除体内体表滞留之邪，"内外兼顾"方可药到病除。

【病例13】

患者： 李某，男，36岁

主诉： 腰背及双侧骶髂关节疼痛1年余。

现病史： 患者2018年7月无明显诱因出现左侧骶髂、后背及前胸僵硬疼痛不适，右侧骶髂关节疼痛活动后明显加重，就诊于当地医院，查HLA-B27（+），考虑诊断为"AS"，予"益赛普25mg皮下注射，每周2次"，规范治疗3个月，自行改为疼痛时注射，持续治疗3个月后自行停药，近期腰骶疼痛于我院住院治疗，口服沙利度胺50mg每晚1次、SASP 1g日2次、依托考昔片120mg日1次，经治疗症状较前改善，现为求中药治疗，遂来就诊。现症见：左侧骶髂关节偶有疼痛，行走时疼痛明显，无明显僵硬，无恶寒，汗多，无口腔溃疡，背部可见红色皮疹，时有瘙痒，纳可，夜寐安，大便日1~2次，成形，小便调。

既往史： 痛风病史5年余，否认其他慢性疾病史。

过敏史： 否认食物及过敏史。

家族史： 否认家族遗传病史。

体格检查： 指地距：18cm，颌柄距：2cm，枕墙距：2cm，胸廓活动度：1cm，schober试验：5cm，双4字试验（+）。舌质红略暗，苔白，脉沉弦略滑。

辅助检查： 骶髂关节CT示：符合强直性脊柱炎，左侧骶髂关节面为著。骶髂关节及双髋关节MRI示：双侧骶髂关节面硬化，骨髓内水肿，符合强直性脊柱炎表现，双髋关节轻度退变，关节腔少量积液。

诊断：中医： 大偻　肾虚督寒证

　　　　西医： 强直性脊柱炎

治法： 补肾强督，散寒除湿

处方

狗脊30g	桑寄生30g	生杜仲25g	鹿角霜10g
桂枝10g	赤芍10g	防风15g	片姜黄15g
桑枝25g	醋延胡索25g	青风藤25g	秦艽25g
伸筋草25g	葛根25g	知母15g	茯苓30g
补骨脂15g	羌活12g	独活12g	徐长卿15g
醋鳖甲30g（先煎）		郁金15g	

水煎服，日1剂，早晚分服

方解： 方中狗脊、桑寄生、生杜仲、鹿角霜、补骨脂补肾强督；桂枝、赤芍调和营卫，顾护藩篱；防风、片姜黄、桑枝、醋延胡索、郁金行气散结，加强气的推动力量；青风藤、伸筋草、秦艽、葛根，祛风止痛，舒筋活络；茯苓、徐长卿补脾化湿；醋鳖甲、知母滋阴清热；羌活、独活引药入经；全方共奏补肾强督，散寒除湿之效。

二诊： 患者诉服药1个月后，左侧骶髂关节疼痛减轻，偶有不适，后背及肩颈部僵硬不适，服药后汗出多，纳可，夜寐安，大便日1~2次，成形，小便调。舌淡红，苔白黄，脉沉弦略滑。

中药处方调整： 患者背部，肩颈部僵硬不适，调整生杜仲为30g、桑枝为30g、葛根为30g；仍时有骶髂关节疼痛，调整秦艽为30g、伸筋草为30g；加强引药入经的力量，调整羌活为15g、独活为15g；减徐长卿，加生薏苡仁35g。

三诊： 患者诉服药1个月后，现时有劳累后左侧骶髂关节疼痛，腰背部疼痛较前减轻，偶有不适，余关节无明显不适，汗出较前好转，下肢水肿（±），偶有乏力，困倦，纳可，夜寐安，二便调。舌淡红，苔白黄，脉沉弦略滑。

处方：患者因劳累后，症状较前加重，调整鹿角霜为12g、补骨脂为18g；现患者纳可，二便正常，无明显水肿，减茯苓、生薏苡仁，加泽兰30g，调整赤芍为12g。腰背部及上肢疼痛较前减轻，减葛根，调整羌活为12g。

四诊：患者规律服药个月后1个月后病情平稳，期间近出现2次骶髂关节酸痛，劳累后诱发，休息后可缓解，偶有腰背部僵硬疼痛，偶有颈部不适，无明显畏寒，无明显口干，纳可，夜寐安，大便日1~2次，成形，小便调。

中药处方调整：患者仍有腰背部疼痛，减鹿角霜，加鹿角镑10g以增强督之功；患者四肢关节无明显疼痛，调整秦艽为25g、伸筋草为25g；颈部仍有不适，调整羌活为15g；患者现腹股沟疼痛，水肿不明显，调整泽兰为25g。

后患者规律复查，定期复诊，病情稳定。

【按】患者肾督亏虚，阳气不足，风寒之邪深侵肾督，导致胸背部及骶髂关节疼痛，病程迁延不愈。辨证为肾虚督寒证，阎师予以补肾强督、祛寒除湿。方中狗脊、桑寄生、生杜仲、鹿角霜等补肝肾，强筋骨，又能通血脉而调冲任；佐以桂枝、赤芍、知母调和营卫，温经活血通络；防风、桑枝、片姜黄、醋延胡索等增强气的推动力量；羌活、独活入肾、膀胱、督脉以祛脊背风寒之邪，引药入经，上下调和；青风藤、伸筋草祛风除湿；秦艽既辛散苦泄可祛风湿，舒筋活络，又质润而不燥防化热伤阴；茯苓、徐长卿入胃经可温胃止痛，辛散入侵之风寒湿邪；时有自觉胸肋部疼痛，郁金以疏肝解郁、理气止痛；后患者症状较前缓解，效不更方，调整用药。

阎师辨证准确，用药精良，力专效宏。方中注意温补肾阳，强筋健骨，患者邪蕴日久，有化热之势，阎师在祛风驱寒、除湿止痛之时，兼以甘寒清热之品，以防寒湿之邪或从阳化热，或郁

而化热。方中泽兰，味苦而辛散，气香而温，能活血利水，通利
肢节筋脉。阎师在补肾的同时注意养肝的重要性，肝主疏泄，调
畅气机，在治疗中要关注肝脏的疏泄功能，在临证中常常加入疏
肝解郁行气的药物，使全身气机调畅，肝血得通，筋骨得养。

【病例14】

患者：刘某，男，31岁

主诉：腰骶部僵硬伴活动受限3年，左膝关节疼痛2年。

现病史：患者3年前无明显诱因出现腰骶部僵硬不适伴活动
受限，未予重视，自行贴敷膏药后症状较前加重，未进一步诊
治。2年前无明显诱因出现左膝关节疼痛，行走困难，就诊于当
地医院，考虑"AS？"予止痛活血治疗（具体药物不详），症状
未见明显好转，后于当地针灸治疗，症状明显缓解。近1年来患
者腰骶部疼痛僵硬不适，左膝关节时有疼痛，受凉后加重，颈部
时有僵硬不适，间断服用塞来昔布胶囊，患者今为求进一步诊
治，来阎师门诊就诊。现症见：腰骶部僵硬不适伴活动受限，左
膝关节时有疼痛，余关节无明显不适，乏力，畏寒，纳差，眠
可，小便调，大便日1次。

既往史：阑尾炎术后10余年，否认其他慢性疾病史。

过敏史：否认药物及食物过敏。

家族史：否认家族遗传病。

体格检查：指地距：12cm，颌柄距：2cm，枕墙距：1cm，
胸廓活动度：2cm，schober试验：5cm，双4字试验（＋），左膝肿
胀。舌质红，苔白黄微腻，脉沉细弦。

辅助检查：（2019-8-2）骶髂关节MRI示：双侧骶髂关节面
脂肪浸润，关节间隙略窄，考虑为骶髂关节炎。

诊断：**中医**：大偻　肾虚湿热证

　　　　西医：强直性脊柱炎

治法：补肾强督，滋阴清热，健脾祛湿

处方

狗脊30g	桑寄生30g	续断25g	杜仲25g
鹿角镑12g	桂枝10g	赤芍10g	知母12g
防风15g	片姜黄15g	桑枝25g	醋延胡索25g
青风藤25g	秦艽25g	鸡血藤30g	麸炒白术15g
生山药20g	羌活15g	独活15g	醋鳖甲30g先煎

水煎服，日1剂，早晚分服

方解：方中狗脊、桑寄生、续断、杜仲、鹿角镑补肾强督；桂枝、赤芍调和营卫；知母、醋鳖甲滋阴清热；防风、片姜黄、醋延胡索行气活血，加强气的推动；青风藤，鸡血藤除湿消肿，舒筋活血；桑枝、秦艽清热散结，祛风通络，也可制约温补力量太强，导致入里化热；麸炒白术，生山药，补脾祛湿；羌活、独活引药入经；全方共奏补肾强督，滋阴清热，健脾祛湿之效。

二诊：患者服药1个月后，诉腰骶部活动受限较前好转，左膝疼痛较前好转，左大腿根部及胸背部疼痛，颈部僵硬较前好转，畏寒、乏力、汗多，纳可、夜寐安，大便日1次，小便调。

辅助检查：双髋关节MRI示"左侧股骨头坏死可能，双侧髋臼水肿，多发小圆形囊性改变，双侧骶髂关节间隙消失。"

西医治疗：①SASP 0.5g 3次口服；②艾瑞昔布0.1g 日2次口服。

中医治疗，患者仍左膝时有疼痛，畏寒，调整续断为30g，鹿角镑为12g；患者左大腿根部及胸背部疼痛，加丹参30g、泽兰30g、徐长卿15g、海风藤25g，调整桑枝为30g、秦艽30g；减麸炒白术及生山药，加入醋龟甲加强滋阴，益肾健骨，补益气血。

三诊：患者服药1个月后，诉腰骶部活动受限较前明显改善，左髋、左下肢疼痛减轻，胸部偶有憋闷感，疼痛较前好转，汗出，乏力，纳差，夜寐安，小便调，大便日2~3次，质稀溏。舌

红苔白黄，脉沉细。

西医治疗：①SASP 1g 每日 3 次 口服；②艾瑞昔布 0.1g 每日 3 次 口服。

中医治疗，患者腰骶部活动受限较前改善，减续断，调整杜仲为 30g，胸部疼痛较前缓解，减丹参、徐长卿、海风藤；患者乏力，时有汗出，加黄芪 20g、麸炒白术 15g、生山药 25g、知母 15g。

此后患者规律复诊，电话定期随访，病情稳定。

【按】阎师治疗风湿病尤其是大偻之时擅长使用桂枝芍药知母汤，其出自《金匮要略》，阎师择桂枝、芍药、相伍为多，且桂枝、芍药有调和营卫，顾护藩篱之能，阎师并非单纯使用羌活、独活、青风藤、鸡血藤等祛风除湿之药，这是因为痹证以感受风寒湿邪为主，非温不能通其痹，故以温经散寒，宣痹通阳为主，故必用桂枝、芍药，既利于抵邪入侵，有利于祛邪外出，加入知母养阴清热，防邪久化热伤阴，体现了治病求本的思想。

循经辨证是以经络学说和藏象学说为理论指导，根据经络循行、络属脏腑，联系生理病理的特点以及临床症候特点等来确定疾病的经络及脏腑归属，从而确立相应的处方、用药或针刺等。《灵枢·经脉》所说："经脉者，所以能决生死，处百病，调虚实，不可不通也"；《灵枢·本藏》所说："经脉者所以行气血而营阴阳，濡养骨、利关节者也"；《素问·皮部论》曰："外邪客于皮，则腠理开，开则邪入客于经脉，经脉满，则客于脏腑也"。可见疾病的形成和治疗与经络存在密不可分的关系。阎师在治疗大偻中，临证辨治，灵活运用循经辨证，抓主要症状，辨清痛在何处、僵在何位、其属何经、孰与之连、归何脏腑等特点，灵活应用。

【病例 15】

患者：王某，男，33岁

主诉：腰背疼痛6年余。

现病史：患者2013年无明显诱因出现腰背疼痛，就诊北京某三甲医院，检查后诊断为"AS"，口服药物治疗（具体药物不详），服药后半年疼痛减轻，伴见背部僵硬，后逐渐出现双侧腹股沟、双髋关节、双臀、双足跟疼痛，腰椎两侧肌肉疼痛，多次就诊于北京某三甲医院，2016年口服MTX（肌酐升高故停药），服用雷公藤多苷片3个月后停药，1个月后再次口服雷公藤多苷片10mg 日3次+白芍总苷胶囊0.6g 日2次+依托考昔60mg 日1次。患者现为求进一步治疗，来阎师门诊就诊。现症见：腰背僵硬而痛感轻，偶有双髋关节、双腹股沟疼痛，偶有眼干，口不干，散在皮疹伴脱屑，无口腔溃疡，偶有胃胀，反酸，纳可，夜寐差，入睡困难，多梦，大便日1~4次，便溏，小便偶见泡沫。

既往史：IgA肾病10年余，高血压4年，最高为150/110mmHg，口服"缬沙坦氨氯地平1片日2次"控制。否认其他慢性疾病史。

过敏史：无药物及食物过敏。

家族史：否认家族遗传病史。

体格检查：指地距：20cm，颌柄距：4cm，枕墙距：3cm，胸廓活动度：2cm，schober试验：3cm，双4字试验（＋）。舌质红，苔白黄，脉沉细略弦滑。

诊断：中医：大偻　脾肾两虚证

　　　　　西医：1.强直性脊柱炎　2.IgA肾病　3.高血压病3级

治法：补肾强督，健脾利湿

处方

狗脊30g	杜仲30g	桑寄生30g	鹿角霜10g
生地12g	骨碎补15g	补骨脂15g	生山药20g
山萸肉20g	茯苓30g	丹皮10g	泽泻15g

青风藤25g　　秦艽25g　　　生薏苡仁30g　　伸筋草30g

葛根30g　　　白茅根30g　　茜草12g　　　　知母15g

水煎服，日1剂，早晚分服

方解：方中狗脊、杜仲、桑寄生、鹿角霜补肾强督为君药；骨碎补、补骨脂补益肝肾；生地、知母清热凉血，养阴生津；生山药、茯苓、丹皮、泽泻、生薏苡仁、山萸肉健脾祛湿，行水气；青风藤、伸筋草，葛根，秦艽舒筋活络相互制约；白茅根、茜草清热凉血；全方共奏补肾强督，健脾利湿之效。

二诊：患者服药1个月后，诉背部久坐后僵硬感明显，偶有隐痛，无口干、眼干，周身皮疹颜色较前变红，面积无扩大，胃胀、胃痛较前减轻，纳可，入睡困难，多梦，大便日1次，质黏，小便黄，可见泡沫。舌质红，苔白黄，脉沉细略弦滑。

辅助检查：骶髂关节CT示：强直性脊柱炎，骶髂关节强直，累及腰椎小关节及双侧髋关节。髋关节MRI示：强直性脊柱炎累及双髋关节，左股骨头骨岛。

处方加强清热凉血之功，调整生地为15g；调整补骨脂为10g；患者疼痛较前减轻，调整青风藤为20g、秦艽为20g；患者仍有泡沫尿加黄芪15g、白术15g健脾益气，固表。

三诊：患者服药1个月，现背部僵硬较前好转，偶有酸胀不适，活动后加重，偶有胸骨交接处疼痛，偶有足跟隐痛，无腹痛，无口干、眼干，周身皮疹颜色变深，无瘙痒，面积未扩大，胃胀，无反酸，纳可，夜寐差，多梦，小便调，可见泡沫尿，大便日2~3次，质稀。舌质红，边有齿痕，苔白黄，脉沉细略弦滑。

西医治疗加用艾瑞昔布0.1g日2次口服。

中医处方加强补肾壮骨之品的运用，调整补骨脂为15g；调整生地为12g；加炒枳壳，提升行气宽中的力量，调整黄芪为25g、白术为18g；患者背部仍有疼痛不适，调整秦艽为25g、葛根为25g；仍有胃胀，大便质稀，调整山萸肉为15g、泽泻12g、生薏苡仁35g。

服药后患者症状较前缓解，后患者规律复查，定期复诊，病情稳定。

【按】患者王某，33岁，青年男性，后背疼痛6年余。根据患者症状，体征，辅助检查诊断为强直性脊柱炎，IgA肾病；阎师在治疗中以狗脊、桑寄生、杜仲、鹿角霜、骨碎补、补骨脂补肝肾，益精血，壮腰膂，利俯仰，佐以葛根、伸筋草以疏利膀胱经而治颈项僵痛不适。强直性脊柱炎时有合并IgA肾病，故治疗上予以滋阴清热，滋补肝肾为法，故阎师予加六味地黄丸，方中生地滋阴补肾、清热凉血。山萸肉补养肝肾，并能涩精，取肝肾同源之意，山药补益脾阴，亦能固肾，三药配合，肾、肝、脾三阴并补，是为三补。泽泻利湿而泄肾浊，并能减地黄之滋腻，茯苓淡渗利湿，并助山药之健运，与泽泻共泄肾浊，助真阴得复其位，丹皮清泻虚热，并制山茱萸以温涩。三药称为三泻。六位合用，三补三泻。患者时有眼干，偶有口干，予以知母养阴生津；患者时有皮疹，予白茅根及茜草，清热凉血。经一段时间治疗，患者症状较前缓解，仍有胃胀等症状，予黄芪及麸炒白术健脾行气，后患者症状较前明显缓解。

阎师强调在辨治风湿病的时候要详辨五脏之虚实，尤以辨先后天之本，脾肾之虚为首，健脾补肾为治法之要，以调五脏之虚，使其发挥五脏之功能，正气充盈，邪不可侵。入侵之邪焉能不祛除？正盛邪却，人身则自安矣。

三、其他风湿病

【病案1】干燥综合征

患者：崔某某，女，40岁

主诉：口干、眼干1年余。

现病史：患者1年前无明显诱因出现口干、眼干伴唇部脱皮，舌干裂，于当地某三甲医院住院治疗，诊断"SS"。查抗SSA抗体阳性，抗Ro-52抗体阳性，抗SSB抗体弱阳性，抗组蛋白抗体弱阳性，ESR 62mm/h，胸部CT示"两肺间质性改变"，口服醋酸泼尼松片40mg 每日1次、环磷酰胺片100mg 隔日1次、硫酸羟氯喹片0.2g 每日2次、白芍总苷胶囊0.1g 每日2次，治疗后症状好转。规律口服激素逐步减量，现减至7.5mg 每日1次。现患者为求进一步治疗来诊。刻下症见：口干、眼干，时有乏力，汗不多，无明显畏寒，无咳嗽咳痰，无反酸呕吐，无光过敏，无脱皮，纳可，夜寐差，二便调。

既往史：否认慢性疾病史。

过敏史：否认药物、食物过敏史。

家族史：否认家族遗传病史。

体格检查：无特殊。舌嫩红，苔薄白。脉沉细略弦滑。

辅助检查：HGB 98g/L；IgG 23.72g/L；C4 0.16g/L；ESR 25mm/h；RF 162IU/ml。

诊断：中医：燥痹　肝肾亏虚证

　　　　西医：干燥综合征

治法：补益肝肾、滋阴通络除痹

处方

生地黄15g	山萸肉15g	生山药15g	茯苓15g
牡丹皮12g	泽兰20g	泽泻12g	丹参30g
天花粉15g	芦根25g	麦冬15g	天冬12g
青风藤25g	秦艽25g	豨莶草15g	醋龟甲30g先煎
醋鳖甲30g先煎	仙灵脾10g	浙贝母12g	知母15g

水煎服，日1剂，早晚分服

方解：方中以六味地黄"三补三泻"滋补肝肾之阴为君，臣以知母、醋鳖甲、醋龟甲、秦艽育阴清热，麦冬、天冬、天花粉、芦根养阴生津止渴，少佐以仙灵脾温肾阳，取其"善补阴者，必于阳中求阴，则阴得阳升而泉源不竭"之意；泽兰、丹参、青风藤、豨莶草、浙贝母活血疏经通络，调达气血，祛邪利节，为使药。全方共奏补益肝肾、滋阴通络除痹之功。

二诊

患者服药后口干、眼干较前有所缓解。说话多后口、舌干明显。易疲劳，乏力，劳累后加重。汗不多，无明显畏寒，遇冷后易咳嗽，脘腹疼痛不适，纳可，眠差，服药后大便次数增多，每日3~6次，小便可。舌质红，少裂纹，苔白黄，脉沉略弦滑。

中医治疗继续补益肝肾、滋阴通络，山萸肉、茯苓、泽兰、泽泻、芦根用量加重，减生地、牡丹皮、天冬用量，继服1月。

三诊

患者服药1个月后口干眼干较前明显缓解，说话多后仍有明显口、舌干，平素易疲劳，乏力，汗不多。遇冷后易咳嗽，白痰，易咯出。纳可，眠可，二便调。舌质红，少裂纹，苔白黄少津，脉沉略弦滑。

中医治疗继续补益肝肾，加化橘红、杏仁以化痰止咳。

服药后患者症状较前缓解，后患者规律复查，定期复诊，病情稳定。

【按】干燥综合征是一种主要累及外分泌腺的慢性炎症性自身免疫性疾病，临床以口、眼、咽、皮肤、外阴等部位干燥为主要表现，若累及全身其他系统组织，会引起相应脏器功能的损害，西医治疗以缓解症状、阻止疾病发展、延长患者生存期为主，但尚无特效药物。属于中医"痹证"之"燥痹"范畴。阎师认为，燥痹的基本病机是阴虚燥热，阴虚为本，燥热为标，此病机贯穿疾病发展的始终，故提出"补肾清热育阴法"治疗干燥综合征，能提高患者的生活质量，在改善症状、抑制免疫炎症方面疗效确切，且无毒副作用，患者依从性好。

该患者口干、眼干并伴有双肺间质病变，老师给予补益肝肾、育阴清热兼以活血通络之法，方药选用六味地黄丸加味。六味地黄丸方具有滋阴补肾、通补开合之功，在该方基础上配以知母、醋鳖甲、醋龟甲、秦艽育阴清热，麦冬、天冬、天花粉、芦根养阴生津止渴，少佐以仙灵脾温肾阳，取其"善补阴者，必于阳中求阴，则阴得阳升而泉源不竭"之意；泽兰、丹参、青风藤、豨莶草、浙贝母活血疏经通络，调达气血，祛邪利节，为使药。后期在此方基础上随症加减化裁，2个月后患者口干、眼干等症状明显好转。

【病案2】多发性肌炎

患者：刘某某，女，63岁

主诉：下肢肌肉疼痛伴无力5个月。

现病史：患者5月前无明显诱因出现双下肢无力，行走时明显，下肢肌肉稍胀痛，伴心慌，口腔溃疡，全身乏力，就诊于海淀区当地医院急诊，查肌酸激酶10143（25-200）U/L，肌钙蛋白T（TnT）700ng/L，抗线粒体抗体（AMA）弱阳性，ANA 1：320颗粒型。肌电图示"神经元性损害"。后于风湿科治疗，给予激素治疗（具体量不详），全身乏力未见明显缓解，后肌肉活检为"坏死性肌炎"，予静点甲泼尼龙40mg每日1次及免疫球蛋白治疗，仍搀扶行走，现CK 3000U/L左右；现患者为求进一步治疗来诊。刻下症见：患者双下肢肌肉无力，翻身困难，周身乏力，无明显肌肉疼痛，时呛水，情绪波动较大，偶有心慌，无明显畏寒，无反酸呕吐，纳可，夜寐一般，二便调。

既往史：否认慢性疾病史。

过敏史：否认药物、食物过敏史。

家族史：否认家族遗传病史。

体格检查：舌淡红，苔白薄黄，脉沉细略弦滑。

辅助检查：暂无。

诊断：中医：皮痹　脾肾亏虚　湿热蕴结证

　　　　西医：多发性肌炎

治法：健脾益肾，清热通络

处方

麸炒白术15g	生山药15g	山萸肉15g	生熟地黄各10g
黄芪20g	党参12g	生甘草10g	茯苓25g
牡丹皮15g	泽兰、泻各20g	知母15g	连翘12g
独活15g	续断25g	桑寄生25g	生杜仲25g
青风藤25g	秦艽25g	防风12g	片姜黄15g
醋延胡索25g	桑枝30g	炮山甲15g先煎	醋龟甲30g先煎

水煎服，日1剂，早晚分服

方解：本方以六味地黄汤合四君子汤补肾健脾益气，培补先后天之气血，配以生山药、黄芪加强益气健脾之功，独活、续断、桑寄生、生杜仲助六味地黄之补肾壮骨之力，知母、秦艽、连翘清虚热、解毒邪，片姜黄、泽兰、青风藤、醋延胡索行气通络、祛风湿、止痛，桑枝可"去风气挛痛"，防风"去上焦风邪，头目滞气，经络留湿，一身骨节痛"。炮山甲通经络止痛力专（现已停用），醋龟甲滋阴壮骨。全方共奏补脾益肾，祛风湿、通络止痛之功。

二诊：患者服药1个月后双下肢沉重感较前好转，右侧面部麻木，眼部泪液过多，偶有心慌，口苦，纳可，夜寐安，二便调。舌质红，苔白黄，脉沉略弦滑。

中医治疗加强滋阴润燥，上方加百合。茯苓、知母加量，桑枝减量。

三诊：患者服药1个月后步行距离较前明显增加，心慌减轻，手肿、麻木，双眼流泪较前好转，步行久上身仍有下坠感，上身发凉，吃饭时自觉口苦，偶有剧烈咳嗽，纳可，夜寐安，大便溏，每日1~2次，小便调。舌质红，苔白黄，脉沉略弦滑。

中医治疗加强健脾利湿，上方加炒枳壳、泽兰、泻各30g。生地、黄芪加量。

服药后患者症状较前缓解，后患者规律复查，定期复诊，病情稳定。

【按】多发性肌炎是一种以肌无力、肌痛为主要表现的自身免疫性疾病，病因不清，主要临床表现以对称性四肢近端、颈肌、咽部肌肉无力，肌肉压痛，血清酶增高为特征，主要病理改变为弥漫性肌肉炎症性疾病。多为亚急性起病，任何年龄均可发病，中年以上多见，女性略多。《素问·长刺节论》有"病在肌肤，肌胀尽痛，名曰肌痹"的记载。本病是由素体虚弱，正气不足，卫外不固，感受风湿之邪，湿痰流注经络之中，使肌肉、关节、经络痹阻而成痹证。感受湿热或寒湿郁久化热，以致关节红肿、疼痛、发热等症而形成热痹。脾属土位居中央，主运化水谷精微，喜燥而恶湿。湿热之邪最易困脾，阻遏脾阳，脾气不升，胃气不降，脾胃之经积热不去热灼胃中，蒸腾外发，脾主肌肉四肢，故见肌肉疼痛乏力。脾胃虚弱或久病成虚、中气受损则受纳、运化、输布的功能失常，也可导致肢体痿弱不用。肾为先天之本，脾胃为后天之本，后天受损，水谷、气血运化失常，必累及先天之本。脾肾与机体免疫功能有密切关系，脾肾亏损则免疫功能失调，致使病变迭出。根据中医理论"脾主肌肉"、"肺主皮毛"、"肾主骨"，提示本病病机主要是肺、脾、肾三脏功能失调、体虚阳气虚衰、卫外不固，致风、寒、湿三邪乘虚而入，留于肌肉、经络、关节，以致经脉闭塞、营卫不和、气血运行不畅，进而肌肉失养，症见肌肉瘦减，萎软无力。

基于以上理论，阎师运用六味地黄汤合四君子汤补肾健脾益气培补先后天之气血，配以生山药、黄芪加强益气健脾之功，独活、续断、桑寄生、生杜仲助六味地黄之补肾壮骨之力，知母、秦艽、连翘清虚热、解毒邪，片姜黄、泽兰、青风藤、醋延胡索行气通络、祛风湿、止痛，桑枝可"去风气挛痛"，防风"去上焦风邪，头目滞气，经络留湿，一身骨节痛"。炮山甲通经络止痛力专，醋龟甲滋阴壮骨。全方共奏补脾益肾，祛风湿、通络止痛之功。后期随证变法处方施药，服药1年后患者症状明显好转，精神状态也有很大改观。

【病案3】结节性红斑

患者：吕某某，女，56岁

主诉：双手肿胀6年，伴多发红色结节1年。

现病史：患者6年前无明显诱因出现双手、双下肢水肿，晨起明显，夜间入睡前亦不能明显消退，曾检查甲状腺彩超示"甲状腺结节"；2016年11月因头痛、头晕出现额窦炎，并行双侧扁桃体摘除术，术后约1个月双下肢浮肿减退，双手浮肿无好转，双手皮色发红，肿胀。2年前无明显诱因双手水肿明显，皮色红，双手指甲颜色暗，双手无麻木，活动受限，关节无疼痛、发热。2017年9月无明显诱因出现双侧前臂、四肢、腹部出现结节，当地医院诊断为"结节性红斑"，未系统治疗，现患者为求进一步治疗来诊。刻下症见：双手、双腕关节肿胀，色红，皮温不高，关节无疼痛，无皮疹，双下肢无水肿，畏寒，怕风，自感腰背发凉，平素无汗出，自述记忆力减退，纳呆，寐一般，偶有夜间心慌、胸闷而转醒，大便每日2~3次，多则每日4~5次，小便正常。

既往史：2016年底行双侧扁桃体摘除术；2011年行子宫肌瘤切除术；9年前劳累后汗多，汗出受风后出现全身浮肿，眼睑水肿，呼吸困难，口服"扑尔敏"后浮肿消退，否认其他慢性疾病史。

过敏史：否认药物、食物过敏史。

家族史：否认家族遗传病史。

体格检查：舌淡红，苔薄白黄腻，脉略弦滑。

辅助检查：（2018年4月3日外院）心脏彩超示：主动脉弹性减退，主动脉瓣少量反流，左室舒张功能减低；（2017年5月外院）双侧上肢动静脉彩超：无异常。

诊断：**中医**：痹证　湿热蕴结证

　　　　西医：结节性红斑

治法：补肾清热、活血通络

处方

桂枝12g	赤芍15g	知母15g	烫骨碎补20g
忍冬藤30g	盐补骨脂15g	续断25g	桑寄生25g
杜仲20g	伸筋草25g	泽兰20g	泽泻15g
葛根25g	猪苓15g	防风15g	片姜黄15g
桑枝25g	醋延胡索20g	牡丹皮12g	土茯苓25g

水煎服，日1剂，早晚分服

方解：方中以骨碎补、补骨脂、续断、桑寄生、杜仲补肝肾、强筋骨为君；桂枝、赤芍调和营卫，顾护藩篱为臣，佐以土茯苓、泽兰、泽泻、猪苓、赤芍、忍冬藤、伸筋草、醋延胡索、防风、片姜黄、桑枝清热散结、活血通络、行气止痛，知母既可清热散结又可防止补肾之温热之品热性太过，为佐使药。全方共奏补肾、清热、通络之功。

二诊：患者服药2周后双手，双腕仍肿胀，色红，皮温稍高，关节无疼痛，无皮疹，双下肢无水肿，畏寒，怕风，自觉脊柱发凉，无汗出，纳差，寐一般，眠中自觉胸口堵闷，易醒，二便调。舌淡红，苔薄白黄，脉沉略滑。

辅助检查：（2018年04月26日某三甲医院）：RF（－），CRP 0.125mg/dl，ESR 7mm/h。

中医治疗继续补肾清热、活血通络，加关黄柏、连翘以清热利节，加重桑寄生、知母、杜仲、泽兰、桑枝、醋延胡索、土茯苓用量以补肾主骨、活血祛瘀、散痰利节。

三诊：患者服药3周双手腕色红，肿胀，皮温稍高，疼痛不明显，活动后胸闷，后背脊柱畏寒，自觉发凉，双下肢无疼痛、水肿，纳欠佳，食少，夜寐可，大便干，4~5日1次，小便调。舌淡红，苔薄白黄少津，脉沉略滑。

中医治疗继续补肾通络，加强健脾行气，上方加炒枳壳以行气健脾，减黄柏，加重杜仲、泽兰、续断、伸筋草、葛根用量。

四诊：患者服药1个月后双手肿胀疼痛较前明显缓解，后背畏寒。纳眠可，二便调。舌淡红，苔薄白少津，脉沉略滑。

辅助检查：（2018年05月31日某三甲医院）MRI：1.右腕关节月骨及三角骨改变，考虑骨髓水肿可能性大，头状骨局部信号欠均匀。2.右腕关节腔少量积液；肺部CT示"双肺纹理增强"。

中医治疗继续补肾清热、活血通络，上方加徐长卿，减炒枳壳，泽兰、泽泻减量，加重醋延胡索、知母用量。

服药后患者关节肿痛症状较前缓解，下肢无明显水肿，后患者规律复查，定期复诊，病情稳定。

【按】结节性红斑是一种主要累及皮下脂肪组织的急性炎症性疾病，多见于中青年女性。一般认为该病与多种因素有关。结节性红斑常见于小腿伸侧，临床表现为红色或紫红色疼痛性炎性结节，青年女性多见，病程有局限性，易于复发。

中医认为本病系风寒湿邪外侵，即"风寒湿邪三气杂至合而为痹"，阻塞气血通行，邪闭不通，阻于经脉而发病。风寒湿邪侵入血管，使血凝不畅，阻隔气机脉络，故见结节，疼痛；肝肾不足，筋脉失养，阴虚火旺，虚火乘于经脉，故见红肿疼痛；不能濡养肝木，肝火偏亢而内动，故有头痛眩晕等症；心阳不足，温煦力弱，进而使心血瘀阻，出现胸痛、心悸不安等症。

结合患者临床表现和舌苔脉象，阎师认为该患者为本有体虚，加之湿热内蕴，湿热蕴蒸肌肤，痹阻经络，瘀血凝滞，表现为结节性红斑。治疗在补肾药骨碎补、补骨脂、续断、桑寄生、杜仲基础上加清利湿热、化瘀通络止痛之品，土茯苓、泽兰、泽泻、知母、赤芍、忍冬藤、伸筋草、醋延胡索等，从而使瘀散、热清、结消，临床随症加减，数月后症状明显缓解。

【病案4】骨质疏松症

患者：刘某某，女，53岁

主诉：活动后全身乏力5年余。

现病史：患者5年前无明显诱因出现活动后全身乏力，平素易怒，劳累后双下肢发软，自觉用力后用力的关节疼痛，未予重视，近期症状反复出现，故为求进一步诊治来诊；刻下症见：乏力，劳累后双下肢发软，自觉用力后用力的关节疼痛，无晨僵，口干，眼干，渴不欲饮，易出汗，怕风，无咳嗽时咯痰，色偏黄质黏，纳一般，寐一般，大便易干，小便正常，已绝经。

既往史：否认慢性疾病史。

过敏史：否认药物、食物过敏史。

家族史：否认家族遗传病史。

体格检查：舌略红苔白，脉沉弦细尺弱。

辅助检查：（2018年3月1日某三甲医院）骨密度示：骨质疏松。

诊断：中医：骨痿　脾肾亏虚证

　　　　西医：骨质疏松症

治法：补肾壮骨，滋阴清热

处方

烫骨碎补20g　　盐补骨脂15g　　生杜仲30g　　桑寄生30g

生地黄15g　　山茱萸20g　　生山药20g　　茯苓15g

泽兰25g　　　泽泻12g　　　知母15g　　　丹皮12g

旱莲草10g　　女贞子10g　　怀牛膝15g　　威灵仙15g

青风藤25g　　秦艽25g　　　徐长卿15g　　羌活15g

防风15g　　　桑枝25g

水煎服，日1剂，早晚分服

方解：方中骨碎补、补骨脂、桑寄生、生杜仲补肾壮骨为君药，合六味地黄方增强补肝肾之功，女贞子、旱莲草为二至丸，可培补肝肾之阴，怀牛膝活瘀益肾，引药入肾，威灵仙、青风藤、徐长卿祛风湿、通经络，防风祛风固表，秦艽清虚热，知母润肾滋阴，又能防补肾阳之药过于温燥。泽兰逐瘀利水，羌活、桑枝使药力直达上肢，兼以利节通络，诸药合用，可使肾强骨健。

二诊：患者服药1个月后，自诉时有口干，眼干，渴不欲饮，易出汗，怕风，心烦多梦，咽中不清爽，腰酸，活动后乏力，时有足跟痛，纳可，眠一般，大便难解，偏干，小便正常。舌淡红边有齿痕，苔略黄腻，舌下络紫。脉弦细关尺弱略滑。

中医治疗加强滋阴清热，利水行气加玄参、续断、焦槟榔，山茱萸、补骨脂、生山药、茯苓、泽泻减量。生地加量，减女贞子、旱莲草、桑枝、怀牛膝。

三诊：患者服药2周后，自觉双手心发热，足心发热，近中午热甚，无伴手汗，口干，咽干，畏风，心烦，纳可，夜寐安，二便调。舌淡红，苔略薄白黄。脉沉略滑。

中医继续补肾壮骨，上方加陈皮，减徐长卿。威灵仙、知母、续断、秦艽加量。

四诊：患者服药3周后，自觉双小腿发软，劳累后明显，手足的发热较前明显改善，眼干，口干，仍有怕风，心烦，纳可，寐一般，小便正常，大便每日1~2次。舌淡红，苔薄白黄。脉沉略滑。

中医加强健脾行气，加香附、千年健，减陈皮、玄参。知母、焦槟榔减量。茯苓、山茱萸、泽兰加量。

服药后患者症状较前缓解，后患者规律复查，定期复诊，病情稳定。

【按】骨质疏松属于中医"骨痿"，"骨枯"等范畴。本病多因先天禀赋不足，后天失于调养，久病失治，老年衰退所致。发病机制主要为肾虚、脾虚、血瘀等。早在黄帝内经《素问·痿论》中有记载："肾气热，则腰脊不举，骨枯而髓减，发为骨痿。"即骨痿因肾虚精亏而致，病变在肾，与脾胃关系密切，乃本虚标实也。肾为先天之本，主藏精，主骨生髓。《内经》指出："骨不生，则髓不能满"、"骨者，髓之府，不能久立，行则振掉，骨将惫矣"均阐述了肾与骨、髓之间的联系，说明肾虚、肾精不足，骨髓失养，可致骨骼脆弱无力，临床可出现腰膝酸软等骨质疏松的症状。脾为后天之本，气血生化之源，主运化，营养四肢百骸、筋肉皮毛。《素问·生气通天论》曰"是故谨和五味，则骨正筋柔……如是则骨气以精……长有天命。"说明饮食营养影响骨骼的生长，且与脾胃功能关系密切。若脾胃功能衰惫，则会导致骨骼因精虚不能灌溉，血虚不能营养，气虚不能充运，无以生髓养骨，而致骨质疏松的发生。正如李杲所云："胃之一腑病，则十二经元气皆不足也……故筋、骨、皮、肉、血脉皆弱，是气血俱羸弱矣"。

基于以上理论，阎师在治疗该病时采用补肾壮骨除痹的治疗大法，施以补肾健脾、清热通络之剂。方中骨碎补、补骨脂、桑寄生、生杜仲补肾壮骨为君药，合六味地黄方增强补肝肾之功，女贞子、旱莲草为二至丸，可培补肝肾之阴，怀牛膝活瘀益肾，引药入肾，威灵仙、青风藤、徐长卿祛风湿、通经络，防风祛风固表，秦艽清虚热，知母润肾滋阴，又能防补肾阳之药过于温燥。泽兰逐瘀利水，羌活、桑枝使药力直达上肢，兼以利节通络，诸药合用，可使肾强骨健。后期在此方基础上随症加减化裁，3个月后患者不适诸症明显好转。

【病案5】过敏性紫癜

患者： 史某某，女，30岁

主诉： 发现皮下出血点伴腰骶部疼痛1年。

现病史： 患者1年前无明显诱因出现四肢内侧皮下出血点，伴腰骶部、后背疼痛，就诊于当地医院，诊为"过敏性紫癜"，给予口服药物（具体不详），服药后症状缓解，查尿潜血（＋）。半年前就诊于北大第一医院，完善检查，尿潜血（＋），余具体不详，未明确诊断。现症见：偶有四肢内侧皮下出血点，腰骶部疼痛，余周身关节无明显不适，时有乏力，畏寒，无头晕头疼，无咳嗽咳痰，无反酸呕吐，无口干眼干，无光过敏，纳可，夜寐安，二便调。

既往史： 否认慢性疾病史。

过敏史： 否认药物、食物过敏史。

家族史： 否认家族遗传病史。

体格检查： 舌质红，苔白少津，脉沉略弦滑。

辅助检查： 暂缺。

诊断：中医： 血风疮　肾虚湿热证

　　　　西医： 过敏性紫癜

治法： 补肾清热、凉血止血

处方

生地黄15g	生山药20g	山萸肉20g	茯苓15g
牡丹皮10g	泽兰10g	知母12g	关黄柏10g
白茅根30g	泽泻10g	茜草12g	续断25g

青风藤25g　　秦艽25g　　　防风12g　　　羌活12g

独活10g　　　大蓟10g　　　小蓟10g　　　桑寄生30g

陈皮15g

水煎服，日1剂，早晚分服

方解： 本方以知柏六味地黄丸为主方补肾清虚热治其本，辅以大小蓟、茜草清热止血之药治其标，患者兼有膝踝等关节疼痛，再佐以续断、桑寄生、羌活、独活、青风藤等通络止痛。全方共奏补肾清热、凉血止血之效。

二诊： 患者服药2周后仍疲乏。行走时间长时腰腿疼痛，休息后可缓解。畏寒，纳可，夜寐一般，多梦。小便频，大便每日一行。舌质红，苔白，脉沉略弦滑。

中医治疗继续补肾清热、凉血止血，上方加伸筋草、砂仁、杜仲，减陈皮；生地、山萸肉、续断、防风加量。

三诊： 患者2个月后疲乏稍减轻，劳累后腰腿疼痛，左腿根部偶有疼痛，皮下仍有出血点。纳可，多梦。二便调。舌质红，苔白黄，脉沉略弦滑。

中医治疗加强补气健脾，上方加黄芪、藕节、仙鹤草；减关黄柏、大蓟、小蓟、杜仲、砂仁；生地、山萸肉、泽兰、防风加量。

四诊： 患者3周后经前脊柱关节、双膝、双踝疼痛，无新发出血点，经期疲劳甚。纳可，易醒，多梦，二便调。舌质红，苔白黄，脉沉略弦滑。

中医治疗加强补气健脾，上方加黄芪、麸炒白术、党参；减羌活、独活、伸筋草；秦艽减量；生地、生山药、茯苓、知母、黄芪、藕节、仙鹤草加量。

服药后患者症状较前缓解，后患者规律复查，定期复诊，病情稳定。

【按】过敏性紫癜又称急性血管性紫癜或Henoch-Schonlein紫癜。是由血管变应性炎症引起的皮肤及黏膜病变，临床表现为皮肤瘀点、瘀斑。关节疼痛，腹痛及血尿等肾脏损害。相当于中医"葡萄疫"、"血风疮"范畴。风热毒邪是本病发生的主要原因，其病机为风热毒邪侵及腠理，深入营血，燔灼营阴；或素体阴虚血分伏热，复感风热，风热与血热相搏，壅盛成毒，致使脉络受损，血溢脉外。离经之血即为瘀血，本病常伴有腹痛、关节及软组织肿痛，表明本病有瘀血病理因素存在，尤其是反复发作者更显突出。血虚则脉络失养，气虚则统摄无权，而致出血。

老师治疗该病时以肾虚为本，血热为标，故以知柏六味地黄丸为主方补肾清虚热治其本，辅以大小蓟、茜草清热止血之药治其标，患者兼有膝踝等关节疼痛，再佐以续断、桑寄生、羌活、独活、青风藤等通络止痛，从而达到血止痛消之目的。患者用药后紫癜明显好转，诸关节疼痛明显减轻。

【病案6】偏头痛

患者：马某某，女，47岁

主诉：左侧偏头痛30年。

现病史：患者30年前无明显诱因出现头痛，伴恶心，呕吐，呕吐物为胃内容物，时有颈部僵硬酸痛，头眼痛，于当地及外地医院多次就诊，给予对症治疗（具体不详），症状减轻不明显。近期患者症状反复，为求进一步治疗来诊；刻下症见：左侧偏头痛，颈部僵硬酸痛，时有头晕头痛，时有恶心呕吐，无明显畏寒，无咳嗽咯痰，纳可，夜寐一般，二便调。

既往史：否认慢性疾病史。

过敏史：否认药物、食物过敏史。

家族史：否认家族遗传病史。

体格检查：舌淡红，苔薄白中根黄，脉沉弦细。

辅助检查：HGB 98g/L；IgG 23.72g/L；C4 0.16g/L；ESR 25mm/h；RF 162IU/ml。

诊断：中医：头痛　痰浊上扰证

　　　　西医：1.颈椎病　2.偏头痛

治法：补益肝肾、滋阴通络、除痹利节

处方

天麻12g	钩藤20g	佩兰12g	川芎6g
荆芥穗10g	防风12g	细辛3g	白芷15g
薄荷10g后下	甘草6g	羌活12g	夏枯草12g
蔓荆子12g	醋延胡索20g	砂仁10g捣碎	陈皮15g
姜半夏10g	炒枣仁30g		

水煎服，日1剂，早晚分服

方解：方中以天麻、钩藤平肝熄风，荆芥穗、防风疏风邪为君；蔓荆子、薄荷疏散风热，清利头目为臣；佐以川芎"主中风入脑头痛，寒痹，筋挛缓急"，醋延胡索"能行血中气滞，气中血滞，故专治一身上下诸痛"，陈皮、姜半夏理气化痰、降逆止呕，佩兰、砂仁化湿浊、理脾气，炒枣仁安神，夏枯草清肝泻火，散结消肿；羌活用于太阳经头痛，白芷治阳明经头痛，细辛疗少阴经头痛，可用治风热头痛，甘草温中、调和诸药，共为臣药。诸药合用，共奏补益肝肾、滋阴通络除痹之效。

二诊：患者服药2个月后头痛及颈部僵硬感明显减轻，纳可，睡眠也较前明显改善，大便正常，小便可。舌淡红，苔薄白略黄，脉沉弦细。

辅助检查：（外院）血管超声检查：双侧颈动脉、椎动脉血流畅通；脑动脉超声未见异常。

中医治疗继续补益肝肾、滋阴通络、除痹利节，上方加知母、枳壳、竹茹、片姜黄，减细辛、砂仁；佩兰、川芎、醋延胡索加量，姜半夏减量。

服药后患者头痛无明显发作，颈部僵硬感较前明显减轻，后患者定期复诊，病情稳定。

【按】颈椎病又称颈椎综合征，中医将该病归属于"痹病"范畴，是由邪痹经脉，络道阻滞，气血津液输布失常，血滞为瘀，津停为痰，淤阻经脉，而致关节疼痛，屈伸不利。偏头痛是临床最常见的原发性头痛类型，临床以发作性中重度、搏动样头痛为主要表现。中医辨证为痰浊上扰清阳，感受风寒或风火之邪，侵袭头侧经脉，清阳之气受阻，气血凝滞，痰浊上扰；或情志忧郁，肝气郁结，日久化火伤阴，阴伤则阳亢，气血逆乱于头侧经络而发病。

该患者目前主要以左侧偏头痛，颈部僵硬酸痛为主，故阎师在治疗上采用祛痰浊，疏风通络止痛之法，天麻、钩藤平肝熄风，荆芥穗、防风疏风邪，川芎"主中风入脑头痛，寒痹，筋挛缓急"，羌活用于太阳经头痛，白芷治阳明经头痛，细辛疗少阴经头痛，醋延胡索"能行血中气滞，气中血滞，故专治一身上下诸痛"。蔓荆子、薄荷疏散风热，清利头目，可用治风热头痛。夏枯草清肝泻火，散结消肿。陈皮、姜半夏理气化痰、降逆止呕，佩兰、砂仁化湿浊、理脾气，炒枣仁安神，甘草温中、调和诸药。诸药合用，使邪祛络通痛止，患者头痛及颈部僵硬感明显减轻，睡眠也较前明显改善。

【病例8】回纹综合征

姓名：李某，男，54岁

就诊日期：2015年4月9日

主诉：左肩部疼痛5年，加重3月。

现病史：患者5年前受凉后出现右侧肩部疼痛、肿胀，无发热，后出现右膝及小腿部疼痛，呈游走性，伴红肿，发作半小时左右，后自行好转，自诉症状反复1周1次，后渐至1~2天1次，发作半小时至1小时，自诉查RF 200IU/ml，就诊于阎师门诊，诊断为"回纹型风湿病"（具体不详），并于阎师门诊口服中药，疼痛基本缓解，口服中药两月后停药并予口服来氟米特片20mg 每日1次、白芍总苷胶囊0.6g 每日3次，治疗三月后停药。2014年无明显诱因再次出现右肩关节疼痛，右下肢牵拉疼痛，右手掌指关节疼痛，伴红肿热痛，最长5小时可缓解，1~2天发作1次，自行口服止痛药（具体不详）后症状较前缓解。近3月患者再次出现肩关节及下肢疼痛，故患者为求进一步治疗来诊；刻下症见：右肩关节及右下肢疼痛，劳累后加重，偶有右踝疼痛，疼痛持续2~3h后自行缓解，2~3天发作1次，时有腰痛，无晨僵，无肌无力，无明显畏寒，无口干眼干，无口腔溃疡，纳可，夜寐安，二便调。

既往史：高血压病史2年，具体用药不详，现控制平稳；否认其他慢性疾病史。

过敏史：否认药物、食物过敏史。

家族史：否认家族遗传病史。

体格检查：舌淡红，苔黄厚腻，脉弦。

辅助检查：CRP 0.904mg/dl，ESR 25mm/h，RF 177IU/ml。

诊断：中医：周痹　肾虚湿热证

　　　　西医：回纹风湿病

治法：补肾健脾、清热利湿、活血通络

处方

生石膏30g先煎	知母15g	生甘草10g	桂枝10g
赤芍12g	砂仁10g捣碎	陈皮15g	青风藤20g
秦艽25g	防风15g	片姜黄12g	桑枝25g
忍冬藤30g	醋延胡索20g	豨莶草15g	羌活15g
独活15g	续断25g	桑寄生25g	醋龟甲30g先煎

水煎服，日1剂，早晚分服

方解：处方中以续断、桑寄生补肾壮骨，砂仁、陈皮健脾利湿共为君药；石膏与知母配伍，出自《伤寒论》中的白虎汤，可清退气分湿热；醋龟甲滋阴潜阳，清退虚热，桂、芍调和营卫，以上为臣药；佐以藤类通达四肢，秦艽、桑枝清热利节，防风、片姜黄行气通络；羌独活为使，祛风湿，引药归经。上方共奏补肾壮骨、清热利湿、活血通络之效。

二诊：患者诉服药1个月后关节疼痛明显减轻，劳累后偶有右肩部疼痛，眼干，口淡不渴，纳可，夜寐安，二便调。舌淡红略暗，苔白，脉沉略弦滑。

辅助检查：（外院）血沉17mm/h，余未见异常。

中医治疗继续补肾健脾、清热利湿、活血通络，赤芍加至15g，桑枝、续断、寄生加至30g，生甘草减至6g，加连翘20g。

三诊：患者服药2个月后，诉现肩关节、下肢基本无疼痛，近2月无明显发作，仅吹空调后双小腿前侧轻度疼痛，纳可，夜寐安，二便调。舌淡红略暗，边有齿痕，苔稍黄厚腻，脉沉弦滑。

辅助检查：（外院）CRP 0.603mg/dl，ESR 17mm/h，RF 36.1IU/ml。

中医治疗加强清热利湿，秦艽加至30g，连翘加至25g，赤芍、羌活、独活减至12g，忍冬藤减至25g，加醋鳖甲30g。

此后患者未来复诊，电话随诊患者，症状稳定。

【按】在中医学中并无"回纹型风湿症"之记载，但结合其临床表现，其颇似《黄帝内经》所云之"周痹"。《灵枢·周痹》云："周痹者，在于血脉之中，随脉以上，随脉以下，不能左右，各当其所。"又云："此内不在脏，而外未发于皮，独居分肉之间，真气不能周，故命曰周痹。"意即风寒湿热诸邪气侵入人体、客于血脉之中，随着血脉或上或下，邪气流窜就发生不通则疼痛的病症。究其周痹发病之因，邪气所聚集之处而正气欲速驱邪，邪正相争故发热，热退痛缓。但其最根本的病因为脾肾亏虚，且临床中发现部分周痹患者日久不愈可演变为尪痹，因此本着"未病先防"的治疗观念，同时遵从"骨损、筋挛、肉削、行尪"的尪痹治疗法则，注重补肾壮骨。补肾温阳常用骨碎补、补骨脂、续断、桑寄生、金狗脊、牛膝，滋补肾阴常用生地黄、熟地黄、玄参、知母等。对于关节肿胀明显患者，或伴见平素饮食不节、喜卧恶劳，肢体困倦、乏力喜卧等不适者，又当注重健脾，用药常选苍白术、生山药、生炒薏苡仁、茯苓、砂仁等，既能健脾，还能化湿利水。若患者症状发作频繁，每月发作5~10次，且牵及多个关节，此乃"风善行数变"之特点，用药尤当重用祛风药物，常选用防风、羌活、独活、桂枝、秦艽、稀莶草、络石藤、桑枝、海桐皮、青风藤、忍冬藤等具有祛风作用的药物；若关节红、热明显者，则多重用公英、地丁、土贝母、秦艽、知母、稀莶草、黄柏、忍冬藤、连翘、川牛膝等具有清热解毒之品；若关节肿胀明显，或病情缠绵不解，经年不愈，此乃属"湿盛则肿"、"湿性缠绵"的病理特点，治疗上常配伍运用苍白术、关黄柏、生炒薏苡仁、土贝母、茯苓、山药、草薢、羌活、独活、秦艽、稀莶草等既能除湿，又能健脾化湿的药物。

【病例9】多发性肌炎

姓名：王某某，男，48岁

主诉：反复四肢无力23年。

现病史：患者于就诊前23年无明显诱因开始出现四肢无力，在当地医院就诊，诊断"进行性肌营养不良"，予营养神经、体外反搏治疗后症状基本消失。1996年1月因工作疲劳，再次出现四肢无力，以下肢为重，在外地某医院就诊，完善肌活检，提示"多发性肌炎"，肌电图"轻度肌源性损害"，给予静脉甲强龙480mg 每日1次，治疗6天后调整为醋酸泼尼松片45mg 每日1次口服，症状明显减轻，出院后醋酸泼尼松片逐渐减量，半年后停药。2010年患者再次出现四肢无力，且症状较前明显加重故在当地医院就诊，查谷草转氨酶（AST）106U/L，谷丙转氨酶（ALT）87U/L，乳酸脱氢酶（LDH）802U/L，肌酸激酶（CK）610U/L，诊为"多发性肌炎"，予醋酸泼尼松片30mg每日1次，配合中药治疗，患者觉效果不佳，在半年内自行停用激素，仅服用中药治疗，坚持服用中药1年觉症状逐渐减轻。2010年12月2日查CK：211U/L，LDH，AST正常，此后复查肌酶又逐渐上升，四肢无力症状时轻时重，2012年9月18日患者于上海某医院完善检查示：ALT 129U/L，AST 112U/L，LDH 819U/L CK 1402U/L，患者为求进一步治疗来诊。刻下症见：四肢无力，易疲劳，久走后肌肉酸胀，口渴，无明显怕冷，纳可，夜寐安，二便调。

既往史： 否认慢性疾病史。

过敏史： 否认药物、食物过敏史。

家族史： 否认家族遗传病史。

体格检查： 舌淡红暗，苔白略腻，脉沉弦滑。

辅助检查： 暂无。

诊断：中医： 肌痹　脾肾两虚证

　　　　西医： 多发性肌炎

治法： 补肾健脾、活血通络

处方

麸炒白术12g	生山药15g	太子参12g	茯苓15g
续断20g	桑寄生25g	陈皮12g	黄芪15g
青风藤20g	鸡血藤20g	葛根15g	伸筋草20g
防风15g	桑枝20g	徐长卿20g	羌活12g
独活10g	炙甘草10g		

水煎服，日1剂，早晚分服

方解： 处方中麸炒白术、生山药，一可益脾阳，一可滋脾阴，两者合用，共同健运中洲，续断、桑寄生温补肾阳，四药共奏补肾健脾为君；茯苓健脾渗湿，醒脾可解湿困，陈皮一方面健脾，又可行气，配伍黄芪、防风、太子参，使补而不滞，共为臣药；鸡血藤、桑枝、伸筋草、青风藤取"藤类通达四肢"之意，为佐药；羌活、独活、葛根，一方面可祛风湿、强筋骨，另一方面可引药入经，为使。诸药相合，共奏补肾健脾、活血通络之功。

二诊：患者服药1个月后，背部出现皮疹，色红，硬结，四肢肌肉酸胀感减轻，无力感较前减轻，无肌痛及萎缩，无功能受限，无恶心呕吐，无关节肿痛，双眼无不适。纳眠可，二便调，舌淡红略暗，苔白兼黄，脉沉略弦滑、尺弱。

辅助检查：（2012年11月5日当地医院）CK 1077U/L，ALT 120U/L，AST 69U/L，CK-MB 66U/L，LDH 761U/L；（2012年11月15日某三甲医院）CK 494U/L，ALT 68U/L，AST 37U/L，LDH 403U/L；（2012年11月19日某三甲医院）ALT 98U/L，AST 78U/L，CK 1207U/L，LDH 48U/L，CK-MB 101U/L，RF 20.6IU/ml，CRP 0.126mg/dl，ESR 2mm/h，血常规（－）。

西医治疗：醋酸泼尼松片30mg 每日1次 口服。

中医治疗继续补肾健脾，滋阴清热，加黄芩、黄柏，清热燥湿，泻火解毒；加补骨脂，党参、山药补气健脾；加知母、丹参，活血调经，滋阴润燥。

三诊：患者服药1个月后四肢无力较前好转，疲劳减轻，有畏寒，多汗，口渴等症状，纳可，夜寐安，二便调，舌淡红，苔白，脉沉略弦滑。

辅助检查：（2012年11月29日当地医院）CK 706U/L，AST 45U/L，CK-MB 32U/L，ALT 68U/L，LDH 427U/L；（2012年12月11日当地医院）CK768 U/L，AST 32U/L，CK-MB 32U/L，ALT 66U/L，LDH 256U/L；（2012年12月17日某三甲医院）ESR 2mm/h，CRP 0.148mg/dl。

西医治疗：调整醋酸泼尼松片30mg→25mg 每日1次 口服。

中医治疗，加强活血通络之功，故在中药处方加玄参12g，加强健脾益气之功，加生甘草10g，生黄芪20g加至25g，茯苓25g加至30g，同时加仙灵脾10g以补肾温阳，祛风除湿，加旱莲草12g以滋补肝肾之阴，并调整葛根20g加至25g，伸筋草20g加至25g，减桑枝、补骨脂，减炙甘草，盐关黄柏10g加至12g。

四诊： 患者服药1个月后四肢肌肉酸胀、乏力改善，全身无皮疹，无关节疼痛，无咳嗽，无口干眼干，无畏寒怕风，纳眠可，二便正常，舌淡红，苔白，脉沉细。

辅助检查（2013年1月16号当地医院）ESR 2mm/h，CRP <0.1mg/dl，RF<20IU/ml，血常规：WBC 4.99×10^9/L，HGB 166g/L，PLT 156×10^9/L，生化：ALT 32U/L，AST 20U/L，GGT 59U/L，CK 505U/L。

西医治疗：调整醋酸泼尼松片25mg→20mg 每日1次 口服

中医治疗，葛根25g加量至30g，黄芪25g加量至30g，伸筋草25g加量至30g，玄参12g加量至15g，去黄芩、黄柏、淫羊藿、旱莲草，加蜜桑皮12g，补骨脂15g，山萸肉20g，处方中可以看到，患者症状改善后，适当减少清热之品，以防寒凉伤及脾胃，同时减少滋腻之淫羊藿、旱莲草，加入甘寒之蜜桑皮，同时加强滋补肝肾阴之山萸肉，以及脾肾双补之补骨脂。

五诊： 患者服药1个月后，自诉全身状况良好，诸症皆不明显，无明显乏力、疲劳感，纳眠可，二便调。舌淡红，苔略白，脉沉略弦滑。

辅助检查：（2013年2月20日当地医院）ESR 2mm/h，生化：AFU 55U/L，CK 236U/L。余未见明显异常。

西医治疗：调整醋酸泼尼松片20mg→15mg 每日1次 口服。

患者症状明显改善，处方适当微调，中药加减：玄参15g加量至20g，补骨脂15g加量至20g，山茱萸20g加量至25g，去蜜桑皮。

六诊：患者服药1个月后诉目前无明显肌肉酸胀乏力疼痛，无明显关节疼痛，无眼干口干，无畏寒发热，无怕风，纳眠可，大便溏，每日2~3次，小便调。舌淡红略暗，苔白，脉沉弦细。

辅助检查：血沉、C反应蛋白、血常规、肝肾功未见明显异常。

西医治疗：调整醋酸泼尼松片15mg每日1次→15mg隔日1次，13.75mg隔日1次口服；服药两周后调整为15mg隔日1次12.5mg隔日1次。

中医治疗，补骨脂20g加量至25g，山药25g加量至30g，山茱萸25g减量至20g。

此后患者规律复诊，中药处方以补肾健脾，活血通络为主，同时在中药的配合下，患者激素用量逐渐减少，近年仅需7.5mg小剂量维持治疗，症状稳定至今。

【按】本例患者为中年男性，肌痹病史多年，病程迁延，病情反复，并逐渐加重，中医当属"肌痹"范畴，辨证为脾肾两虚，患者先天不足后天失养，脾肾两虚，故可见四肢肌肉无力，乏力为甚，首诊治疗上阎师以补肾健脾为主，其中麸炒白术、生山药，一可益脾阳，一可滋脾阴，两者合用，共同健运中洲，续断、桑寄生温补肾阳，四药共奏补肾健脾为君；茯苓健脾渗湿，醒脾可解湿困，陈皮一方面健脾，又可行气，配伍黄芪、防风、太子参，使补而不滞，共为臣药；鸡血藤、青风藤、桑枝取"藤类通达四肢"之意，以活血通络，患者本为寒证，但症见口渴，有化热之嫌，故用桑枝清热通经，羌活、独活、葛根，一方面可祛风湿、强筋骨，另一方面可引药入经，是阎师循经辨治的体现。二诊时，患者热象已现，加强清热之品，如黄芩、黄柏等，同时加用丹参以增强活血通络之功。此后患者症状逐渐好转，阎师以补肾健脾为本，根据患者症状酌情加减化裁，患者治标逐渐正常，同时在中药的配合下激素的量也逐渐减少，取得了较好的临床效果。在这个病例中我们可以看到阎师治疗肌痹的学术思想以及治疗理念，第一，在治疗肌痹时以补肾健脾为本，认为脾肾两虚是本病发生的根本病因病机，治疗上善用脾肾双补之品，如补骨脂、山药等；第二，在治疗肌痹时注重活血通络，认为"瘀"是肌痹的重要致病因素，因此将活血通络贯穿疾病之始终，用药上常用丹参、泽兰以及藤类；第三，注重从化理论，善于观察疾病的变化，预测疾病的发展趋势并提前给予干预，这是"治未病"的充分体现和运用。另外一个重要的方面就是阎师辨治风湿病注重中西医结合，明确西药的作用机制、疗效以及副作用，在"知彼"的基础上，发挥好中医的作用，以达到更安全、更有效的临床效果，值得我们学习和借鉴。

【病例10】银屑病关节炎

姓名： 陈某，男，52岁

就诊日期： 2015年4月13日

主诉： 腰骶部疼痛15年，加重1年。

现病史： 患者15年前无明显诱因出现腰骶部疼痛，放射至大腿内侧，就诊于当地医院，诊断为"腰椎间盘突出"，经治疗后症状有所缓解。后出现反复发作，但症状不重。1年前，症状加重，双髋关节、双膝关节、双踝关节疼痛，胸椎部发沉，就诊于某三甲医院完善HLA-B27（+）；双髋关节MRI股骨头缺血性坏死；胸+骶髂CT示：双侧骶髂关节符合强直性脊柱炎改变；胸部CT：双肺下叶间质纤维化"诊断为"AS"，给予口服SASP 0.5g每日3次及口服中药等，未见明显好转，自行停药，口服双氯芬酸钠缓解疼痛。近半年患者双手背、双肘部发现散在淡红色皮肤破损及脱屑，就诊于某院皮肤科，诊断为银屑病。患者1个月前住院查ESR、CRP、RF、ANA谱大致正常，髋关节MRI示"双侧股骨头缺血性坏死"；骶髂关节MRI示"关节面毛糙，滑膜增厚"，考虑符合"强直性脊柱炎"改变，结合患者症状及检查，诊断为"PsA"，给予口服塞来昔布200mg每日2次，MTX 5mg每周1次，卡泊三醇外用治疗皮损等治疗后好转。现为求进一步中西医结合治疗来诊。刻下症见：双髋、双膝、双踝关节疼痛，轻度活动受限，无关节畸形及肿胀，皮温不高，双手背、双肘部可见淡红色皮肤破损，无明显脱屑，后背发沉发紧，畏寒，纳可，夜寐安，二便调。

既往史：否认慢性疾病史。

过敏史：否认药物、食物过敏史。

家族史：否认家族遗传病史。

体格检查：枕墙距：2cm，颌柄距：2cm，指地距：6cm，胸廓活动度：4cm，Schober试验：6cm，脊柱活动度：40度，4字试验：双侧阳性。双手背可见对称性分布红色斑块，上覆白色鳞屑，Auspitz征（+）。舌淡红，偏暗，苔薄白，脉沉细弦。

辅助检查：暂缺。

诊断：中医：痹证　肾虚寒湿，瘀血痹阻证

　　　　西医：银屑病关节炎

治法：补肾壮骨、养肝荣筋、活血通络

处方

鸡血藤20g	伸筋草25g	醋延胡索20g	桑寄生25g
海风藤25g	豨莶草15g	海桐皮15g	防风15g
秦艽25g	青风藤20g	泽兰20g	香附15g
沙苑子15g	郁金15g	独活15g	续断25g
狗脊25g	补肾强督1付		

水煎服，日1剂，早晚分服

方解：处方中以补肾强督方补肾强督，桑寄生、狗脊、续断补肾壮骨为君；鸡血藤、伸筋草、青风藤、豨莶草、海桐皮养肝血、荣筋脉、祛风湿、通经络，秦艽、海风藤为臣；佐以香附、

沙苑子、郁金、泽兰活血通经、行气止痛；独活引药下行，为使药。上述药物共同起到补肾壮骨、养肝荣筋、活血通络之功。

二诊：患者服药10天后诉双膝、双髋关节行走时疼痛明显，踝关节疼痛减轻，颈部偶有僵硬不舒，无明显晨僵。面部皮肤发干，面部发热，双手可见皮损，无脱屑。无口干眼干，无明显畏寒，纳可，夜寐安，二便调。舌淡红，苔略暗白，脉沉略弦滑。

中医治疗继续补肾壮骨、养肝荣筋、活血通络，鸡血藤加至25g、伸筋草加至30g、秦艽加至30g、泽兰加至25g、狗脊加至30g、寄生加至30g，去香附，加骨碎补20g、土茯苓25g。

三诊：患者服药2个月后腰背部酸痛，双膝、双踝、双髋关节疼痛较前好转，晨僵，活动半小时缓解，双手掌指关节、近端指间关节伸侧皮损，指甲可见顶针样改变。纳可，夜寐安，二便调。舌淡红，苔略白，脉沉细略弦滑。

中医治疗继续补肾壮骨、养肝荣筋、活血通络，鸡血藤加至30g、醋延胡索加至25g，去海风藤，加络石藤30g、连翘25g。

此后患者症状稳定，规律复诊。

【按】银屑病患者同时有关节炎和皮肤损害，若为其外周关节炎者可按尪痹诊治，以补肾壮骨、祛风散寒、除湿通络等为法；其中轴脊柱病变者可按大偻诊治，以补肾强督、健脾和胃、调肝养肝、调和营卫、活血通络等为法。本患者以关节症状为主，兼见中轴和外周关节受累，在治疗上以补肾壮骨为根本，本患者病程较长，病情深重，髋关节核磁提示双侧股骨头缺血性坏死，因此在治疗上阎师运用大量的活血通络之品，如香附、沙苑子、郁金、泽兰，其中香附辛平，偏于宣畅十二经气分，兼入血分，香附生用，偏于上行胸膈，外达皮肤，制熟用则偏入肝肾而利腰足。用于通行经络时宜酒浸炒，用于消积聚时，宜醋浸炒；用于消化痰饮，宜姜汁浸炒，用于妇女崩漏、月经过多，宜炒黑用。

【病例11】银屑病关节炎

姓名：赵某某，男，44岁

就诊日期：2012年2月23日

主诉：全身多关节疼痛6年伴脱屑1年，加重6个月。

现病史：患者6年前受凉后出现全身多关节疼痛，就诊于北京某三甲医院，诊断为"RA"，予中药治疗6个月（具体检查及药物不详），症状减轻后停药。3年前开始出现双手关节、右腕关节、双足关节、右踝关节疼痛。1年前全身出现皮疹，色红伴脱屑，于外院诊断为银屑病；6个月前无明显诱因全身多关节疼痛较前加重，现为进一步治疗来诊。刻下症见：左手DIP3、5关节变形，左PIP3关节发热、肿胀、疼痛，右腕关节疼痛，右踝关节疼痛，下午明显，劳累时颈椎不适，偶有双膝、双肩关节疼痛。全身可见皮损，色红伴脱屑，以四肢、耳际明显，时有瘙痒。畏寒明显，无口干眼干，汗出较多，纳可，夜寐安，大便偏干，每天1次，小便偏黄。

既往史：否认慢性疾病史。

过敏史：否认药物、食物过敏史。

家族史：否认家族遗传病史。

体格检查：左手DIP3、5关节变形，左PIP3关节肿痛，皮温升高，全身可见皮屑，以四肢、耳际明显，伴脱屑。舌淡红略暗苔白，脉沉略弦细。

辅助检查：（2012-2-19外院）尿常规、肝肾功未见明显异常。CRP 4.6mg/dl，ESR 27mm/h，RF 20.4IU/ml。

诊断：中医：痹证　肾虚湿热、血热毒瘀证

　　　　西医：银屑病关节炎

治法：补肾壮骨、清热解毒、凉血消肿

处方

生地黄15g　　当归10g　　　川芎6g　　　　赤芍12g

续断20g	桑寄生25g	杜仲20g	狗脊30g
青风藤25g	络石藤20g	桑枝20g	鸡血藤20g
防风15g	片姜黄15g	醋延胡索15g	羌活15g
独活12g	土茯苓20g	地丁20g	徐长卿15g

水煎服，日1剂，早晚分服

方解：方中狗脊、杜仲、续断、寄生补肾壮骨为君；生地滋阴清热，当归补血活血行瘀，配伍川芎、赤芍、防风、片姜黄行气活血，土茯苓、地丁清热解毒，共为臣药；佐以藤类通达四肢，醋延胡索活血通络；羌独活为使。共同起到补肾壮骨、清热解毒、凉血消肿的功用。

二诊：患者服药2周后，左手中指、小指指间关节畸形，服药后指间关节红肿热痛较前好转，皮损服药后较前好转。关节无晨僵，颈部及膝关节畏寒怕风，无口干眼干，纳眠可，大便偏干，每日1次。舌淡红略暗，苔薄白，脉沉略弦滑。

中医治疗继续补肾壮骨、清热解毒、凉血消肿，生地加至18g、川芎加至10g、赤芍加至15g、杜仲加至25g、络石藤加至25g、桑枝加至25g、土茯苓加至25g，去鸡血藤，加秦艽25g，加强了清热散结、活血通络之品的运用。

三诊：患者服药3周后，左手指间关节、右腕关节、双足趾关节、右踝关节疼痛，牛皮癣较前好转，坐后站立时膝关节疼痛明显，无口干眼干，无明显汗出，纳可，夜寐安，大便溏，每日2~3次，小便调。舌淡红略暗，苔薄白，脉沉略弦滑。

中医治疗，生地加至25g、当归加至12g、杜仲加至30g、青风藤加至30g、桑枝加至30g、土茯苓加至30g、地丁加至25g、秦艽加至30g，去川芎，加海桐皮15g，处方中增加滋阴清热、解毒散结之品的用量。

四诊：患者服药4周，自诉1周前无明显诱因出现双下肢疼痛，行走困难，现较前好转，左手指间关节、右腕关节、双足趾关节、右踝关节疼痛较前减轻，下蹲后站起困难，双膝关节疼痛较明显，皮损较前明显好转。无口干眼干，纳可，夜寐安，大便溏，每日2次，小便调。舌淡红略暗，苔薄白，脉沉略弦滑。

中医治疗继续清热凉血，生地加至30g、络石藤加至30g、醋延胡索加至20g，去当归，加霜桑叶30g、补骨脂20g。

五诊： 患者服药2周后，左手拇指关节肿痛明显，局部皮温升高，左膝关节疼痛较前加重，足跟及踝关节疼痛，行走较困难，乏力，下蹲困难，下肢酸困感，上肢皮损较前消退，但双下肢仍明显，时有皮肤瘙痒，无口干、眼干，畏寒，纳眠可，二便可。舌淡红略暗，苔白，脉沉略弦滑。

中医治疗，狗脊加至35g、醋延胡索加至25g、地丁加至30g，去秦艽、海桐皮，加忍冬藤30g、山萸肉20g，继续达补肾壮骨、清热散结、行气活血之功。

六诊： 患者服药1个月后，双手、左膝、足跟已无明显疼痛，足踝、足趾关节疼痛较前减轻，行走无碍，下肢酸困感消失，皮损较前明显好转，皮肤瘙痒减轻，偶有眼干、口干，畏寒，纳可，夜寐安，大便后肛周瘙痒，小便可。舌淡红，苔白，脉沉略弦细。

中医治疗，山茱萸加至30g，狗脊减至30g，去络石藤、桑叶、忍冬藤，加金银花20g、连翘25g、泽兰30g，关节痛减，减少了活血利节之品的运用，加强了清热解毒之力。

患者双手、双腕、足趾、足踝等关节的肿痛反复发作，但无明显疼痛，较前明显好转，皮疹较前缓解，余无不适，调整中药以补肾壮骨、活血通络兼清热解毒。

患者于2012年12月20日最后一次复诊，右腕关节、拇指掌指关节肿痛，时有左足关节疼痛，皮疹反复发作，瘙痒，畏寒，余无不适。予中药15剂口服，后患者未再复诊，具体中药如下：

生地黄30g　　秦艽20g　　　山萸肉30g　　赤芍15g

续断20g	桑寄生30g	杜仲30g	狗脊35g
青风藤30g	连翘25g	桑枝30g	补骨脂20g
防风15g	片姜黄15g	醋延胡索25g	羌活15g
独活12g	土茯苓30g	地丁20g	千年健15g
白芷30g	霜桑叶30g	当归12g	鸡血藤30g

水煎服，日1剂，早晚分服

【按】本例为银屑病关节炎关节症状与皮损并见，在针对银屑病关节炎皮疹者，一则"肺主皮毛"，"肺主宣布"，故清其肺热、养其阴血、宣其肺气，二则"治风先治血，血行风自灭"，故养其血、祛其风、润其燥。在痹证治疗基础方上常辨证加减，以连翘、金银花、紫花地丁起清热解毒、凉血消肿之作用，以霜桑叶之甘寒凉而润肺燥止痒，尤其是以桑叶配伍清湿热之土茯苓而专治白屑红点之银屑病皮疹有奇功，以当归甘温质润而补血活血行瘀，再配以牡丹皮、赤芍起血行风疹自灭之功，白芷祛风消肿止痒专擅治皮肤瘙痒、疮疡初起红肿热痛之时，白鲜皮清热燥湿、祛风解毒而治湿热疮毒、湿疹、疥癣等症。配合循经辨证之法，酌情选用"引经药"，以达"引药直达病所"之作用，故而疗效显著。

【病例12】反应性关节炎

姓名：董某某，男，24岁

主诉：右膝肿痛9年，右足趾关节肿痛3年。

现病史：患者9年前洗澡受风后出现右膝疼痛，未重视，1周后出现肿胀，就诊于外地某医院（具体检查不详），诊断为"反应性关节炎"，予封闭治疗，口服SASP、氨糖美辛（剂量不详），症状有所缓解。3年前出现右MTP3关节肿痛，于当地医院予封闭治疗。1年前出现左侧髋部、左足跟痛，就诊于北医三院，查体左4字试验阳性，辅助检查HLA-B27、ANA、RF均（-），ESR

59mm/h，CRP 3.13mg/dl，影像学检查未见，考虑诊断为"反应性关节炎"，予口服SASP 1.0g 每日2次、塞来昔布胶囊200mg 每日2次，服药后疼痛减轻。8个月和6个月前分别予得宝松关节腔注射，目前患者口服洛索洛芬纳缓释片60mg 每日3次、艾拉莫得片25mg 每日2次、SASP 1.0g 每日2次（已停1月）。现为求进一步诊治来诊。刻下症见：左足跟及左髋疼痛，左足MTP3关节肿痛，右膝肿胀，休息后疼痛减轻，无腰脊痛，无畏寒发热，无皮疹，无腹泻，无口腔溃疡。纳可，夜寐安，二便调。

既往史： 否认慢性疾病史。

过敏史： 否认药物、食物过敏史。

家族史： 否认家族遗传病史。

体格检查： 左4字试验阳性，左足MTP3关节肿，压痛（＋），皮温高，皮色不红。舌淡红略暗，苔白，脉沉弦细。

辅助检查：暂无。

诊断： **中医：** 痹证 肾虚湿热证

西医： 反应性关节炎

治法： 补肾清热、活络利节

处方

患者因工作原因暂时不服用汤药，余具体如下：

1.尪痹片4片 每日3次 口服

2.白芍总苷胶囊0.6g 每日3次 口服（若大便次数＞每日3次，可减量至0.6g 每日2次，若大便次数仍＞每日3次，可减至0.3g 每日3次）

3.SASP 1.0g 每日3次 口服

4.塞来昔布胶囊200mg 每日2次 口服

二诊： 患者服药3周后诉左侧髋关节、足跟疼痛，无肿胀，无发热，疼痛无明显加重，劳累后明显，右膝关节肿痛，余关节无明显不适。无口干眼干，无自汗盗汗，无畏寒，时有乏力，服白芍总苷后大便偏稀，小便可。舌淡红略暗，苔白，脉沉略弦滑。

处方

狗脊30g	续断25g	桑寄生25g	伸筋草25g
杜仲20g	桂枝10g	赤芍12g	防风15g
片姜黄12g	鹿角霜10g	醋延胡索20g	桑枝25g
青风藤20g	秦艽20g	鸡血藤25g	羌活15g
独活15g	海桐皮15g	千年健15g	徐长卿15g

水煎服，日1剂，早晚分服

方解：处方中以狗脊、续断、桑寄生、杜仲、鹿角霜补肾壮骨为君；臣以桂、芍调和营卫，海桐皮、桑枝、青风藤、秦艽、鸡血藤荣筋利节；佐以千年健、徐长卿健脾和胃；羌独活为使。全方共奏补肾清热、活络利节之效。

三诊：2015年2月5日患者服药1个月后左髋关节、右膝肿痛，左足跖趾关节肿痛，足跟疼痛明显缓解。左臀部疼痛2天，休息后可缓解，纳可，夜寐安，二便调。舌淡红略暗，苔薄白，脉沉弦细。

辅助检查：RF、ANA、AKA、APF、抗CCP均阴性，ESR 34mm/h，CRP 2.07mg/dl，骶髂关节CT未见明显异常。

中医治疗，桑寄生加至30g、杜仲加至25g、醋延胡索加至25g、秦艽加至25g、桑枝加至30g，加强了补肾壮骨、通络利节之品。去海桐皮、千年健。

四诊：患者服药6周后左髋、左腹股沟疼痛，右膝、左足跖趾疼痛缓解，其余关节无不适。无发热，无畏寒，口腔溃疡反复发作，一月2次，口淡不渴，纳可，夜寐安，二便调。舌淡红略暗，苔黄白，脉沉略弦细。

中医治疗继续补肾清热、活络利节，续断加至30g、伸筋草加至30g、杜仲加至30g、鸡血藤加至30g，加泽兰20g以活血散结，络石藤25g以通络利节，并制约补剂化热之弊。

五诊：患者服药3周后，左髋、左腹股沟、左骶髂关节疼痛，左足跟近来疼痛发作，余无不适。纳眠可，大便溏，小便正常。舌淡红，苔白，脉沉略弦细。

中医继续补肾强骨，醋延胡索加至30g、秦艽加至30g，赤芍减至10g，去泽兰，加威灵仙15g、松节15g以活血、通络、止痛。

六诊：患者服药1个月后左髋、左腹股沟、左骶髂关节疼痛减轻，右膝偶有肿胀感，现足跟疼痛缓解，余无不适。纳可，夜寐安，二便调。近1月口腔溃疡未发作。舌淡红苔白，脉沉略弦细。

中医治疗加强祛风通络止痛，络石藤加至30g，去狗脊、杜仲、威灵仙，加炮山甲15g（现已停用）、山萸肉15g、醋龟甲30g。

此后患者未复诊，电话随访，患者病情稳定。

【**按**】在此患者的治疗过程中，我们可以看到，初诊之时，患者关节肿胀疼痛明显，此时辨证为肾虚湿热之证，患者因工作原因无法用药，阎师给予调节免疫及非甾体抗炎药物后，患者关节红肿明显改善，复诊之时，患者标证已消，热象不显，阎师谨守肾虚之根本病因，辨证论治，给予补肾壮骨、活络利节治法治之。二诊处方中以狗脊、续断、桑寄生、杜仲、鹿角霜补肾壮骨为君；臣以桂、芍调和营卫，海桐皮、桑枝、青风藤、秦艽、鸡血藤荣筋利节；佐以千年健、徐长卿健脾和胃；羌独活为使。三诊之时，患者关节肿胀疼痛，热象已显，在治疗上阎师加强清热利节之品的运用，如秦艽、桑枝，并适当减少辛燥之品，同时我们也可以看到阎师在用药之时，仍加量运用补肾壮骨之品，这是因为肾虚始终是疾病之根本病因病机，在治本的基础上，随症加减辨证。四诊患者关节肿胀已得明显缓解，此时补肾壮骨之品已运用2月余，为防止辛燥温补之品化热，在治疗用药上适当加入凉药，常用络石藤，其性苦，微寒，一方面可祛风通络，另一方面又可以制约诸热性药物化燥之弊。由此可见，阎师用药严谨，"有是证，用是药"。

【病例13】后巩膜炎、葡萄膜炎

患者：孔某，女，71岁

主诉：双侧葡萄膜炎2年余。

现病史：患者2年前无明显诱因头痛剧烈难以忍受，视物成双，变形，伴视力下降，于多家医院就诊未予确诊，服用多种药物，无明显缓解。2年前于北京同仁医院查双侧眼底，诊为双后巩膜炎，予口服、眼底注射激素，MTX等药后症状缓解，后补充诊断为"继发葡萄膜炎"。后症状间断反复发作，予普拉洛芬滴眼液、氟米龙、复方托比卡胺滴眼液、曲安奈德治疗，患者为求进一步治疗来诊。刻下症见：眼部不适，视物不成双，偶有头晕，乏力，无胸闷憋气，偶有心慌，口干，眼干，喜饮热水，饮后上半身汗出，纳可，眠可，时有嗜睡，二便调。

既往史：2型糖尿病15年，现已服用拜糖平，血糖控制可；脂肪肝15年；双侧白内障1年余，疑为使用激素后引起，6月前右眼已行手术，现筹备左眼手术中。否认其他慢性疾病史。

过敏史：否认药物、食物过敏史。

家族史：否认家族遗传病史。

体格检查：无特殊。舌略暗红，苔白，脉沉略弦细。

辅助检查：（2013年3月某三甲医院）血常规（－），肝肾功：总胆固醇（TC）6.4mmol/L，低密度脂蛋白胆固醇（LDL-C）3.89mmol/L，CRP 0.27mg/dl，免疫球蛋白，ANA，ESR，抗CCP（－）。（2013年2月某三甲医院）眼底造影：双葡萄膜炎；肝肾功大致正常。

诊断：中医：雀目　肝肾亏虚证

西医：后巩膜炎、葡萄膜炎

治法：滋补肝肾，泻肺清热

处方

生地黄15g	山萸肉15g	生山药15g	茯苓15g
丹皮10g	泽兰15g	泽泻12g	枸杞20g
白蒺藜12g	草决明10g	青箱子10g	密蒙花10g
蜜桑皮12g	地骨皮10g	生磁石30g	香附10g
砂仁10g捣碎	夏枯草10g	白菊花10g	

水煎服，日1剂，早晚分服

方解：处方中以六味地黄"三补三泻"补肝肾为君；桑皮、地骨皮取"泻白"之意，以泻肺清热为臣；佐以菊花、草决明、青箱子、密蒙花、白蒺藜、夏枯草清热解毒，香附、泽兰、泽泻活血通络，砂仁行气消胀，健脾和胃，生磁石平肝潜阳，聪耳明目，镇惊安神。全方共奏滋补肝肾，泻肺清热之功。

二诊：患者诉服药2周后时有腹胀，无恶心呕吐，无腹痛腹泻，现仍头痛，眼干，舌僵好转，自觉易气急，发怒，纳可，夜寐一般，入睡困难，大便溏。舌略暗红，苔白，脉沉略弦细。

西医治疗：①醋酸泼尼松片1/2片 每日1次 口服；②钙尔奇D2片 每日2次 口服。

中医治疗继续滋补肝肾，清热泻肺，改白蒺藜15g、蜜桑皮15g、地骨皮12g，加夜交藤20g、合欢花12g、佛手12g。

三诊：患者服药2周后腹胀好转，现偶有右胁肋部隐痛，偶有头晕，精神不振，倦怠乏力，自服银杏叶片及相关药物（具体不详）后症状缓解，继而出现双侧后腰酸胀伴下坠感，无肾区叩击痛。纳可，夜寐差，入睡困难，大便溏，每日1~2次，小便可，无肉眼血尿。舌略暗红，苔白，脉沉略弦细。

西医治疗：①醋酸泼尼松片1/3片，每日1次 口服；②钙尔奇D2片 每日2次 口服。

中医治疗，改夜交藤25g，去青箱子、地骨皮、桑皮、磁石、香附，加佩兰12g、珍珠母30g、酸枣仁30g、炒枳壳12g。

四诊：患者诉服药2周后腰痛缓解，睡眠好转，仍有眩晕，从平身体位坐起时或站走时，颈部前屈、后伸时发作，持续3~5分钟，后可自行缓解，伴恶心，服药期间未发作眩晕，停药后再发，仍有口眼干，需人工泪液，纳可，夜寐差，入睡困难，大便溏，每日1~2次，小便可，舌略暗红，苔白，脉沉略弦细。

西医治疗：①醋酸泼尼松片 1/4片 每日1次 口服；②银杏叶片1片 每日3次 口服；③钙尔奇D 2片 每日2次 口服。

中医治疗，山茱萸改为18g，茯苓改为20g，炒白蒺藜改为12g，夏枯草改为12g，加葛根15g，加远志12g，天麻12g，减炒枳壳。

五诊：患者诉服药2周后睡眠好转，现仍时有头部发蒙感，上午加重，不伴恶心呕吐，视物旋转。现无畏寒发热，时倦乏力，食后困倦，偶有食后恶心，纳可，夜寐可，二便调。舌略暗红，苔白，脉沉略弦滑。

中医治疗，山茱萸改为20g，炒决明子改为15g，加生杜仲30g，加生石决明30g，减珍珠母、葛根。

六诊：患者诉服药2周后现无头部发蒙感，乏力好转，食后困倦、恶心好转，现无明显畏寒、汗出，无明显口干眼干，纳可，夜寐安，二便调。舌略暗红，苔白，舌下脉络迂曲，脉沉略弦滑。

中医治疗，生地改为18g，茯苓改为25g，牡丹皮改为12g，炒白蒺藜改为15g，合欢花改为15g，减佛手、生杜仲，加香附15g。

七诊：患者服药2周后，自诉已自行停服醋酸泼尼松片7日，时有双眼不适，眼干，仍觉乏力，四肢发沉，时有心慌，精神欠佳，夜间口干，晨起口黏，纳可，夜寐差，易醒，二便调。舌淡红，苔薄白，脉沉略弦细。

上方加减，生地改为20g，菊花改为12g，炒白蒺藜改为12g，加珍珠母30g。

后患者4月余未复诊，现双眼干涩，双眼睑上抬无力，餐后困乏，口干欲饮，夜间睡觉时自觉双手手指关节肿胀，纳可，夜寐差，入睡困难，多梦，二便正常。舌淡红略暗，苔薄白，脉沉略弦细。

处方

生地黄20g	山萸肉20g	生山药20g	茯苓25g
丹皮10g	泽兰15g	泽泻15g	枸杞25g
白蒺藜12g	草决明15g	密蒙花10g	砂仁10g搗碎
白菊花12g	夜交藤25g	佩兰12g	酸枣仁30g
天麻12g	生石决明30g	香附15g	桑寄生30g
续断30g	百合25g		

水煎服，日1剂，早晚分服

后患者2~6周复诊1次，症状有所缓解，主要调中药以滋养肝肾、宁心安神。

2014年10月16日复诊：仍诉双眼干涩，右眼睑上抬费力，但整体较前明显好转。其余无特殊不适。纳眠可，二便调。舌淡红，苔薄白，脉沉略弦滑。

处方

茯苓30g	山茱萸20g	山药20g	生地黄20g
枸杞20g	泽泻18g	炒决明子15g	酸枣仁30g
香附12g	天麻10g	续断30g	羌活12g
芦根30g	独活12g	丹皮10g	菊花12g
砂仁10g搗碎	茺蔚子10g	桑寄生30g	合欢花10g
密蒙花10g			

水煎服，日1剂，早晚分服

【按】在诊治此患者之时，阎师除运用六味地黄以补肝肾为本外，运用泻白散以清泻肺热，泻白散出自《小儿药证直诀》，清中有润，泻中有补，既不是清透肺中实热以治标，也不是滋阴润肺以治本，而是清泻肺中伏火以消郁热。治疗肺中伏火，其中桑白皮，有滋润的特点，既能降肺气，止咳平喘，又能清肺热而不燥，地骨皮，养阴，既针对肺热，又能补充肺热伤津的正虚，用药温润和平，不寒不热。此外加强清热之品的运用的同时，适当加入健脾和胃之品，如砂仁等，即可补后天以养先天，又可以防止清热之品寒凉碍胃之嫌。至用药后期，患者往往出现腹胀等脾胃不和之证时，阎师及时加用行气宽中之品，一方面健脾和胃、行气消胀，使得诸补之药无以滞留，另一方面行气活血以达活血通经之功，临床疗效颇著。

【病例14】燥痹

患者：刘某，女，47岁

主诉：双侧腮腺肿大伴口干2个月。

现病史：患者2周前无明显诱因出现双侧腮腺肿大，伴口干，无眼干，无关节疼痛，无皮疹，就诊于北京某三甲医院查血常规、肝肾功、免疫球蛋白、RF、抗SSA、抗SSB均（-），ESR 10mm/h，行腮腺造影检查后诊断为"口干症"，未服药治疗，曾于当地医院静点抗生素治疗，症状有所好转。患者1周前住院治疗，眼科检查后诊断为"干眼症"，行唇腺活检病理示"涎腺组织腺泡明显萎缩，间质见大量淋巴细胞散在及聚集浸润，多处细胞数＞50个/灶"，符合"SS"表现，予白芍总苷胶囊及中药汤剂治疗后好转。患者现为求进一步治疗来诊。刻下症见：腮腺无明显肿大，口干，眼干轻，无发热，无关节肿痛，纳可，夜寐欠佳，二便调。

既往史：否认慢性疾病史。

过敏史：否认药物、食物过敏史。

家族史：否认家族遗传病史。

体格检查：舌淡红略暗，苔白，脉沉略弦滑。

辅助检查：暂缺。

诊断：**中医**：燥痹　肺肾阴虚证

　　　　西医：干燥综合征

治法：滋补肝肾、益肺生津

处方

生地黄15g	山萸肉15g	生山药15g	茯苓15g
丹皮10g	泽泻10g	天花粉15g	麦冬12g
天冬10g	百合20g	芦根20g	连翘20g
青风藤20g	知母15g	续断20g	桑寄生25g
白芍12g	赤芍12g	炙甘草10g	

水煎服，日1剂，早晚分服

方解：方中以六味地黄为君，臣以天冬、百合、芦根、麦冬、花粉、知母、赤白芍润肺养阴，连翘清热解毒，续断、桑寄生补肾填精；佐以青风藤祛风除湿；甘草为使。全方共奏滋养肺肾之效。

二诊：患者间断服用中药，近两个月双侧腮腺已无肿大，全身乏力感明显，口干减轻，眼干好转，视物偶有模糊，纳可，大便溏，每日1~4次，小便调。舌淡红略暗，苔白，脉沉弦细。

辅助检查：血常规，肝肾功均未见异常。

中医治疗继续滋补肝肾益肺生津，天冬加至15g，芦根加至25g，知母加至18g，续断加至25g，桑寄生加至30g，天花粉减至12g，白芍减至10g，炙甘草减至6g；去青风藤；加补骨脂20g。

三诊：患者近3个月间断服用中药，自诉近半月眼干、鼻干明显，打喷嚏频繁，流清涕，晨起口干、眼干，右手中指关节疼痛，左手第二掌指关节用力时疼痛，晨起双手僵硬感明显，活动后2~3分钟缓解，时有左胁痛，右少腹部刺痛，纳眠可，大便溏，1~2天1次，小便调。舌淡红略暗，苔白，脉沉略弦细。

辅助检查：自身抗体、ANA谱、ENA示：抗线粒体M2型抗体AMA–M2 786（<25）；AMA–TF（+）散点型1：640（1：40）；ANA（+）散点型1：640（1：40）；抗着丝点抗体（ACA）（+）1：640（1：40）。

处方

生地黄20g	山茱萸25g	山药20g	茯苓30g
丹皮10g	泽泻20g	天花粉12g	麦冬15g
天冬15g	泽兰25g	芦根25g	连翘20g
知母20g	续断30g	桑寄生30g	桑叶20g
赤芍15g	炙甘草10g	补骨脂15g	青风藤20g

水煎服，日1剂，早晚分服

四诊：患者间断服药2个月，自诉眼睛、鼻腔痒感明显，打喷嚏、流清涕，无明显口干、眼干，右手中指关节用力时疼痛，左手第二掌指关节无疼痛，无晨僵，无左胁部疼痛，时有左胁部胀闷不舒，纳可，寐欠安，二便调。舌淡红略暗，苔白，脉沉略弦细。

中医治疗继续滋补肝肾、益肺生津，山茱萸加至30g、牡丹皮加至12g、花粉加至15g、芦根加至30g、青风藤加至25g、补骨脂加至20g，茯苓减至25g、泽泻减至15g、赤芍减至12g，去桑叶。

五诊：患者服药2个月，现诉口干、眼干、鼻干，鼻腔痒，打喷嚏，右手中指指间关节疼痛减轻，无晨僵，服上方后半月腹泻、腹胀，活动后胸闷，善太息，左胁部不适，纳食一般，夜寐差，大便溏，每日3~4，小便可。舌淡红略暗，苔白少津，脉沉略弦细。

辅助检查：血常规、肝肾功无异常，ESR18mm/h，CRP 2.29mg/dl。

中医治疗继续补肾强骨，清热凉血，生地加至25g、茯苓加至30g、连翘加至25g、泽兰加至30g、赤芍加至15g、补骨脂加至25g、青风藤加至30g，泽泻、天冬减至12g，加玄参15g。

六诊： 患者间断服药2个月，现诉口干、眼干较前好转，时有鼻痒、流涕，四肢关节无疼痛，无畏寒怕风，汗出不多，纳可，夜寐差，入睡后易醒，二便调。舌淡红，苔白，脉沉略弦细。

中医治疗，泽泻加至20g、玄参加至18g、丹皮减至10g、赤芍减至12g。

患者2~3月复诊1次，口干眼干症状缓解，偶有两腮腺酸胀感，无明显关节疼痛，无胸闷咳嗽，饮食、睡眠可，时有大便稀，仍坚持服药，调整中药方以滋养肺肾。

2014年10月29日复诊：口干眼干症状减轻，时有视物模糊、异物感，时觉手足心热，纳眠可，大小便可。月经规律，无痛经，经前乳房胀痛。舌淡红，苔薄白，脉沉弦细。

【按】阎师在辨治燥痹之时，结合自身经验，创立燥痹方剂——补肾清热育阴汤，其中重用熟地黄滋补肾阴，山茱萸补肝养肾而涩精，山药补益脾阴，亦能固肾，三者合用，补益肾、肝、脾之阴，共为君药，臣以泽泻利水渗湿，逐膀胱三焦停水，牡丹皮泄虚热，凉肝且能泻阴中伏火，并制山茱萸之温涩，茯苓渗脾湿，既助山药补脾，又与泽泻共泻肾浊，防补益太过致滋腻，三焦水道不通，助真阴得复其位。辅以麦冬润肺清热，金水相生，天冬育阴清热防耗津伤五液，玄参滋肾降火，佐用天花粉清热泻火，生津止渴，泽兰利水消肿，且能活血化瘀，青风藤通经络，祛风湿，以砂仁为使，防滋腻碍脾，并引药入肾。诸药合用，滋而不寒，温而不燥，滋补而不留邪，降泄而不伤正，共奏补益肝肾，育阴润燥，活血通络之功，在燥痹的诊治过程中，取得了满意的临床效果。此外，在诊治腮腺肿胀等实热聚结之证时，阎师还善用连翘一味，连翘入心经，清热解毒、散结消肿能力较强，且本品善清散上焦心肺热邪，常与银花、桔梗，薄荷、竹叶、荆芥穗，淡豆豉，牛蒡子、芦根、甘草（银翘散）等同用，临床运用较多，且疗效尚佳。

【病案15】回纹型风湿症

患者：张某，男，50岁

主诉：手关节疼痛3年。

现病史：患者2016年7月无明显诱因出现右手第二掌指关节疼痛，肿胀，先后就诊于北京某三甲医院，查右腕关节MRI示"右侧月骨后缘关节面下损伤，囊变；第二掌指关节骨端骨质损伤，掌指关节周围积液"，考虑"痛风"，予外用药（具体不详）及关节腔注射治疗，后未规律治疗。2018年于阎师门诊就诊，查关节B超示"右腕关节滑膜炎，右腕关节退变，右第一二掌指关节滑膜炎，右第二近端指间关节滑膜炎"，考虑"回纹型风湿症"，予中药汤药对症治疗，患者症状时轻时重，故于今日来诊。现症见：右MCP2，右手背疼痛，肿胀，右膝关节疼痛，无晨僵，余关节无明显不适，无明显畏寒，无头晕头疼，无口干、眼干，纳可，夜寐差，二便调。

既往史：否认慢性疾病史。

过敏史：否认食物及药物过敏史。

家族史：否认家族遗传病史。

体格检查：右MCP2，右手背压痛，肿胀，右膝关节压痛。舌质红，苔白黄少津，脉略弦滑。

辅助检查：暂缺。

诊断：　**中医**：尪痹　肾虚湿热证

　　　　　西医：回纹型风湿症

治法：补肾滋阴，清热健脾利湿

处方

骨碎补20g	补骨脂15g	桑寄生25g	生杜仲25g
青风藤25g	秦艽25g	土茯苓30g	忍冬藤25g
桂枝10g	赤芍10g	知母12g	豨莶草15g
防风15g	片姜黄15g	桑枝25g	醋延胡索25g
羌活12g	独活12g	徐长卿15g	醋鳖甲30g先煎

水煎服，日1剂，早晚分服

方解： 方中骨碎补、补骨脂、桑寄生、生杜仲补肾壮骨；桂枝、赤芍调和营卫，顾护藩篱；防风、片姜黄、桑枝、醋延胡索行气，加强气的推动力量；秦艽、豨莶草清热利湿，散结止痛；青风藤，忍冬藤祛风除湿，舒筋活络，并且制约清热力量太过；土茯苓、徐长卿补脾祛湿；知母、醋鳖甲滋阴清热；羌活、独活引药归经；全方共奏补肾滋阴，清热健脾利湿之效。

二诊： 患者服药2周后，现睡眠质量改善，自觉嗓子不适，时有咳嗽，无咯痰，上周右腕关节疼痛发作较前减轻，仍有水肿，无口干、眼干，无畏寒发热，纳可，夜寐安，大便每日1次，小便调，舌质红，苔白黄，脉略弦滑。

中医治疗继续加强补肾强骨，调整桑寄生为30g，生杜仲30g；时有嗓子不适调整秦艽为30g，忍冬藤为30g，赤芍为12g，知母为15g；患者腕关节仍水肿，调整桑枝为30g，羌活为15g，加泽兰25g增加行气消肿的力量；

三诊： 患者服药2周后，近日右腕疼痛伴红肿发作持续2~3天，7~10天发作一次，咽喉不适较前缓解，干咳较前好转，今晨患者右腕背部疼痛不适，无口干，眼干，余关节无明显不适，无畏寒，纳可，夜寐安，小便调，大便每日1次。舌淡，苔白黄薄微腻，脉沉略弦滑。

中医治疗调整知母为12g，调整羌活为12g；患者右腕背部疼痛肿胀不适，加远志12g，芦根20g。

四诊：患者服药3周后，现间断右手背红肿疼痛，至夜间可缓解，现2周发作1次，1天内结束，发作期间，自觉手指活动较前明显好转，余关节无明显不适。纳可，夜寐安，二便调。舌胖，边有齿痕，苔白黄，脉沉略弦滑。

中医治疗继续补肾强骨，调整桑寄生为25g，桑枝25g，防风12g，独活10g，泽兰25g，芦根15g，减徐长卿、远志。患者苔白黄，边有齿痕，调整赤芍为15g，加枳壳12g。

患者服药后，症状较前改善，无明显疼痛及红肿，后患者规律复查，定期复诊，病情稳定。

【按】患者张某为中年男性，50岁，间断发作手关节疼痛，累及右手第二掌指关节及右手腕，发作期间关节周围皮肤红肿，间歇期如常人，发作时症状一般在数小时达到高峰，持续4~5天，无关节变形，有关节受限，上述症状符合回纹型风湿症红肿疼痛，间歇期如常人的特征，且自诉实验室检查无异常，故阎师认同其为回纹型风湿症的诊断，以清热利节行气，补肾育阴为治，给予相应的药物治疗。首诊后患者症状较前缓解，后每次复诊症状均较前减轻，后坚持用药，发作频率减少，间歇期延长，无明显的红肿疼痛，偶有自觉手指及手腕红肿，患者规律就诊。

在此例病例的诊治过程中，阎师时刻不忘此患者病的根本为肝肾亏虚，标为热，肾虚相火之热，久病蕴热于内。阎师标本同治，发作期以清热利湿、利节为主，但不忘补肾滋阴。缓解期补肾温阳治本，兼并清热健脾行气祛除内潜之邪气。标本兼顾犹如太极图阴阳鱼消长变化，以达平衡体内正邪，使邪去正安病愈之效。